"十四五"职业教育国家规划教材

供中等职业教育护理等医学相关专业使用

儿科护理

（第4版）

主　编　田　洁　刘丽丽
副主编　凌　敏　洪　敏
编　者　（按姓氏汉语拼音排序）
付昌萍（成都中医药大学附属医院针灸学校）
洪　敏（沈阳市中医药学校）
侯军玲（晋中市卫生学校）
黄　宏（通化市卫生学校）
李庆超（朝阳市卫生学校）
李　卓（黑龙江省林业卫生学校）
凌　敏（大连铁路卫生学校）
刘丽丽（首都医科大学附属北京儿童医院）
茹建萍（长治卫生学校）
田　洁（长治卫生学校）
王灿灿（安徽省淮南卫生学校）
张丽琴（太原市卫生学校）
张晓燕（吕梁市卫生学校）

科学出版社
北　京

内 容 简 介

本教材是"十四五"职业教育国家规划教材，共17章。第1～5章的内容包括绪论、生长发育、营养与喂养、儿童保健和住院患儿的护理；第6～16章分系统介绍儿科常见疾病患儿的护理，包括营养障碍疾病、新生儿和新生儿疾病、消化系统疾病、呼吸系统疾病、循环系统疾病、泌尿系统疾病、血液系统疾病、神经系统疾病、免疫性疾病、遗传代谢性疾病、感染性疾病等患儿的护理内容；第17章为儿科常用护理技术。

本教材可供中等职业教育护理等医学相关专业使用。

图书在版编目（CIP）数据

儿科护理 / 田洁，刘丽丽主编 . —4版 . —北京：科学出版社，2021.10
"十四五"职业教育国家规划教材
ISBN 978-7-03-070477-1

Ⅰ. 儿…　Ⅱ. ①田… ②刘…　Ⅲ. 儿科学－护理学－职业教育－教材
Ⅳ. R473.72

中国版本图书馆CIP数据核字（2021）第226035号

责任编辑：段婷婷 / 责任校对：杨　赛
责任印制：赵　博 / 封面设计：涿州锦晖

科学出版社 出版
北京东黄城根北街16号
邮政编码:100717
http://www.sciencep.com

保定市中画美凯印刷有限公司印刷
科学出版社发行　各地新华书店经销

*

2007年9月第　一　版　开本：850×1168　1/16
2021年10月第　四　版　印张：15 1/2
2025年1月第二十一次印刷　字数：357 000

定价：56.80元

（如有印装质量问题，我社负责调换）

前　言

党的二十大报告指出“人民健康是民族昌盛和国家强盛的重要标志。把保障人民健康放在优先发展的战略位置，完善人民健康促进政策。”贯彻落实党的二十大决策部署，积极推动健康事业发展，离不开人才队伍建设。“培养造就大批德才兼备的高素质人才，是国家和民族长远发展大计。”教材是教学内容的重要载体，是教学的重要依据、培养人才的重要保障。本次教材修订旨在贯彻党的二十大报告精神，坚持为党育人、为国育才。

《儿科护理》是根据教育部《中等职业学校专业教学标准》，结合护士执业资格考试的考试特点和实际需求，以就业为导向，以职业能力培养为根本，以提高学生素质为基础，在上一版的基础上编写修订而成。

本教材依据《儿科护理》课程的基本要求和课程特点，以全面提升学生素质为核心，以培养学生的实践技能为重点，根据护理专业学生学习的特点进行编写。以立德树人为根本任务，发展素质教育；以真实案例为依托，目标明确、注重知行合一；以学以致用为教学的首要目标，系统安排章节内容。兼顾护士执业资格考试要求，提升护考应对能力。

本教材在内容上以整体护理为理念，强调儿科护理的连续性、整体性、系统性，将小儿日常保健和疾病康复紧密结合在一起。本教材在编写时参照护士执业资格考试大纲，结合本课程近几年的实际教学情况，重新整合了教材内容，添加了新生儿呼吸窘迫综合征、小儿肠套叠、心搏呼吸骤停、唐氏综合征、苯丙酮尿症、手足口病、中毒型细菌性痢疾的内容，删除了充血性心力衰竭和急性呼吸衰竭的内容，对实训、儿科常用护理技术的内容进行了调整。增加了医者仁心模块，注重加强医德医风教育，着力培养学生“敬佑生命、救死扶伤、甘于奉献、大爱无疆”的医者精神，在培养精湛医术的同时，教育引导学生始终把人民群众生命安全和身体健康放在首位，尊重患者，善于沟通，提升综合素养和人文修养。

本教材编写人员为来自全国多个省市教学经验丰富、业务素质高的儿科护理教师及在临床一线的主任护师。本教材在编写过程中得到了各参编院校领导及同仁的帮助和支持，在此谨致真诚的感谢！

由于编者水平所限，书中可能存在疏漏之处，恳请广大读者予以批评指正。

田　洁　刘丽丽

2023 年 8 月

配 套 资 源

欢迎登录“中科云教育”平台，**免费**数字化课程等你来！

本教材配有图片、视频、音频、动画、题库、PPT 课件等数字化资源，持续更新，欢迎选用！

“中科云教育”平台数字化课程登录路径

电脑端

- 第一步：打开网址 http://www.coursegate.cn/short/QK854.action
- 第二步：注册、登录
- 第三步：点击上方导航栏“课程”，在右侧搜索栏搜索对应课程，开始学习

手机端

- 第一步：打开微信“扫一扫”，扫描下方二维码
- 第二步：注册、登录
- 第三步：用微信扫描上方二维码，进入课程，开始学习

PPT 课件：请在数字化课程各章节里下载！

目　　录

第1章 绪论

第1节 儿科护理学的任务与范围

儿科护理学（pediatric nursing）是一门研究小儿生长发育规律、儿童保健、疾病防治和护理，以促进小儿身心健康的专科护理学。

1. 任务 儿科护理学的任务是从体格、智能、行为、心理和社会等各方面来研究和保护小儿，按照护理程序，运用现代护理理论和技术，提供“以小儿及其家庭为中心”的整体护理，以增强小儿体质，降低其发病率和死亡率，保障小儿身心健康，提高小儿生命质量。

2. 范围 一切涉及小儿时期健康和卫生的问题都属于儿科护理学的范围。其研究对象是从胎儿期到青春期的小儿。儿科护理学研究的内容包括小儿生长发育及其影响因素、小儿营养与喂养、小儿身心方面的保健、小儿疾病的防治与护理，与产科学、儿童心理学、社会学、营养学、教育学等多门学科有着广泛的联系。

第2节 儿科护理的特点和原则

小儿从生命开始直到长大成人，整个阶段都处在不断生长发育的过程中，在解剖、生理、免疫、临床、心理及社会等方面均与成人不同。不同阶段小儿个体差异都非常大，在护理上有其独特之处。因此，学习儿科护理学时绝不可将小儿视为成人的缩影。

一、儿科护理的特点

（一）小儿解剖、生理及免疫特点

1. 解剖特点 随着年龄增长，小儿的体格外观不断变化，各组织器官不仅在体积、重量上增长，其功能也在不断发育成熟，如体重、身高（长）、头围、胸围等的增长，牙齿的萌出，神经系统的发育等。熟悉小儿的正常发育规律，才能做好保健护理工作。如新生儿皮肤薄而柔嫩，易损伤和感染；小儿骨骼比较柔软并富有弹性，不易骨折，但长期受压易变形；小儿髋关节附近的韧带较松，易脱臼及损伤，故应特别注意护理中动作应轻柔，避免受压及牵拉过度。

2. 生理特点 小儿生长发育快、代谢旺盛，不同年龄的小儿有不同的生理正常值，如呼吸、心率、血压、血常规等；年幼儿有的组织器官的生理功能不健全，如胃肠消化功能尚未成熟，难以适应消化吸收大量食物，消化道负担重，易发生营养缺乏和消化紊乱等。熟悉这些生理特点才能做出正确的判断和处理。

3. 免疫特点　小儿免疫器官和细胞在出生时已经发育成熟，由于未接触抗原、尚未建立免疫记忆，故免疫功能低下。虽然新生儿可从母体获得 IgG，但是 3 ～ 5 个月后逐渐下降，而自身合成 IgG 的能力一般要到 8 ～ 10 岁时才达到成人水平；IgM 不能通过胎盘，故易患革兰氏阴性菌感染；婴幼儿期 SIgA 也缺乏，易患呼吸道及胃肠道感染。因此，需要对小儿采取适当的预防措施。

（二）临床特点

1. 病理特点　由于年幼儿有的系统器官发育尚不成熟，同一致病因素的病理反应和疾病发展过程与成人有很大的差异，不同年龄阶段表现也不相同，如肺炎球菌所致的肺部感染在婴儿常表现为支气管肺炎，而在年长儿和成人则多表现为大叶性肺炎。

2. 疾病特点　小儿疾病种类及临床表现与成人有很大差别，如婴幼儿患先天性疾病、遗传性疾病和感染性疾病较成人多见；心血管疾病中，小儿先天性心脏病多见，而成人则以冠心病多见。小儿患感染性疾病时起病急、来势凶，易并发败血症；新生儿及体弱儿患严重感染性疾病时往往表现为各种反应低下，如体温不升、体重不增、拒食、表情淡漠等，而缺乏特异性临床表现。

3. 预后特点　小儿患病时虽然起病急、变化多，但是如诊治及时、有效治疗、护理得当，往往恢复也快。小儿各脏器组织修复和再生能力较强，后遗症较成人少。新生儿、体弱儿、危重病患儿病情变化快，需严密监护、积极处理。

4. 预防特点　小儿疾病预防工作效果明显，意义重大。有计划地进行预防接种可以使传染病的发病率和死亡率大大降低；早期筛查和发现先天性、遗传性疾病以及视觉、听觉障碍和智力异常，并加以干预和矫治，可以防止发展为严重伤残。重视小儿预防保健工作，可使小儿营养不良、肺炎、腹泻、佝偻病的发病率和死亡率明显降低。合理营养和体育锻炼，可防止小儿肥胖，对成年后出现的高血压及糖尿病等起到预防作用。因此，儿科医护人员应将照护的重点从疾病的治疗移至疾病的预防和健康的促进上。

（三）小儿心理 – 社会特点

儿童期是心理行为和个性发展的重要时期，不同年龄阶段各有不同的心理特征。小儿身心未发育成熟，缺乏适应及满足需要的能力，依赖性较强，合作能力差，需特别的照护；小儿好奇、好动、缺乏经验，容易发生各种意外，同时小儿心理发育过程也受遗传、家庭、社会、学校等因素的影响。在护理中应以小儿及其家庭为中心，根据不同年龄阶段小儿的心理发育特征和心理需求，提供相应护理措施，促进其心理健康发展。

（四）儿科护理工作的特点

1. 评估难度大　健康史资料收集困难，如婴幼儿对病情表述困难且不准确，要认真听取、观察、分析，详细询问和倾听家长对患儿患病过程的陈述；学龄儿能简单陈述病史，但他们的时间和空间知觉发育尚未完善，陈述的可靠性会下降；也有部分学龄儿因害怕打针、吃药而隐瞒病情，一少部分学龄儿为逃避上学而夸大病情，使病史可靠性受到干扰。体格检查时患儿不知道或不愿意配合。标本采集及其他辅助检查较困难，小儿多数不会配合。

2. 观察任务重 小儿不能及时、准确地表达自己的痛苦，并且患病时病情变化快，处理不及时易恶化甚至危及生命。不同年龄阶段小儿患病有其独特的临床表现，故在观察病情中应重视其年龄特点。因此，护士观察的任务很重，要有高度的责任心和敏锐的观察力。

3. 护理项目多 小儿自理能力较差，在护理过程中有大量的生活护理和教养内容，同时由于小儿好奇、好动并缺乏经验，容易发生意外伤害。因此，要加强安全管理，防止发生意外事故。

4. 护理操作要求高 由于小儿解剖特点及认知水平有限，护理操作时多数小儿不配合，操作难度大，对护士的操作技术有更高的要求。

二、儿科护理的原则

1. 以小儿及其家庭为中心 家庭是小儿生活的中心，患儿家庭的配合、支持对疾病的痊愈起着重要作用。儿科工作者在重视小儿的治疗和护理的同时，也要关注小儿家庭成员的心理感受和服务需求，为小儿及其家庭提供预防保健、健康指导、疾病护理和家庭支持等服务，让小儿及其家庭有效地参与到健康照护的各个方面。

2. 实施身心整体护理 护理工作既要满足小儿的生理需要，还要维护和促进小儿心理行为的发展和精神心理的健康；除关心小儿机体各系统器官功能的协调平衡，还应使小儿的生理、心理活动状态与社会环境相适应，并应重视环境改变带给小儿的影响。

3. 减少创伤和疼痛 对于住院儿童来说，大多数治疗和护理手段是有创的、疼痛的。儿科工作者要充分认识疾病本身及其治疗和护理过程对小儿及其家庭带来的影响，在执行各项治疗和护理操作时，尽量防止或减少患儿的创伤和疼痛，并应采取有效措施防止或减少患儿与家庭的分离，帮助患儿及其家庭建立安全感。

考点 儿科护理的特点；儿科护理的原则

第3节 小儿年龄分期及各期特点

小儿的生长发育是一个连续、动态变化的过程，既有连续性又有阶段性，在这个过程中各系统组织器官逐渐发育成熟，根据生长发育不同阶段特点将小儿年龄划分为胎儿期、新生儿期、婴儿期、幼儿期、学龄前期、学龄期、青春期7个时期。

（一）胎儿期

从受精卵形成到胎儿出生称为胎儿期，约40周（280天）。这段时间内胎儿生长发育迅速，完全依靠母亲的胎盘来摄取营养物质。胎儿最初8周是各系统组织器官分化、初具人形的关键时期，如受理化因素刺激或缺乏营养，可致胎儿流产、死亡、早产或先天畸形。第9周开始至出生是各系统器官发育完善的时期。

此期应注意孕母保健。母亲孕期需注意增加营养，合理膳食，保持健康的体质；坚持规律的作息习惯，情绪稳定，保持积极乐观的心态；避免接触放射性物质、滥用药物、感染、创伤、吸烟、酗酒等情况的出现。

（二）新生儿期

自胎儿娩出脐带结扎到出生后满28天称为新生儿期。此期小儿脱离母体开始独立生活，体内外环境发生了巨大变化，而新生儿生理调节及适应能力不够成熟，免疫力低，对外界的适应能力差，易发生体温下降、体重下降及窒息、溶血、感染等疾病，发病率及死亡率均高，出生1周内新生儿死亡数占新生儿期死亡数的70%左右。

此期应注意保暖、合理喂养及预防各种疾病等，重点保健的时间是生后第1周内。

（三）婴儿期

自出生到满1周岁前称为婴儿期。此期为小儿出生后生长发育最迅速的时期，是小儿的第一个生长发育高峰，需要的营养物质特别多，但此期小儿消化、吸收功能尚不完善，喂养不当容易发生消化功能紊乱或营养不良。

此期应进行科学喂养的指导，按时预防接种，预防感染，注意合理的体格锻炼，并应重视卫生习惯的培养和注意消毒隔离。

（四）幼儿期

1周岁后到满3周岁之前称为幼儿期。此期小儿生长发育速度较前稍减慢，活动范围广，接触周围事物的机会增多，但对危险的识别能力差，最容易发生意外伤害及中毒。幼儿乳牙出齐，饮食从乳类逐渐过渡到普食，并逐渐过渡到成人饮食。幼儿期智能发育较前突出，语言、思维、心理及社会适应性渐增，自主性及独立性不断发展。

此期应注意防止意外伤害，加强预防接种，注意膳食营养，重视早期教育。

（五）学龄前期

满3周岁到6～7岁入小学前称为学龄前期。此期小儿体格发育速度进一步减慢，智力发育更趋完善，求知欲强，好奇、喜问、喜欢模仿，知识面迅速扩大，自理能力和初步社交能力得到锻炼，自我观念开始形成，可塑性强，是小儿性格形成的关键时期。

此期应加强早期教育，培养其良好的道德品质和生活自理能力，为入小学做好准备。注意预防意外伤害、中毒等。

（六）学龄期

从入小学开始（6～7岁）到青春期前称为学龄期。此期小儿体格仍稳步增长，除生殖系统外，其他器官的发育到本期末已基本接近成人水平，智能发育更成熟，理解、分析、综合能力逐步增强，是增长知识、接受科学文化教育的重要时期。

此期应注重教育，促进其身心全面发展。安排有规律的生活、学习和锻炼，保证充足的营养及休息；注意防治近视、龋齿及脊柱畸形；注意心理及行为方面的问题。

（七）青春期

青春期女孩从11～12岁到17～18岁，男孩从13～14岁到18～20岁。此期小儿生长发育再次加速，出现第二个生长发育高峰，在性激素作用下，第二性征逐渐明显，生殖系统发育渐趋成熟，至本期末各系统发育已成熟，生长发育逐渐停止。此期小儿由于接触社会增多，而神经、内分泌调节不够稳定，常引起心理、行为、精神方面的问题。

此期要注意供给充足的营养，培养良好的卫生习惯、保证充足睡眠、注意心理健康，加强体格锻炼及科学文化知识的学习。预防疾病和事故，防治常见心理行为问题，培养自觉性和自制性，进行性知识及法律知识教育，培养良好的道德品质。

考点 新生儿期的定义；青春期的定义

第 4 节　儿科护士的角色与素质要求

一、儿科护士的角色

随着医学模式和护理模式的转变，护士的角色有了更大范围的扩展，儿科护士作为独立的实践者，被赋予多元化角色。

（一）护理执行者

小儿机体各系统、器官的功能发育尚未完善，生活尚不能自理或不能完全自理。儿科护士需全面评估小儿的健康状况，为小儿及其家庭提供直接的各种专业照护，如营养的摄取、感染的预防、药物的给予、心理的支持、健康的指导等，以减轻小儿痛苦、满足小儿身心两方面的需要。

（二）护理计划者

为促进小儿身心健康发展，护士运用所学专业的知识和技能，收集小儿的生理、心理、社会状况等方面资料，全面评估小儿的健康状况及小儿家庭在面临疾病和伤害时所产生的反应，找出健康问题，根据小儿生长各阶段的发育特点，制订系统全面、切实可行的护理计划，采取有效的护理措施，帮助小儿适应生活的变化。

（三）健康教育者

护理小儿的过程中，护士应根据不同年龄段小儿智力发展的水平，向他们讲解疾病治疗和护理过程，帮助建立自我保健意识，培养良好的生活习惯，纠正不良行为。护士还要向家长宣传科学育儿的知识，帮助家长了解疾病的诊断和治疗过程，使他们能够采取健康的生活方式，以达到预防疾病、促进健康的目的。

（四）健康协调者

为促进小儿的健康，儿科护士需与各部门进行协调，使诊断、治疗、救助与小儿保健工作得以互相协调、配合，保证小儿获得适宜的、整体性的医护照顾。例如，护士需与医师联络，讨论有关治疗和护理方案；护士需与营养师联系，讨论有关饮食的安排；护士还要与小儿及其家长进行有效的沟通，让家庭共同参与小儿护理过程，来保证护理计划的贯彻执行。

（五）健康咨询者

当患儿和家长提出问题或有疑惑时，护士应仔细倾听患儿及其家长的倾诉，解答他们的问题，提供有关治疗的信息、给予健康指导等，解除小儿及其家长对疾病和健康有关问题的疑惑，使他们能够以有效的方法应对。

（六）护理研究者

护士应积极进行护理研究工作，通过研究来验证、扩展护理理论和知识，发展护理新技术，指导、改进护理工作，不断提高儿科护理质量，促进儿科护理专业发展。

（七）儿童及其家庭代言人

儿科护士是小儿及其家庭权益的维护者，在小儿不会表达或表达不清自己意愿和要求时，护士有责任解释和维护儿童及其家庭的权益不受侵犯或损害。护士还需评估有碍小儿健康的问题和事件，提供给医院行政部门改进，或提供给卫生行政单位作为拟定卫生政策和计划的参考。

二、儿科护士的素质要求

（一）思想道德素质

1. 热爱儿科护理事业，爱护和尊重儿童。具有强烈的责任感和严谨的工作态度，具有爱心、责任心、耐心及为儿童健康服务的奉献精神。

2. 具有诚实守信的品格、较高的慎独修养、高尚的道德情操。以理解、友善、关爱、尊重、支持、平等的心态，为小儿及其家庭提供帮助。

3. 具有正视现实、面向未来的目光，追求崇高的理想，忠于职守，救死扶伤，廉洁奉公，实行人道主义。

（二）专业素质

1. 具有丰富的知识及比较系统完整的专业理论知识和较强的实践技能，操作精准，技术精湛，动作轻柔、敏捷。

2. 具有敏锐的观察力、有效沟通的能力和综合分析判断能力，有整体护理观念，能运用护理程序解决患儿的健康问题。

3. 具有开展护理教育和护理科研的能力，勇于创新进取。

（三）身体心理素质

1. 具有健康的身体、良好的言行举止，能适应儿科护理工作。

2. 具有健康的心理，乐观、开朗、情绪稳定，具有宽容豁达的胸怀。

3. 具有较强的适应能力、良好的忍耐力及自我控制力，善于应变，灵活敏捷。

自测题

A_1/A_2 型题

1. 儿科护理工作的中心是

A. 患儿　B. 患儿及家属

C. 治疗和护理疾病　D. 小儿及其家庭

E. 预防接种

2. 儿科护理的研究对象范围是

A. 从出生至青春期

B. 从 0 ～ 14 周岁

C. 从出生至新生儿期

D. 从精子和卵子结合至出生

E. 从受精卵形成至青春期

3. 新生儿对某些传染病有一定的免疫力，主要是通过胎盘从母体获得了

A. IgA　　B. IgM
C. IgG　　D. IgE
E. IgD

4. 关于儿科护理的特点正确的是

A. 健康史可靠　　B. 护理操作容易
C. 护理项目繁多　　D. 心理护理简单
E. 采集标本容易

5. 不属于儿科护士承担的角色是

A. 护理计划者　　B. 护理执行者
C. 医疗治疗者　　D. 健康协调者
E. 护理研究者

6. 在小儿年龄阶段的划分中，新生儿期是指

A. 从出生到生后满30天
B. 从出生到生后满28天
C. 从出生到生后满两周
D. 从孕期28周到生后两周
E. 从孕期28周到生后1周

7. 小儿体格发育的两个高峰期是

A. 学龄期、青春期
B. 学龄前期、学龄期
C. 新生儿期、青春期
D. 婴儿期、青春期
E. 婴儿期、学龄期

（田　洁）

第2章
生长发育

第1节　生长发育的规律及其影响因素

儿童的生长发育是指从受精卵形成到青春期结束的成熟过程。生长发育是小儿不同于成人的重要特点。生长是指小儿随年龄的增长，各器官、系统的形态变化，是“量”的改变，可用测量值进行评价。发育是指细胞、组织、器官的分化与功能的成熟，为“质”的改变。生长和发育两者密切相关，生长的过程伴有发育的成熟，生长是发育的基础，发育的程度体现在生长的量的变化。儿童生长发育有个体差异，但都遵循一定的规律，认识其规律有助于评价其生长发育状况。

一、生长发育的规律

（一）生长发育的连续性和阶段性

生长发育贯穿整个小儿时期，是一个连续不断的过程。但不同年龄生长发育有不同的特点，速度亦不同，呈阶段性。例如，婴儿期和青春期是小儿出生后体格生长发育最快的两个时期。年龄越小，体格生长发育速度越快，体重、身长、头围在小儿出生后第1年，尤其是前3个月增加很快，出现第一个体格生长高峰；2岁以后体格生长速度逐渐减慢，至青春期又再次加快，出现第二个体格生长高峰。

（二）生长发育的顺序性

生长发育遵循由上到下、由近到远、由粗到细、由简单到复杂、由低级到高级的一般规律或顺序。例如，出生后运动功能的发育规律：先抬头、后抬胸，再会坐、立、行，体现由上到下的规律；从抬肩、伸臂到双手握物，从腿到脚的活动，体现由近到远的规律；从全掌抓握到手指拾取，体现由粗到细的规律；先画直线，后画圈，体现由简单到复杂的规律；认识事物的过程中先会看、听、感觉事物、认识事物，再发展到记忆、思维、分析、判断事物，体现由低级到高级的规律。

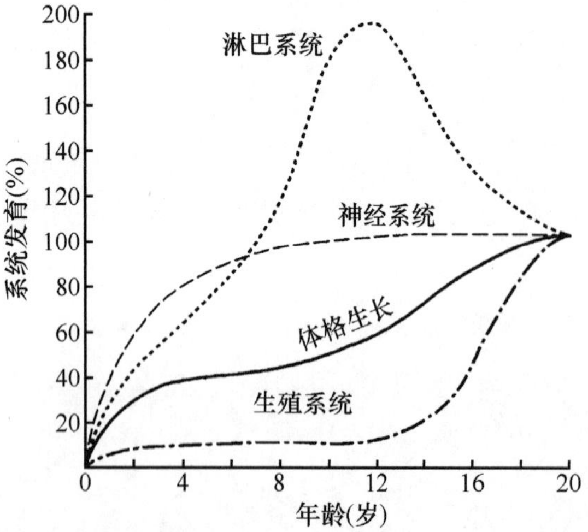

图2-1　出生后各系统器官发育不平衡性示意图

（三）各系统、器官生长发育的不平衡性

小儿不同器官组织发育的早晚、速度快慢不完全一致，有各自的特点（图2-1）。其中神经系统发育较早，呈先快后慢的趋势，脑在出生后2年内发育较快；生殖系统发育较晚，呈先慢后快的趋势，在青春期发育较迅速；淋巴系统在儿童期生长迅速，青春期前达高峰，后期逐渐下降；其他系统器官，如心、肝、肾、肌肉的发育基本与体格生长相平行。

（四）个体差异

小儿生长发育虽然遵循一定的发展规律，但在一定范围内受机体内外因素的影响，存在着相当大的个体差异，并不完全相同。因此，小儿的生长发育水平有一定的正常范围，评价时必须考虑不同因素对个体的影响，并连续动态观察，才能做出正确的判断。

考点 生长发育的规律

二、影响生长发育的因素

遗传因素和环境因素是影响小儿生长发育的两个基本因素，遗传决定了生长发育的潜力，而这个潜力又受到环境的作用与调节，两者共同作用，决定了每个小儿的生长发育水平。

（一）遗传因素

小儿的生长发育受父母双方遗传因素的影响，不同种族、家族间的差异会影响到小儿皮肤和头发的颜色、面部特征、身材高矮、性成熟的早晚、性格及气质、对疾病的易感性等。生长发育的水平也与性别有关，女孩的语言发育与运动发育略早于男孩，同龄女孩的平均体重与身高略低于男孩。

（二）环境因素

1. 营养　合理营养是小儿生长发育的重要物质基础。宫内营养不良可造成胎儿体格生长迟缓，严重时还会影响其脑部的发育。出生后长期营养不良，特别是婴幼儿患有蛋白质－能量营养不良，可影响其体格增长速度，甚至影响智力、心理和社会适应能力的发展。出生后长期摄入过多能量，可造成肥胖，也会增加小儿成年后动脉粥样硬化、高血压、胰岛素抵抗、糖尿病的发生率。

2. 疾病与药物　对小儿生长发育的影响很大。例如，新生儿缺氧缺血性脑病、颅内出血等可影响小儿智能发育；急性感染常使小儿体重减轻；长期慢性疾病影响小儿体重、身高的增长；内分泌疾病可引起小儿骨骼生长和神经系统发育迟缓等；较大剂量或较长时期给予链霉素可导致小儿听力障碍；长期应用肾上腺糖皮质激素可导致小儿生长迟缓等。

3. 孕母情况　孕母在妊娠期间的生活环境、营养、情绪、疾病、健康状况、用药情况等因素均可影响胎儿的宫内发育。例如，妊娠早期孕母病毒感染、接触大剂量放射线可以导致胎儿流产、畸形、发育迟缓等。

4. 生活环境　良好的生活环境，如阳光充足、空气新鲜、水源清洁、居住条件舒适，配合健康的生活方式、良好的生活习惯、科学的护理、正确的教养、适宜的体格锻炼、完善的医疗保健服务等，都是促进儿童生长发育达到最佳状态的重要因素。

第 2 节　小儿体格发育常用指标及其意义

案例 2-1

某社区服务中心儿保门诊，护士正在为一出生后 12 个月的宝宝进行体格测量。测量结果：体重 10.6kg，身长 75cm，头围 46.0cm，胸围 46.0cm，乳牙 6 颗，前囟尚未闭合，能拉着妈妈的手行走，能指出自己的眼和手，但不会区别左手和右手，穿衣能合作。

问题： 1. 请说出评价小儿体格发育常用的指标有哪些？

2. 请利用现有资料进行评价，该宝宝体格发育是否正常？

（一）体重

体重是身体各器官、系统、体液的总重量，是最易获得的反映小儿体格生长和营养状况的重要指标；也是临床工作中计算补液量和给药量的重要依据。

正常新生儿出生时平均体重约为 3.25kg。出生后 3 ～ 4 个月时体重约为出生时的 2 倍；婴儿期前 3 个月体重的增加值约等于后 9 个月体重的增加值，即 12 个月时体重约为出生时的 3 倍（10kg）；出生后第 1 年是体重增长最快的时期，是出生后第一个体格生长高峰。出生后第 2 年体重增加 2.5 ～ 3.5kg，随年龄的增长，小儿体重增长的速度逐渐减慢，2 ～ 12 岁小儿体重平均每年增长约 2kg。当无条件测量体重时，为便于计算其用药量和液体量，可用以下公式估算体重：

3 ～ 12 个月：体重（kg）=（月龄 +9）/2

1 ～ 6 岁：体重（kg）= 年龄（岁）×2 + 8

7 ～ 12 岁：体重（kg）=[年龄（岁）×7−5]/2

评价某一小儿体重增长情况，应连续定期监测其体重，以其自身的体重变化为依据，而上述公式所计算的数值仅供参考。

考点 体重的正常值和估算公式

（二）身高（长）

身高是指从头顶到足底的垂直距离，是反映骨骼发育的重要指标。3 岁以下婴幼儿采用仰卧位测量，称为身长。3 岁以上小儿取立位测量，称为身高。立位与仰卧位测量值相差 1 ～ 2cm。

小儿年龄越小，身高（长）的增长速度越快。正常新生儿出生时平均身长约 50cm，出生后前 3 个月内增长值 11 ～ 13cm，约等于其后 9 个月身长的增长值，即出生后第 1 年身长平均增长约 25cm，1 岁时平均身长约 75cm，出生后第 1 年身长增长最快。2 岁时平均身长约 87cm。2 岁后到青春期前平均每年可增长 6 ～ 7cm，若年增长值低于 5cm，为生长速度下降。进入青春期后受内分泌影响，个体差异较大。

2 ～ 6 岁身高（长）的估算公式为身高（cm）= 年龄（岁）×7+75；7 ～ 12 岁身高（长）的估算公式为身高（cm）= 年龄（岁）×6+80。

身高（长）的增长与遗传、内分泌、营养、运动、宫内发育水平和疾病等因素有关。短期的疾病与营养波动不易明显影响身高（长）的增长。明显的身高（长）异常多与甲状腺功能减退、生长激素缺乏、长期营养不良、严重佝偻病等有关。

身高（长）是头、躯干（脊柱）与下肢长度的总和，而这三部分的生长速度并不一致。胎儿期和出生后第 1 年头部生长较早，而躯干、下肢则较晚。以耻骨联合上缘为界，将身高（长）分为上部量和下部量。随着小儿年龄的增长，下肢生长速度逐渐加快，下部量占身高（长）的比例逐渐增大，上部量占身高（长）的比例逐渐缩小。新生儿上部量大于下部量，身长的中点在脐上；2 岁时中点在脐下；6 岁时中点上移至脐与耻骨联合上缘之间；12 岁时上、下部量相等，中点在耻骨联合上缘（图 2-2）。

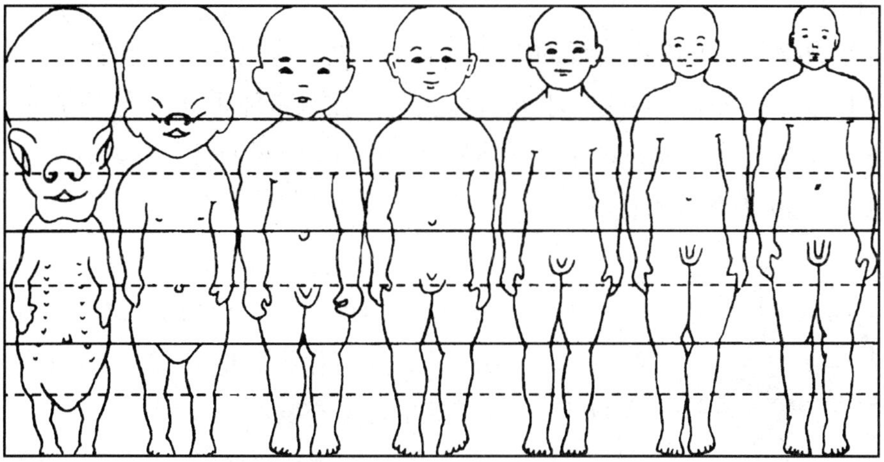

图 2-2　头与身长（高）的比例

（三）坐高

坐高是头顶至坐骨结节的垂直距离，代表头颅与脊柱的生长。3 岁以下小儿采用仰卧位测量称为顶臀长，3 岁以后小儿采用坐位测量，称为坐高。随着年龄增长，下肢生长速度加快，坐高（顶臀长）占身高（长）的比例则逐渐下降，出生时约为 67%，14 岁时约为 53%。当出现甲状腺功能减退与软骨营养不良时，该比例逐渐增大。

考点　身高（长）的正常值和估算公式

（四）头围

自眉弓上缘经枕骨结节左右对称绕头一周的长度为头围，可反映脑及颅骨的发育情况。正常新生儿出生时头围平均为 33 ～ 34cm。1 岁以内头围增长较快，前 3 个月和后 9 个月都增长约 6cm，故 3 个月时头围约 40cm，1 岁时约 46cm。1 岁以后头围增长速度明显减慢，2 岁时约 48cm；2 ～ 15 岁头围可增加 6 ～ 7cm。头围测量在 2 岁以下最有价值。头围过小提示脑发育不良；头围过大或增长过快提示可能存在脑积水、脑肿瘤。

考点　头围的概念与正常值

（五）胸围

胸围是平乳头下缘经肩胛下角水平绕胸一周的长度，可反映肺的发育。出生时胸围比头围小 1 ～ 2cm，平均约 32cm；1 岁时胸围与头围相等，约为 46cm；1 岁以后至青春期前胸围超过头围，胸围（cm）= 头围（cm）+ 年龄（岁）-1。肥胖小儿由于胸部皮下脂肪厚，胸围超过头围的时间可提前；而营养不良、佝偻病等小儿胸围超过头围的时间可推迟到 1.5 岁以后。

考点 胸围的概念及其与头围的关系

（六）腹围

腹围是以脐为中心（小婴儿以脐与剑突的中点为中心）水平绕腹一周的长度。2 岁前腹围约等于胸围，2 岁后腹围较胸围小。腹围异常增大多提示腹水、消化道先天畸形（如先天性巨结肠）等。

（七）上臂围

上臂围是经肩峰与尺骨鹰嘴连线的中点水平绕上臂一周的长度，代表上臂骨骼、肌肉、皮下脂肪和皮肤的发育水平，可反映小儿营养状况。在测量体重和身高不方便的地区，可测量上臂围筛查 5 岁以下小儿营养状况，评估标准：＞ 13.5cm 为营养良好，12.5 ～ 13.5cm 为营养中等，＜ 12.5cm 为营养不良。

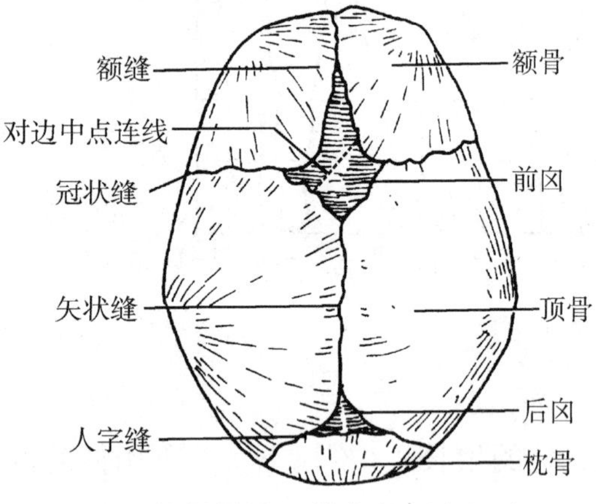

图 2-3 颅骨骨缝、前囟、后囟示意图

（八）颅骨

出生时颅骨未闭合形成骨缝和囟门，因此，除头围外，还可根据骨缝及前、后囟闭合的时间来评价颅骨生长发育状况。

1. 骨缝　娩出时经产道挤压，出生时骨缝稍有重叠，一般于 2 ～ 3 个月时颅骨重叠逐渐消失。

2. 前囟　为顶骨和两块边缘形成的菱形间隙（图 2-3），以对边中点连线长度判断前囟大小，正常新生儿出生时为 1 ～ 2cm，以后随着脑的发育和颅骨的生长而增大，6 个月左右逐渐骨化而变小，多于 1 ～ 1.5 岁时闭合，最迟不超过 2 岁。

前囟检查在婴幼儿时期有重要临床意义，主要观察其大小和张力情况。前囟早闭或过小多提示小头畸形、脑发育不良；前囟迟闭或过大多提示佝偻病、甲状腺功能减退；前囟饱满常提示颅内压增高，多见于脑膜炎、脑炎、脑积水、脑水肿等；前囟凹陷多提示脱水或重度营养不良。

考点 前囟的闭合时间、检查的临床意义

3. 后囟　为顶骨与枕骨边缘形成的三角形间隙，出生时已闭合或很小（0.5cm 左右），最迟于出生后 6 ～ 8 周闭合。

（九）脊柱

脊柱的生长反映小儿脊椎骨的生长。出生后第 1 年内脊柱的增长速度快于四肢的增长速度，以后慢于四肢的增长速度。脊柱于小儿出生时仅轻微后凸，约 3 个月会抬头时出现颈椎前凸，约 6 个月会坐时出现胸椎后凸，1 岁左右开始行走后出现腰椎前凸，脊柱的自然弯曲至 6 ～ 7 岁逐渐被韧带所固定。

考点 脊柱生理弯曲出现的时间

（十）腕部骨化中心

腕部骨化中心可反映长骨生长发育的成熟程度，通常拍摄小儿左手及手腕部的 X 线片来确定其发育情况。新生儿出生时无腕部骨化中心，股骨远端及胫骨近端已出现次级骨化中心，因此，婴儿早期可拍摄膝部 X 线片了解长骨发育情况。腕部次级骨化中心共 10 个，10 岁时出全，1 ～ 9 岁腕部骨化中心的数目约为其岁数加 1。

> **链接**
>
> **腕部骨化中心出现顺序**
>
> 头状骨、钩骨（3 个月左右）；下桡骨骺（约 1 岁）；三角骨（2 ～ 2.5 岁）；月骨（3 岁左右）；大、小多角骨（3.5 ～ 5 岁）；舟骨（5 ～ 6 岁）；下尺骨骺（6 ～ 7 岁）；豆状骨（9 ～ 10 岁）。

考点 腕部骨化中心的数量及其估算公式

（十一）牙齿

牙齿的发育与骨骼发育有一定的关系，一般于出生后 4 ～ 10 个月开始萌出，多自前向后，下颌先于上颌（图 2-4），13 个月后尚未萌出可视为乳牙萌出延迟。乳牙共 20 颗，多于 3 岁前出齐。2 岁以内乳牙的数目约等于小儿月龄减 4 ～ 6。

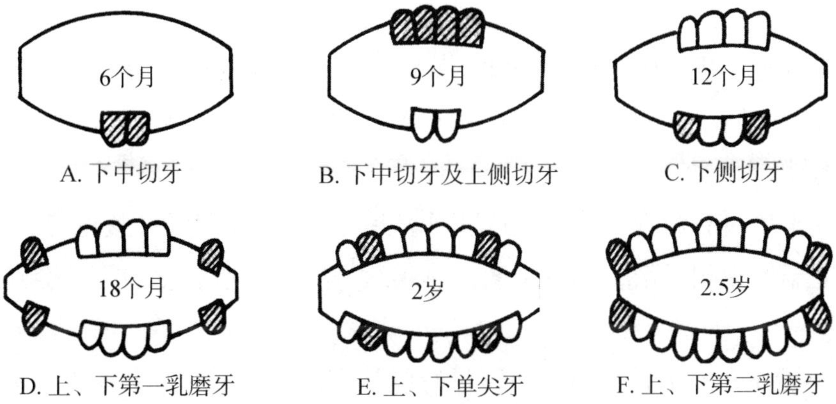

图 2-4　乳牙萌出顺序示意图

6 岁左右开始在第二乳磨牙后萌出第一颗恒牙即第一磨牙，6 ～ 12 岁乳牙按萌出顺序逐个脱落并被同位恒牙取代，12 岁左右萌出第二磨牙，18 岁以后萌出第三磨牙（智齿），但也有终生不萌出者。

出牙为生理现象，出牙时个别小儿可有低热、流涎、睡眠不安、烦躁等症状。

考点 乳牙的萌出时间和出齐时间及其估算公式

第 3 节　小儿感知觉、运动、语言功能的发育

一、感知觉的发育

感觉是通过各种感觉器官从环境中选择性地获取信息的能力。知觉是对事物各种综合属性的综合反映，是在感觉经验不断丰富的基础上形成、发展和完善起来的，与视觉、听觉、

触觉、味觉等发育密切相关。

1. 视感知发育　新生儿已有视觉感应功能，存在瞳孔对光反射，但由于视网膜黄斑区发育不完善且眼外肌协调功能较差，只能看清 15 ～ 20cm 距离内的事物。之后视感知迅速发育，1 个月时可凝视光源；2 个月起可协调注视物体；3 ～ 4 个月头眼协调较好，可辨别彩色和非彩色物体；6 ～ 7 个月可随上下移动的物体垂直转动；8 ～ 9 个月开始出现视深度的感觉，能看到小物体；18 个月能区别形状；2 岁时可区别垂线与横线；5 岁时能区别各种颜色；6 岁视深度充分发育，视力达到 1.0。

2. 听感知发育　新生儿出生时鼓室无空气，中耳内有羊水，听力差；出生后 3 ～ 7 天听觉已相当好；3 ～ 4 个月时可有定向反应（头转向声源），听到悦耳声音时会微笑；6 个月时能区别父母的声音；7 ～ 9 个月时能确定声源，区别语言的意义；2 岁时能听懂简单的吩咐；4 岁时听觉发育完善。听感知发育与语言发育直接相关，为避免因聋致哑，要足够重视其听感知发育状况。

考点 视感知与听感知的发育

3. 味觉和嗅觉　出生时味觉和嗅觉已发育完善，3 ～ 4 个月时能区别愉快与不愉快的气味；4 ～ 5 个月时能区别食物的微小味道变化，是味觉发育关键期；7 ～ 8 个月对芳香气味有反应。

4. 皮肤感觉发育　皮肤感觉包括触觉、痛觉、温度觉及深感觉等。

（1）新生儿眼、唇、口周、手掌及足底等部位的触觉已很灵敏，但前臂、大腿、躯干的触觉相对比较迟钝。

（2）新生儿出生时有痛觉，但比较迟钝且容易泛化，2 个月后才逐渐完善。

（3）新生儿温度觉很灵敏，对冷刺激比热刺激敏感，环境温度骤降就会啼哭，予以保暖后则变安静。

5. 知觉　小婴儿在 6 个月以前主要通过感觉认识事物，5 ～ 6 个月后随着动作能力的发育及手眼动作的协调，通过看、咬、摸、闻、敲击等逐步产生初步的综合性知觉。1 岁末开始有空间和时间知觉的萌芽，如上高处、藏身后等；3 岁能辨上下；4 岁能辨前后；5 岁能辨以自身为中心的左右。一般 4 ～ 5 岁有时间的概念，能区别早上、晚上、今天、明天、昨天；5 ～ 6 岁能区别前天、后天、大后天、周内时序、四季等。

二、运动的发育

运动发育包括大运动（含平衡）和细运动两大类，与神经系统成熟程度及体格锻炼有关，遵循一定的规律：由上向下，由近到远，由不协调到协调，先有正向动作，后有反向动作。

（一）大运动与平衡

大运动是身体对大动作的控制，主要是颈、腰的平衡能力，以及爬、站、走、跑、跳等动作（图 2-5）。

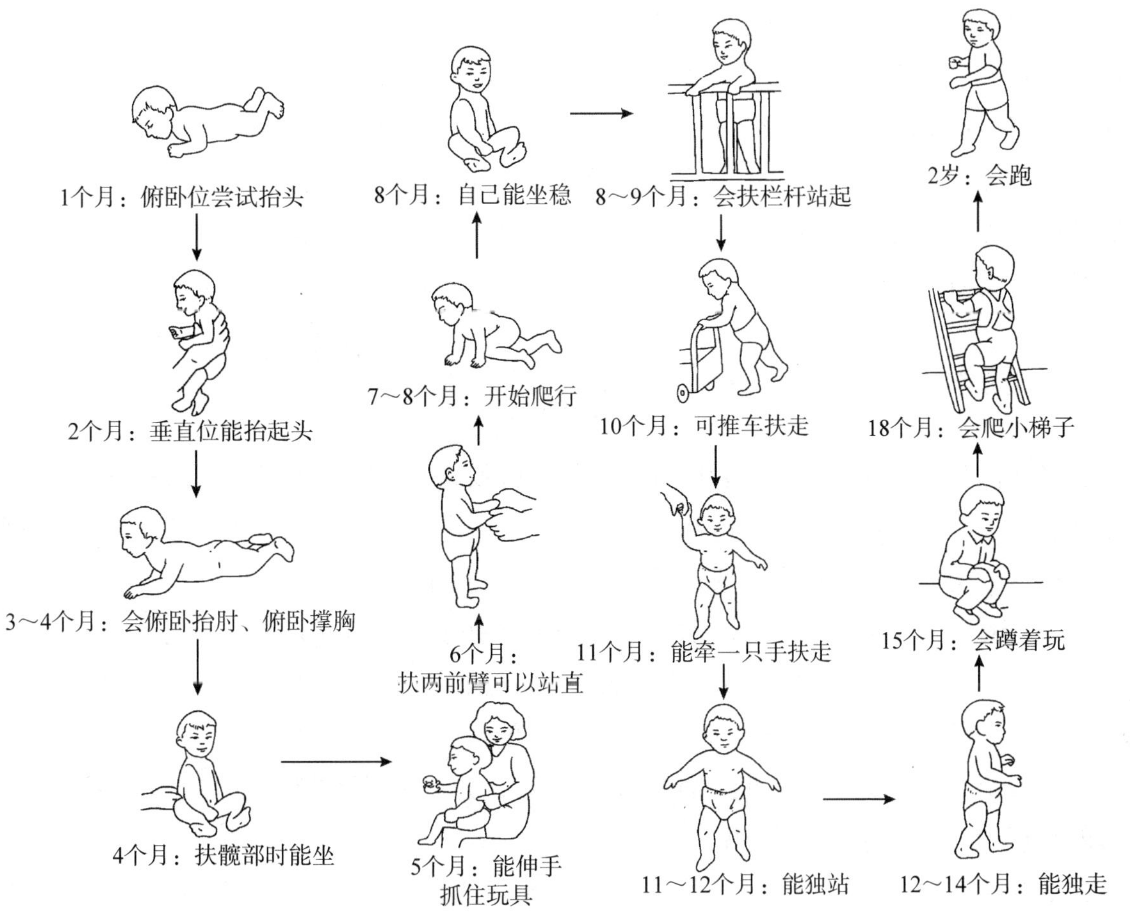

图 2-5 小儿运动发育图

1. 抬头　新生儿俯卧位时能抬头 1 ～ 2 秒，2 个月时竖抱能抬头，3 个月时抬头较稳，4 个月时抬头很稳并能自由转动。

2. 翻身　4 个月时能由仰卧位翻至俯卧位；5 个月时能从俯卧位翻至仰卧位；7 个月时能有意识从仰卧位翻至俯卧位，然后从俯卧位翻至仰卧位。

3. 坐　4 个月时扶着髋部能坐，6 个月时能双手向前撑住独坐一会儿，8 个月时能坐稳并能左右转身。

4. 爬　婴儿在 3 ～ 4 个月时可用肘撑起上半身数分钟；7 ～ 8 个月时能用手支撑胸腹，开始爬行；8 ～ 9 个月时可用上肢向前爬；18 个月时可爬上小梯子。学习爬的动作有助于胸部、智力、神经系统的发育。

5. 站、走、跳　婴儿 5 ～ 6 个月扶立时双下肢可负重，并上、下跳动；8 ～ 9 个月时可自行扶物站立；11 个月可独站片刻；12 个月可独走；15 个月走得稳；18 个月能跑及倒退行走；2 岁能并足跳；2.5 岁能单足跳 1 ～ 2 下；3 岁能双足交替走下楼梯；5 岁时能跳绳。

> **链接**
>
> **大运动发育过程助记口诀**
>
> 二抬四翻六会坐，七滚八爬周会走。

（二）细运动发育

细运动是手和手指的动作。新生儿两手紧握，2 个月时逐渐松开，3 ～ 4 个月时握持反射消失，可自行玩手、试用全手掌抓握物体；5 个月时开始有意识地伸手取物；6 ～ 7 个月时能摇摆小玩具，并将玩具从一手换入另一手，也可出现捏、敲等探索性动作；9 ～ 10 个月时可用拇、示指取物，喜撕纸；12 ～ 15 个月时学会用匙、会乱涂画、会几页几页地翻书；18 个月时能叠 2 ～ 3 块方积木；2 岁时可叠 6 ～ 7 块方积木、会一页一页地翻书；3 岁时会脱简单的衣服，能在成人的帮助下穿衣服；4 岁时能独自穿、脱简单的衣服，穿鞋；5 岁时能系鞋带，学习写字。

考点 大运动和细运动发育过程

三、语言的发育

儿童语言发育是儿童全面发育的标志。语言的发育与大脑、咽喉部肌肉的正常发育及听觉的完善有关。要经过发音、理解和表达三个阶段，出生后 9 个月至 4 岁是其发育的重要时期，应有目的地对其进行语言训练，提供适宜的环境条件。

1. 发音阶段　新生儿会哭叫，约 2 月龄开始发喉音，3 ～ 4 月龄时咿呀发音，5 月龄时能喃喃地发出单音节，6 ～ 7 月龄时婴儿能听懂自己的名字，7 ～ 8 月龄时能无意识地发“爸爸”“妈妈”等复音，8 ～ 9 月龄时喜欢模仿成人的口唇动作练习发音。

2. 理解语言阶段　9 月龄能听懂简单的词意，如“再见”“谢谢”“把手给我”等；10 月龄能有意识地叫“爸爸”“妈妈”。

3. 表达语言阶段　12 月龄能说简单的词，如“再见”“没了”；18 月龄时能用 15 ～ 20 个字，指认并说出家庭主要成员的称谓，认识并指出身体各部分（如手、脚等）；2 岁能指出简单的人、物和图片，讲 2 ～ 3 个字构成的短句；3 岁能指认许多物品名，能说短歌谣；4 岁时能讲述简单的故事情节。

小儿运动和语言的发育见表 2-1。

表 2-1　小儿运动和语言的发育过程

年龄	大运动	细运动	语言
新生儿	俯卧位时能抬头 1 ～ 2 秒	紧握拳	会哭叫
2 个月	直立及俯卧位时能抬头	双手逐渐松开	发出和谐的喉音
3 个月	抬头较稳，可用手撑起上半身数分钟	手能握持玩具	咿呀发音
4 个月	扶着髋部时能坐，能由仰卧位翻至俯卧位		
5 个月	能从俯卧位翻至仰卧位	能伸手取物	能喃喃地发出单音节
6 个月	双手向前撑住独坐一会儿，扶两前臂可以站直	用手摇玩具，将玩具从一手换入另一手，会敲、捏物体	能发单音，能听懂自己的名字
7 个月	能有意识从仰卧位翻至俯卧位，再从俯卧位翻至仰卧位；开始爬		能发“爸爸”“妈妈”等复音，但无意识
8 个月	会爬，能坐稳并能左右转身，会扶着栏杆站起来	—	重复大人所发简单音节
9 个月	试独站	拇、示指取物	能听懂简单的词意，如“再见”等
10 ～ 11 个月	能独站片刻，扶椅或推车能走几步		能有意识地发“爸爸”“妈妈”等复音

续表

年龄	大运动	细运动	语言
12个月	可独走，弯腰拾取物品	学会用匙、会乱涂画、会几页几页地翻书	能说简单的词，如“再见”“没了”
15个月	走得稳，能蹲着玩		能说出几个词和自己的名字
18个月	能向上爬台阶，能跑及倒退行走	能叠2～3块方木	能认识并指出身体各部分
2岁	能并足跳，会跑	可叠6～7块方积木，会一页一页地翻书	会说2～3个字构成的短句
3岁	能双足交替走下楼梯	脱、穿简单衣服	能说短歌谣，数几个数
4岁	—	能独自穿、脱简单的衣服，穿鞋	能讲述简单的故事情节
5岁	能跳绳	会系鞋带，学习写字	—

第4节 小儿心理发育

一、心理活动的发展

小儿出生时不具有心理现象，条件反射的形成标志着心理活动发育的开始，随着年龄增长，心理活动不断发展。

1. 注意的发展　注意是认知过程的基础，包括无意注意和有意注意。婴儿期以无意注意为主，随着年龄的增长，逐渐出现有意注意，但幼儿时期注意的稳定性差、易分散和转移，到5～6岁后小儿能较好地控制自己的注意力。

2. 记忆的发展　记忆是一种神经活动过程，包括感觉、短暂记忆、长久记忆三个阶段。长久记忆又分为再认和重现。1岁以内小儿只有再认而无重现，随着年龄的增长，重现能力增强。婴幼儿的记忆以机械记忆为主，且记忆时间短、内容少。随着年龄的增长，逻辑记忆逐渐发展，记忆时间逐渐增长，内容增加。

3. 思维的发展　思维是心理活动的高级形式。小儿于1岁后开始产生思维，且为直觉活动思维。3岁以后为具体形象思维；6～11岁以后逐渐学会综合、分析、分类、比较等抽象思维方法，在此基础上进一步发展独立思考的能力。

4. 想象的发展　新生儿无想象能力；1～2岁的小儿仅有想象的萌芽；3岁后以无意想象和再造想象为主；进入学龄期后，有意想象和创造想象迅速发展。

5. 情绪、情感的发展　新生儿常表现出不安、啼哭等消极情绪，而哺乳、搂抱、抚摸等可使其情绪愉快。6月龄后产生对母亲的依恋和分离性焦虑，9～12个月时依恋达高峰。婴幼儿的情绪表现特点是时间短，反应强烈，容易变化，外显而真实。随着年龄增长，情绪反应渐趋稳定，情感也日益分化，产生信任感、安全感、荣誉感、道德感、责任感等。

6. 意志的发展　新生儿无意志，婴幼儿即开始有意志的萌芽，随着年龄增长，意志逐步形成和发展。积极的意志主要表现为自觉、坚持、果断、自制等；消极的意志则为依赖、任性、顽固、易冲动等。

7. 个性和性格的发展　个性包括思想方法、情绪反应、行为风格等，受到生活环境的影响；性格为重要的个性心理特征，是在后天生活环境中形成的，具有阶段性，性格一旦形成即相对稳定。婴儿期小儿逐渐建立对亲人的依赖性和信任感；幼儿期小儿有一定的自主感，但又未脱离对亲人的依赖，常出现违拗言行和依赖行为相交替现象；学龄前期小儿主动性增强，但主动行为失败时易出现失望和内疚；学龄期小儿重视自己勤奋学习的成就，如未能发现自己的学习潜力将产生自卑；青春期时心理适应能力增强但容易波动，在感情、伙伴、人生观等问题上处理不当时容易发生性格变化。

二、社会行为的发展

儿童社会行为是各年龄阶段心理行为发展的综合表现，受家庭环境、学校教育、社会环境、神经系统发育程度影响。随着年龄的增长，小儿对周围人和环境的反应能力会逐渐完善。

新生儿期即可表现出对不舒服感受的哭叫，抱起后即安静；2～3月龄时以笑、停止啼哭等行为表示认识父母；3～4月龄时开始出现社会反应性大笑；5月龄时望镜中人笑；7～8月龄时表现出认生，并于9～12月龄时达高峰；8月龄时喜欢注意观察大人的行动；9月龄时看见熟人会伸出手来要人抱；10～11月龄时能用招手表示“再见”；12～13月龄喜欢玩变戏法、躲猫猫等游戏；15月龄时能表示同意或者不同意；18月龄时逐渐有自我控制能力；2岁时不再认生，易与父母分开，喜欢听故事、看动画片，能表达喜、怒、怕；3岁时能与他人一同玩游戏，自称“我”，表现出自尊心、同情心、害羞。

自测题

A_1/A_2 型题

1. 下列关于小儿生长发育顺序性的描述中错误的是
   A. 由上向下　B. 由近到远
   C. 由细到粗　D. 由简单到复杂
   E. 由低级到高级
2. 下列关于小儿生长发育规律的描述，错误的是
   A. 生长发育是一个连续的过程
   B. 生长发育具有一定的阶段性
   C. 生长发育具有一定的顺序性
   D. 生长发育有一定的个体差异
   E. 各器官、系统发育的速度均衡一致
3. 反映小儿营养状况最重要的指标是
   A. 体重　B. 身高
   C. 头围　D. 胸围
   E. 腕部骨化中心
4. 2岁儿童，发育正常，其体重、身长、头围、胸围应分别达到
   A. 9kg，75cm，46cm，46cm
   B. 9kg，75cm，34cm，32cm
   C. 12kg，75cm，46cm，46cm
   D. 12kg，87cm，46cm，46cm
   E. 12kg，87cm，48cm，49cm
5. 乳牙萌出延迟是指
   A. 10个月未萌出乳牙者
   B. 11个月未萌出乳牙者
   C. 12个月未萌出乳牙者
   D. 13个月未萌出乳牙者
   E. 15个月未萌出乳牙者
6. 女孩，发育正常，前囟闭合，乳牙18颗，能双脚跳，会说2～3个字构成的句子，会用勺

子吃饭，最可能的年龄为

A. 1岁　B. 2岁
C. 3岁　D. 4岁
E. 5岁

7. 女婴，12个月，食欲减退1月余，母亲带其来儿童保健门诊就诊。作为护士，你应首先为患儿检查

A. 体重　B. 身长
C. 牙齿　D. 前囟
E. 上臂围

8. 4岁小儿，发育正常，现进行常规生长发育检查。该小儿的左手腕部X线片最多可显示的腕部次级骨化中心数量为

A. 3个　B. 4个
C. 5个　D. 6个
E. 7个

9. 男婴，8个月。常规体检结果提示生长发育正常。该婴儿应该能够达到的发育水平是

A. 会爬　B. 会走
C. 听懂“再见”　D. 能独站
E. 会用水杯喝水

A_3/A_4 型题

（10～11题共用题干）

女婴，发育正常。体重8.2kg，身长72cm，前囟未闭，乳牙2颗，能稳坐并左右转身，可扶床栏杆站立，会发“爸爸”“妈妈”等复音，两手会传递玩具。

10. 该女婴最可能的月龄是

A. 6个月　B. 7个月
C. 8个月　D. 9个月
E. 10个月

11. 可能达到的发育水平是

A. 能听懂自己的名字
B. 用拇指和示指捏取小物体
C. 认识和指出身体各部分
D. 能与人合作玩游戏
E. 能用水杯喝水

（洪　敏）

第3章
营养与喂养

营养是指人体获得和利用食物维持生命活动的整个过程。食物中经过消化、吸收和代谢能够维持生命活动的物质称为营养素。包括宏量营养素（蛋白质、脂类、糖类）、微量营养素（矿物质和维生素）及其他膳食成分（膳食纤维和水等）。小儿生长发育迅速，新陈代谢旺盛，对能量与营养素的需要相对较多，而年幼儿自身消化吸收功能尚不完善，正确的膳食行为有待建立，处理好以上矛盾对小儿健康成长十分重要。

第1节　能量与营养素的需要

案例 3-1

小李的女儿悠悠，11个月。母乳喂养，未添加辅食。出现体重下降2个月，到儿科就诊。经过检查，诊断为营养不良。作为护士，你将对小李进行健康指导。

问题：1. 请给小李讲解小儿能量与营养素的需要。

2. 请告知小李正常11个月小儿每日每千克体重所需总能量及水量分别是多少？

一、能量的需要

小儿所需要的能量主要来自食物中的宏量营养素。宏量营养素在体内产能分别为蛋白质16.74kJ/g（4kcal/g）、脂类37.66kJ/g（9kcal/g）、糖类16.74kJ/g（4kcal/g）。小儿对能量的需要包括基础代谢、食物特殊动力作用、活动消耗、生长发育所需和排泄消耗5个方面。

1. 基础代谢　指人体在清醒、安静、空腹状态下，为维持其基本的生理活动所需要的最低能量。小儿基础代谢的能量需要量较成人高，依年龄不同而发生变化。婴幼儿时期，基础代谢的能量需要占总能量的50%。婴儿基础代谢每日约需能量230.12kJ/kg（55kcal/kg），以后随年龄增长而逐渐减少，12岁时基础代谢需要量接近成人，每日约需125.52kJ/kg（30kcal/kg）。

2. 食物特殊动力作用　指人体摄取食物而引起的机体能量代谢的额外增多，主要用于食物消化、吸收、转运、代谢和储存。食物特殊动力作用与摄入的食物成分有关，蛋白质的食物特殊动力作用为本身产生能量的30%，脂类为4%，糖类为6%。婴儿食物含蛋白质多，食物特殊动力作用占总能量的7%～8%；年长儿的膳食为混合食物，其食物特殊动力作用占总能量的5%。

3. 活动消耗　小儿活动所需能量与其身体大小、活动强度、活动持续时间、活动类型有关，好哭多动的婴幼儿比同龄安静的小儿所需能量高 3 ～ 4 倍，故活动所需能量个体波动较大。婴儿因活动量相对较少，活动所需能量占总能量的 15%，以后随年龄增长而增加。当能量摄入不足时，小儿可表现为活动减少。

4. 生长发育所需　生长发育所需的能量为小儿所特有，与小儿生长的速度成正比。婴儿期生长速度最快，生长发育所需占总能量的 25% ～ 30%，以后随年龄增长而逐渐减少，至青春期体格发育再次加速，亦增加了能量的需要量。

5. 排泄消耗　正常情况下，未经消化吸收的食物排泄至体外所损失的能量，约占总能量的 10% 以内，当腹泻或消化功能紊乱时可成倍增加。

以上 5 个方面能量的总和为小儿所需总能量。6 个月以内婴儿平均每日所需总能量约 376.56kJ/kg（90kcal/kg），7 ～ 12 月龄的婴儿平均每日所需总能量约 334.72kJ/kg（80kcal/kg）。总能量的需求存在个体差异，如体重相同的健康儿，瘦长体型者因体内代谢活跃组织较肥胖儿多，对能量的需求量更大。

考点 生长发育所需的能量为小儿特有；婴儿每日所需总能量约 418.4kJ/kg（100kcal/kg）

二、营养素的需要

（一）宏量营养素

1. 蛋白质　主要功能是构成人体组织、细胞，维持人体的生理功能；次要功能是提供能量。蛋白质供能占总能量的 8% ～ 15%。婴儿蛋白质的推荐摄入量为 1.5 ～ 3.0g/（kg · d）。婴幼儿生长发育迅速，保证优质蛋白质的供给非常重要，优质蛋白质应占 50% 以上。长期缺乏蛋白质可致营养不良、贫血、感染及水肿等。蛋白质主要来源于乳类、蛋、肉、鱼和豆类食物。

2. 脂类　包括脂肪（三酰甘油）和类脂，是人体的第二供能营养素。脂类可提供必需脂肪酸、协助脂溶性维生素吸收，同时具有防止散热和机械保护的作用。6 个月以内婴儿脂类所提供的能量占所需总能量的 40%，随着年龄的增长，脂类提供的能量占总能量比例逐渐减少，至年长儿为总能量的 20% ～ 30%。长期缺乏脂类可致体重不增、营养不良及脂溶性维生素缺乏等。脂类主要来源于乳类、肉类、植物油等。

3. 糖类　为能量的主要来源。2 岁以上小儿膳食中，糖类所产生的能量应占总能量的 55% ～ 65%。糖类主要来源于谷类食物。

考点 宏量营养素包括蛋白质、脂类和糖类；宏量营养素供能比例

（二）其他营养素

1. 矿物质　人体内除去碳、氢、氧、氮以外的所有化学元素称为矿物质，包括常量元素和微量元素。

（1）常量元素：在矿物质中，人体含量大于体重的 0.01% 的各种元素称为常量元素，如钙、磷、镁、钾、钠、氯等。

（2）微量元素：在体内含量很低，含量绝大多数小于人体重的 0.01%，需由食物供给，具有很重要的生理功能，如铁、锌、铜、碘、硒等，其中铁、碘、锌缺乏症是全球最主要的微量营养素缺乏症。各种元素的作用和来源见表 3-1。

表 3-1 各种元素的作用和来源

元素种类		作用	来源
常量元素	钙	为凝血因子，能降低神经、肌肉的兴奋性，是构成骨骼、牙齿的主要成分	乳类、豆类、绿叶蔬菜
	磷	是骨骼、牙齿、细胞核蛋白、各种酶的主要成分，协助糖、脂肪及蛋白质代谢，参与缓冲系统，维持酸碱平衡	乳类、肉类、豆类、五谷类
	钾	构成细胞质的要素，维持酸碱平衡，调节神经肌肉活动	果汁、紫菜、乳、肉
	钠、氯	调节人体液体酸碱性，调节水分交换，维持渗透压平衡	食盐、新鲜食物、蛋类
	镁	构成骨骼和牙齿成分，激活糖代谢酶，与神经肌肉兴奋性有关，为细胞内阳离子，参与细胞代谢过程	谷类、豆类、干果、肉、乳类
微量元素	铁	血红蛋白、肌红蛋白、细胞色素和其他酶系统的主要成分，帮助氧的运输	蛋黄、肝、血、豆类、肉类、绿色蔬菜
	锌	为多种酶的成分，如与能量代谢有关的碳酸酐酶，与核酸代谢有关的酶，调节 DNA 的复制转录，促进蛋白质的合成，还参与和免疫有关酶的作用	鱼、蛋、肉、禽、麦胚、全谷
	碘	为甲状腺素主要成分，缺乏时引起单纯性甲状腺肿及地方性甲状腺功能减退症	海带、紫菜、海鱼等
	铜	对制造红细胞、合成血红蛋白和铁的吸收起很大作用，与许多酶如细胞色素酶、氧化酶的关系密切，存在于人体红细胞、脑、肝等组织内，缺乏时引起贫血	肝、肉、鱼、豆类、全谷
	硒	保护心血管，维护心肌健康，促进生长，保护视觉	肝、肾、肉类、海带

2. 维生素　是维持人体正常生理功能所必需的一类有机物质，主要功能是调节人体的新陈代谢，因体内不能合成或合成不足，必须由食物供给，可分为脂溶性维生素和水溶性维生素两大类。脂溶性维生素（维生素 A、维生素 D、维生素 E、维生素 K）溶解于脂肪及脂肪溶剂中，可储存于体内，无须每天供给，过量易中毒，缺乏时症状出现较迟。水溶性维生素（B 族维生素和维生素 C）易溶于水，不易在体内储存，需每天供给，过量一般不引起中毒，缺乏时可迅速出现相应症状。小儿容易缺乏维生素 A、维生素 D、维生素 C、维生素 B、维生素 K、叶酸。各种维生素的作用和来源见表 3-2。

表 3-2 各种维生素的作用和来源

维生素种类		作用	来源
脂溶性维生素	维生素 A	促进生长发育和免疫功能，维持上皮细胞的完整性，参与视紫红质形成	肝、牛乳、鱼肝油、胡萝卜
	维生素 D	调节钙磷代谢，促进肠道对钙的吸收，维持血液钙浓度，有利于骨骼矿化	人皮肤日光合成，鱼肝油、肝、蛋黄
	维生素 E	促进细胞分化与成熟，是一种有效的抗氧化剂	麦胚油、豆类、蔬菜
	维生素 K	是肝脏合成凝血酶原的必需成分	肝、蛋、豆类、青菜、肠内细菌合成

续表

维生素种类		作用	来源
水溶性维生素	维生素 B_1（硫胺素）	是构成脱羧辅酶的主要成分，为糖类代谢所必需，维持神经、心肌的活动功能，调节胃肠蠕动，促进生长发育	米糠、麦麸、豆类、花生、瘦肉；肠内细菌和酵母可合成一部分
	维生素 B_2（核黄素）	是黄素酶的辅基，参与机体氧化过程，维持皮肤、口腔和眼睛的健康	乳类、蛋、肉、内脏、谷类、蔬菜
	维生素 B_6	是氨基转移酶和氨基酸脱羧酶的组成成分，参与神经、氨基酸及脂肪代谢	各种食物中，亦可在肠道由细菌合成
	维生素 B_{12}	参与核酸的合成，促进四氢叶酸的形成，促进细胞及细胞核的成熟，对生血和神经组织的代谢有重要作用	肝、肾、肉等动物食品
	叶酸	参与核苷酸的合成，有生血作用；胎儿期缺乏可引起神经管畸形	绿叶蔬菜、水果、肝、肾、鸡蛋、豆类、酵母含量丰富
	维生素 C	对胶原蛋白、神经递质的合成，类固醇的羟化，氨基酸代谢，抗体及红细胞的生成等均有重要作用	各种水果及新鲜蔬菜
	维生素 PP（烟酸、尼克酸）	是辅酶Ⅰ及辅酶Ⅱ的组成成分，为体内氧化过程所必需；维持皮肤、黏膜和神经的健康，防止烟酸缺乏症，促进消化系统功能	肝、肉、谷类、花生、酵母

（三）其他膳食成分

1. 膳食纤维　指一般不易被消化的食物营养素，包括纤维素、半纤维素、木质素、果胶和黏胶等。主要功能是吸收大肠水分、软化大便、增加大便体积、促进肠蠕动等。膳食纤维在大肠被细菌分解，产生短链脂肪酸，可降解胆固醇，改善肝功能，防止肠萎缩。膳食纤维主要来源于谷类、新鲜蔬菜、水果。

2. 水　为人体不可缺乏的物质，参与体内所有的新陈代谢和体温调节活动。婴儿新陈代谢旺盛，需水量相对较多，为 110 ～ 155ml/（kg · d），以后年龄每增长 3 岁递减 25ml/（kg · d）。

考点　婴儿每日需水量

第 2 节　婴儿喂养

案例 3-2

弯弯，女性，生后 30 分钟，出生体重 3.0kg，身高 50cm，面色红润，哭声响亮。现母女健康状况良好，妈妈小李希望采取母乳喂养，向护士咨询母乳喂养的相关知识。

问题： 1. 向小李讲解新生儿的开奶时间及母乳喂养的优点。

2. 请给小李示范正确的哺乳技巧。

合理喂养是小儿健康成长的基础。婴儿喂养的方式有母乳喂养、部分母乳喂养、人工喂养 3 种，其中以母乳喂养最为理想。

一、母乳喂养

母乳是满足婴儿生理和心理发育的最好的天然食物，对婴儿的生长发育有不可替代的作用。一般健康母亲的泌乳量可满足足月儿正常生长到6个月所需的营养素、能量和液体量。因此，应大力提倡并积极指导母亲母乳喂养。

（一）母乳的成分

1. 蛋白质　母乳中的蛋白质以乳清蛋白为主，其在婴儿胃内形成细小的乳凝块，有利于消化吸收。母乳所含的牛磺酸是牛乳的10～30倍，尤其是初乳，能促进婴儿神经系统和视网膜的发育。

2. 脂肪　母乳含不饱和脂肪酸较多，初乳中更高，有利于婴儿神经系统的发育。脂肪颗粒小，且母乳的脂肪酶使脂肪颗粒易于消化吸收。

3. 糖类　母乳中90%的糖类为乙型乳糖，利于脑发育；利于双歧杆菌和乳酸杆菌生长，抑制大肠杆菌生长，减少腹泻发生，并生成B族维生素；利于促进肠蠕动；利于钙、镁和氨基酸吸收。母乳中宏量营养素产能比例适宜。

4. 矿物质　母乳中矿物质含量低，适宜婴儿的肾脏发育水平，易被吸收。母乳中钙、磷比例适当（2 ∶ 1），钙吸收率高于牛乳；母乳中锌吸收率高；母乳中铁含量与牛乳相似，但母乳中铁吸收率高于牛乳。

5. 维生素　除维生素D、维生素K外，营养状况良好的乳母可提供婴儿所需的各种维生素。因为母乳中维生素K仅为牛乳的1/4，且初生时储存量低，肠道正常菌群尚未建立，不能合成维生素K_1，故新生儿出生后应肌内注射维生素K_1，以预防维生素K_1缺乏所致的出血性疾病。母乳中维生素D含量较低，因此母乳喂养的婴儿应尽早开始补充维生素D，并鼓励家长尽早带婴儿进行户外活动。

6. 免疫物质　母乳中含有大量免疫物质，特别是初乳中含量更高，如丰富的分泌型IgA（SIgA）、大量免疫活性细胞（巨噬细胞、淋巴细胞）、较多乳铁蛋白、溶菌酶、双歧因子等，可增强新生儿和婴儿的抵抗力，减少感染性疾病的发生。

考点 母乳中蛋白质、脂肪和糖类的特点

（二）母乳成分的变化

1. 各期母乳成分

（1）初乳：为孕后期与分娩4～5日分泌的乳汁。量少，每日15～45ml，呈淡黄色，质地黏稠，含蛋白质多而脂肪少，其中主要是免疫球蛋白，尤其是SIgA。含丰富的维生素A、牛磺酸和矿物质，并含有初乳小球，有利于新生儿的生长发育和提高抗感染能力。

（2）过渡乳：为产后5～14日分泌的乳汁。总量增多，且脂肪增多而蛋白质与矿物质逐渐减少。

（3）成熟乳：为产后14日以后分泌的乳汁。营养成分适当，量随着婴儿生长而增加，泌乳总量每天可达700～1000ml。

考点 初乳的特点

2. 哺乳过程的乳汁成分变化　每次哺乳过程乳汁的成分随时间而发生变化。如将哺乳过程分为三部分，第一部分乳汁脂肪低而蛋白质高，第二部分乳汁脂肪含量逐渐增加而蛋白质含量逐渐降低，第三部分乳汁中脂肪含量最高。

（三）母乳喂养的优点

1. 母乳中蛋白质、脂肪、糖类的比例为 1 ∶ 3 ∶ 6，适合婴儿消化功能和生长需要。

2. 母乳中含有多种免疫物质，可增强婴儿的抗病能力。

3. 母乳喂养经济、方便，温度及泌乳速度适宜，不易过敏和污染。

4. 母乳喂养可增进母子感情，增强婴儿的安全感，有利于婴儿心理行为和智力发育。

5. 母乳喂养可加快乳母产后子宫复原；推迟月经，抑制排卵；降低乳腺癌和卵巢癌的发病风险。

6. 母乳喂养可促进乳母产后体重逐渐恢复到孕前状态，可降低母亲 2 型糖尿病的发病风险。

考点 母乳喂养的优点

（四）母乳喂养的护理

1. 产前准备　大部分健康孕妇具备哺乳的能力，但要实现成功哺乳须在产前做好身、心两方面的准备。孕妇应充分了解母乳喂养的优点，树立母乳喂养的信心；保证合理营养，使孕期体重增加适当，有足够的脂肪储备，供哺乳能量的消耗；保障充足的睡眠；做好乳头保健（在妊娠后期每日用清水擦洗乳头，乳头内陷者用两手拇指从不同角度按摩乳头两侧并向周围牵拉，每日 1 至数次）。

2. 指导哺乳技巧

（1）尽早开奶：产后在母婴健康的情况下，应尽早开奶（产后 1 小时内）。将婴儿置于母亲胸前进行皮肤接触，同时吸吮母亲双侧乳头，以促进母亲乳汁早分泌、多分泌。尽早开奶可减轻新生儿生理性黄疸，同时还可减轻生理性体重下降、低血糖的发生。

（2）哺乳次数及时间：2 个月内的小婴儿应按需哺乳，通过多次吸吮，刺激乳汁多分泌。待婴儿与母亲相互协调后变为按时哺乳，一般 2 ～ 3 小时哺喂一次；3 个月后夜间可停 1 次，每日共哺喂 6 ～ 7 次。每次哺乳时间不宜过长，一般 15 ～ 20 分钟。

（3）促进乳汁分泌：母亲哺乳前先热敷乳房 2 ～ 3 分钟，然后从外侧边缘向乳晕方向轻拍或按摩乳房，促进乳房感觉神经的传导和泌乳。两侧乳房应先后交替进行哺乳，每次尽量使一侧乳房排空后再喂另一侧，下次哺乳时则先喂哺上次未排空的一侧。此外，乳母保证丰富的营养和充足的睡眠，保持心情愉快，劳逸结合均可促进乳汁分泌。

（4）掌握正确的哺乳技巧：哺乳前先洗净双手，用温开水清洗乳头和乳晕。哺乳时乳母应取舒适体位，产后最初几天可取半卧位，以后宜采用坐位。乳母一手抱婴儿，使其头、肩部枕于母亲哺乳侧肘弯部；另一手拇指和其余四指分别放在乳房上、下方，呈 C 形托住乳房，将整个乳头和大部分乳晕置于婴儿口中（图 3-1），并观察婴儿呼吸、吸吮及吞咽情况。当乳汁流

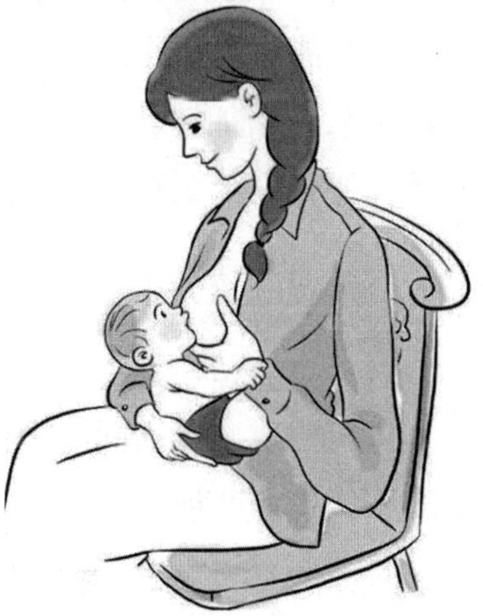

图 3-1　C 形托乳房喂哺法

出过急时，乳母可采取示、中指轻夹乳晕两旁的“剪刀式”喂哺姿势（图 3-2）。哺乳结束后，将婴儿竖直抱起，头部紧靠在母亲肩上，轻拍其背部将咽下的空气排出（图 3-3），然后将婴儿置于右侧卧位，以防溢乳引起窒息。

考点 哺乳结束后将婴儿竖直抱起，轻拍背部，然后置于右侧卧位，以防溢乳引起窒息

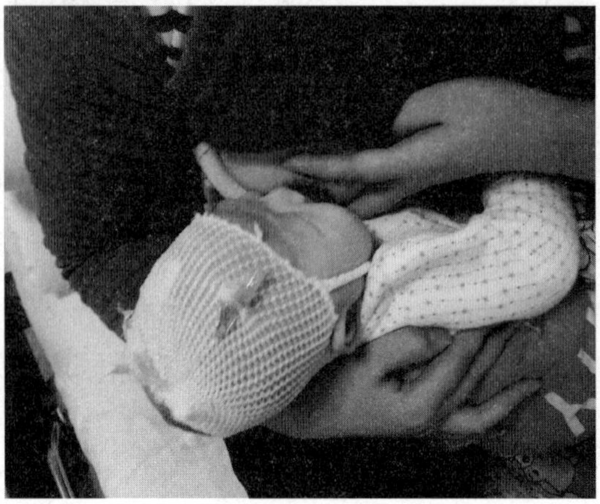

图 3-2 “剪刀式”喂哺法

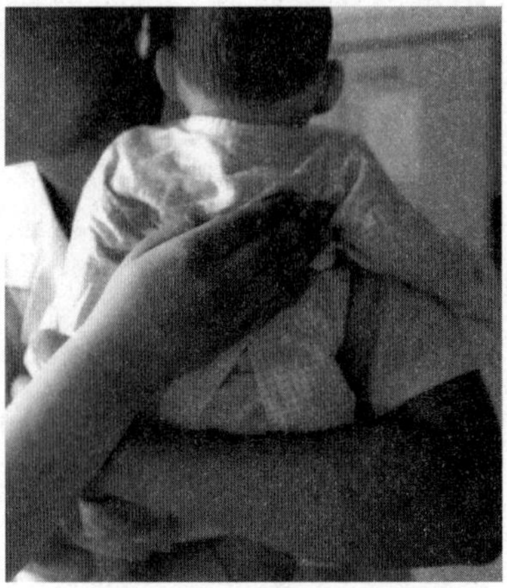

图 3-3 竖抱婴儿排气法

链接

母乳是否充足的判断

哺喂时，婴儿有节律地吸吮，并可听见明显的吞咽声；吃饱后，婴儿主动放开乳头，表情愉快，有满足感；入睡时安静、踏实；每日排便 2 ～ 4 次，呈金黄色糊状；每日排尿在 8 ～ 10 次以上，尿色为淡黄色透明；体重平均每周增加 150g 左右，满月时增加 600g 以上。

3. 掌握母乳喂养禁忌　乳母感染人类免疫缺陷病毒（HIV）；患有严重疾病如活动性肺结核、糖尿病、恶性肿瘤、精神类疾病以及严重心、肾疾病等应停止哺乳。乳母患急性传染病时，可将乳汁挤出，经消毒后哺喂。乙型肝炎的母婴传播主要发生在临产或分娩时，是通过胎盘或血液传递的，因此乙型肝炎病毒携带者并非哺乳禁忌，但这类婴儿应在出生后 24 小时内给予特异性高效乙肝免疫球蛋白，继之接受乙肝疫苗免疫接种。新生儿患有某些疾病，如半乳糖血症，是母乳喂养的禁忌证。

4. 把握断乳时机　随着婴儿年龄增长，各项生理功能逐步适应摄入非流质食物，母乳质和量已不能满足婴儿营养与生长需要。因此，婴儿 6 个月开始引入转乳期食物，并逐渐减少哺乳次数，增加转乳期食物的量。世界卫生组织（WHO）建议在合理添加其他食物的基础上母乳喂养应至 2 岁。不宜在炎热的夏季或婴儿患病时断乳。

考点 WHO 建议的母乳喂养时间

二、部分母乳喂养

部分母乳喂养指同时采用母乳与配方奶或牛乳、羊乳等动物乳喂养婴儿的方法。分为补授法和代授法两种。

1. 补授法　是补充母乳量不足的方法。母乳哺喂次数一般不变，每次先喂母乳，将两侧乳房吸空后再根据婴儿需要适当补充配方奶或动物乳。这样有利于刺激母乳分泌。

2. 代授法　是用配方奶或动物乳替代一次母乳量。母乳喂养婴儿准备断离母乳开始引入配方奶或动物乳时宜采用代授法。即在某一次母乳哺喂时，有意减少哺喂母乳量，增加配方奶量或动物乳，逐渐替代此次母乳量。依此类推直至完全替代所有的母乳。

三、人工喂养

人工喂养指 6 个月以内的婴儿，由于各种原因不能进行母乳喂养时，完全采用配方奶或动物乳（牛乳、羊乳等）哺喂婴儿的方法。

（一）常用乳品及代乳品

1. 配方奶粉　是参照母乳的营养素成分及含量对牛乳进行改造的奶制品，如降低牛乳中酪蛋白、矿物质的含量；添加乳清蛋白、不饱和脂肪酸、乳糖含量；强化婴儿生长时所需要的微量营养素，如维生素 A、维生素 D、β 胡萝卜素、铁、锌等。配方奶粉营养接近母乳，但不具备母乳的其他优点，尤其缺乏母乳中的免疫活性物质和酶，故不能代替母乳。配方奶粉较鲜牛乳或全脂奶粉更适合婴儿的消化能力和肾功能，在不能母乳喂养时应首选配方奶粉喂哺。

2. 牛乳　人工喂养时常用牛乳，但成分不适合婴儿。

（1）成分：牛乳蛋白质含量较母乳高，但以酪蛋白为主，在胃内形成的乳凝块较大，不易消化；牛乳中不饱和脂肪酸较母乳少，脂肪颗粒大，且缺乏脂肪酶，较难消化；牛乳的乳糖含量低于母乳，且以甲型乳糖为主，不能满足婴儿的能量需要，且还会促进大肠埃希菌的生长；牛乳矿物质含量比母乳高，增加了婴儿肾脏负荷，钙、磷的比例为 1.2 ∶ 1，不利于钙的吸收；牛乳与母乳最大的区别是缺乏各种免疫因子，且加热后易破坏，故牛乳喂养的婴儿患感染性疾病的机会较多。

母乳与牛乳成分比较见表 3-3。

表 3-3　母乳与牛乳成分比较

成分	母乳	牛乳
蛋白质	乳清蛋白为主，胃内形成乳凝块小，易消化吸收	酪蛋白多，胃内形成乳凝块大，不易消化吸收
脂肪	不饱和脂肪酸多，脂肪颗粒小，脂肪酶多，易消化吸收	不饱和脂肪酸少，脂肪颗粒大，脂肪酶少，不易消化吸收
糖	乙型乳糖为主，抑制大肠埃希菌生长，减少腹泻发生	甲型乳糖为主，促进大肠埃希菌生长，易发生腹泻
矿物质	钙、磷比例为 2 ∶ 1，钙吸收率高	钙、磷比例为 1.2 ∶ 1，钙吸收率低
免疫物质	含量多，如 SIgA、巨噬细胞、乳铁蛋白、溶菌酶、双歧因子等	含量少

考点　母乳与牛乳成分的区别

（2）全牛乳的家庭改造：通过稀释、加糖、煮沸的方法对鲜牛乳进行改造。稀释可降低牛乳中矿物质、蛋白质浓度，利于消化吸收、减轻肾脏负荷，出生后 1 ～ 2 周的新生儿可用 2 ∶ 1 乳（2 份鲜牛乳加 1 份水），以后逐渐过渡到 3 ∶ 1 乳或 4 ∶ 1 乳，满月后即可用全乳；加糖可改变宏量营养素的比例，利于吸收，一般每 100ml 牛乳加 5 ～ 8g 糖；煮沸即用温火煮沸 3 ～ 4 分钟，既可灭菌，又可使蛋白质在胃中不易凝成大块，利于消化。

3. 羊乳　成分与牛乳相似，蛋白质在胃中形成的乳凝块细而软，脂肪颗粒与母乳接近，比牛乳易于消化。羊乳含叶酸量很低，长期单纯以羊乳喂养的婴儿可致营养性巨幼细胞性贫血。

考点 羊乳的缺点

（二）人工喂养的护理

1. 乳量摄入的估算　配方奶粉摄入量应按月龄估算。6 个月以内婴儿每日需要能量约 90kcal/kg，一般市售婴儿配方奶粉 100g 供能约 500kcal，故每日需婴儿配方奶粉约 18g/kg。按规定调配的配方奶可满足婴儿每日营养素、能量及液体总量需要。

2. 哺喂次数　由于牛乳在胃中排空时间较长，故两次喂奶间隔时间可略长，一般每 3 ～ 4 小时哺喂 1 次。

3. 哺喂方法

（1）选择合适的奶具：奶瓶以大口直立式玻璃制品最为合适；奶嘴的软硬度与奶嘴孔的大小要与月龄适宜，小婴儿奶嘴孔的大小以奶瓶倒置时奶液呈滴状连续滴出为宜。

（2）测试奶液温度：奶液的温度应与体温相似。哺喂前先将奶液滴在成人手腕掌侧测试温度，若无过热感即为温度适宜。

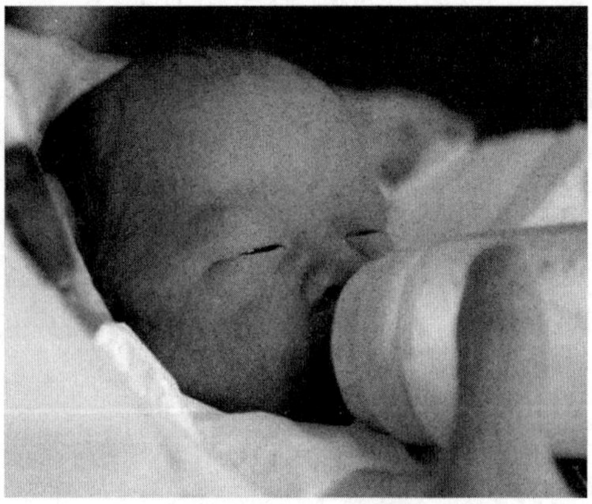

图 3-4　人工喂养法

（3）掌握正确的哺喂技巧：哺喂前先给婴儿更换尿布，洗净双手；哺喂时将婴儿抱起置于膝上，使其呈半卧位姿势（参照母乳喂养姿势图 3-1）；手持奶瓶呈倾斜位，使奶嘴及奶瓶前端充满乳汁（图 3-4），防止婴儿在吸奶的同时吸入空气；哺喂结束后，竖抱婴儿轻拍后背几分钟，使其将吞咽的空气排出，再将婴儿置于右侧卧位。

4. 注意事项　婴儿进食乳量存在个体差异，在初次配乳后，要观察婴儿食欲、体重及粪便性状，随时调整乳量；加强奶具卫生，每次配乳所用奶具等应洗净、消毒；尽量由母亲亲自哺喂，使母亲与婴儿经常接触与交流，促进婴儿的身心发展。

四、婴儿食物转换

随着生长发育的逐渐成熟，单纯乳类喂养已不能满足婴儿的需求，需要向固体食物转换。婴儿食物转换是让婴儿逐渐适应各种食物的味道，培养婴儿对其他食物的兴趣以及自行进食的能力和良好的饮食习惯，最终顺利地由进食乳类为主的食物过渡到进食固体食物为主的过程。

1. 转乳期食物引入的原则　引入食物的质和量应适合婴儿的消化能力，满足其生长需要，注意循序渐进。

（1）由少到多：如蛋黄从 1/4 逐渐增至 1 个，使婴儿有一个适应的过程。

（2）由稀到稠：如从米汤开始到稀粥，再逐渐到软饭。

（3）由细到粗：如蔬菜从菜汤到菜泥，再逐渐到碎菜。

（4）由一种到多种：每次添加一种转乳期食物，待习惯一种食物后再添加另一种。

（5）应在婴儿健康、消化功能正常时添加：炎热季节和婴儿患病时应暂停引入新食物。

2. 转乳期食物（辅助食品）　是除母乳或配方奶（动物乳）外，为过渡到成人固体食物所引入的富含能量和各种营养素的食物（表 3-4）。

表 3-4　转乳期食物的引入

月龄	食物性状	引入的食物	餐数		进食技能
			主餐	辅餐	
6 月龄	泥状食物	配方奶、含铁配方米粉、菜泥、水果泥	6 次奶（断夜间奶）	逐渐加至 1 次	用勺喂
7～9 月龄	末状食物	配方奶、粥、烂面、菜末、肉末、肝泥、蛋黄、豆腐、饼干、水果	4 次奶	1 餐饭 1 次水果	学用杯
10～12 月龄	碎食物	配方奶、软饭、面条、馒头、碎菜、碎肉、全蛋、豆制品、水果	3 次奶	2 餐饭 1 次水果	抓食，断奶瓶，自用勺

考点　食物转换的原则及顺序

第 3 节　幼 儿 膳 食

一、幼儿进食特点

1. 幼儿进食量相对减少　1 岁后小儿生长速度减慢，对能量的需求相对婴儿期减少，因此食欲有所下降，进食量减少。

2. 心理行为的改变　幼儿神经心理发育迅速，好奇心强，表现出探索性行为，进食时表现出强烈的自我进食及自主选择食物的欲望。应允许幼儿参与进食，满足其自我进食欲望，培养独立进食能力。

3. 家庭成员的影响　家庭成员进食行为和对食物的反应会影响幼儿进食，因此，家长应言传身教，不挑食、偏食、暴饮暴食，进食要定时、定量、细嚼慢咽，为培养幼儿良好的进食习惯做榜样。

4. 进食技能的培养　幼儿进食技能的发育状况与婴儿期的训练有关，错过训练吞咽、咀嚼的关键期，长期进食过细食物，会使幼儿不愿进食固体食物。

二、幼儿膳食安排

1. 供给充足的能量和蛋白质　蛋白质每日 40g 左右，其中优质蛋白（动物性蛋白质和豆类蛋白质）应占总蛋白的 1/2。蛋白质、脂类、糖类的产能之比为 10%～15%：30%～35%：50%～60%。

2. 食物种类多样化　供给肉、蛋、鱼、豆制品、水果、蔬菜。在荤素合理搭配的基础上，每日给予 400～500ml 乳类。

3. 合理烹调制作　烹调制作时应低盐，食物宜细、软、碎、烂，易于咀嚼和消化，且应注意色、香、味、形俱全，以增进幼儿食欲。

4. 饮食次数　每日 3 次正餐，加 1 ～ 2 次点心和（或）乳品。

考点 幼儿膳食中蛋白质、脂类、糖类的产能占总能量的百分比

自测题

A_1/A_2 型题

1. 小儿对能量的需要中，下列哪项为其所特有
   A. 基础代谢　B. 食物的热力作用
   C. 活动消耗　D. 生长发育所需
   E. 排泄消耗
2. 小儿能量需要最多的时期是
   A. 婴儿期　B. 幼儿期
   C. 学龄前期　D. 学龄期
   E. 青春期
3. 关于母乳成分正确的是
   A. 母乳含蛋白质多，尤其是酪蛋白明显高于牛乳
   B. 母乳虽不含脂肪酶，但因其脂肪颗粒小，所以易消化吸收
   C. 母乳中含丰富的维生素
   D. 母乳中含丰富的矿物质，钙、铁、锌含量高于牛乳
   E. 母乳中乳糖含量较高，且以乙型乳糖为主
4. 以下哪一项不属于初乳的特点
   A. 质稠而呈淡黄色　B. 含脂肪多
   C. 含蛋白质多　D. 含锌高
   E. 含牛磺酸比较多
5. 6 个月以上小儿添加辅食的原则，下列哪一项不正确
   A. 从粗到细　B. 从少到多
   C. 由稀到稠　D. 由一种到多种
   E. 患病期间不添加新的辅食
6. 婴儿，2 个月。母乳量少，若长期单纯以羊乳喂养，小儿可发生
   A. 佝偻病
   B. 营养不良
   C. 营养性缺铁性贫血
   D. 营养性巨幼细胞贫血
   E. 肥胖症

A_3/A_4 型题

（7 ～ 10 题共用题干）

弯弯，女性，生后 30 分钟，出生体重 3.0kg，身高 50cm，面色红润，哭声响亮。现母女健康状况良好，妈妈希望采取母乳喂养。

7. 该新生儿开奶的时间为
   A. 生后即可喂养　B. 1 小时内
   C. 2 小时内　D. 12 小时内
   E. 24 小时内
8. 母亲哺乳时体位宜取
   A. 右侧卧位　B. 左侧卧位
   C. 平卧位　D. 半卧位
   E. 坐位
9. 哺乳结束后，母亲应将婴儿竖直抱起，轻拍其背部，其目的是
   A. 避免哭闹　B. 促进消化和吸收
   C. 保持舒适　D. 防止溢乳
   E. 促进断乳
10. 哺乳结束后，应将小儿置于
    A. 左侧卧位　B. 右侧卧位
    C. 平卧位　D. 半卧位
    E. 坐位

（张晓燕）

第 4 章
儿童保健

第 1 节　各年龄期儿童保健

（一）胎儿期保健

胎儿的发育与孕母密切相关，胎儿期保健重点是孕母的保健。

1. 预防遗传性疾病、先天畸形　大力提倡和普及婚前遗传咨询，禁止近亲结婚；应避免接触放射线和铅、苯、汞、有机磷农药等化学毒物；对高危产妇，一旦出现异常情况，应及时就诊，必要时可终止妊娠。

2. 加强营养　胎儿的营养完全依靠母体，妊娠后期应加强铁、锌、钙、维生素 D 等重要营养素的补充。但要避免摄入过多导致胎儿体重过重。

3. 预防感染　孕期预防风疹病毒、巨细胞病毒、单纯疱疹病毒等引起的宫内感染；分娩时预防产道感染。

4. 预防孕期合并症　尽量避免早产、流产、异常分娩等发生，对高危孕妇加强管理。

5. 生活环境　给予良好的生活环境，注意劳逸结合，减轻心理压力。

考点 胎儿期保健的重点

（二）新生儿期保健

由于新生儿系统和器官发育不成熟，对外界适应能力差，新生儿期的发病率和死亡率极高，新生儿保健是儿童保健的重点。

1. 合理喂养　提倡母乳喂养，指导母亲正确的哺乳方法。按需喂哺，右侧卧位，防止溢乳。

2. 保暖　新生儿室内温湿度适宜，阳光充足，根据环境温度，增减衣被，保持新生儿体温恒定。防止发生寒冷损伤综合征或捂热综合征。

3. 日常护理　指导家长观察新生儿面色、呼吸、体温、精神状态、哭声和大小便等情况；脐带未脱落的应注意保持脐部清洁干燥；新生儿皮肤娇嫩，应保持皮肤清洁，避免损伤；衣物、尿布选择柔软、吸水性强、浅色的棉布为宜；勤换尿布，每次大便后用温开水清洗臀部，避免使用不透气的橡胶单或塑料布。

4. 预防疾病和意外　保持室内空气新鲜，应尽量避免过多外来人员的接触。注意脐部护理，预防感染。应按时接种卡介苗和乙肝疫苗。新生儿早期应进行听力、遗传代谢、内分泌疾病等的筛查。

5. 早期教育　新生儿的视觉、听觉、触觉已初步发展，父母应多与婴儿交流，抚摸有利于早期的情感交流。对新生儿说话，让新生儿听一些优美的音乐，促进新生儿智能发育。

考点 新生儿期保健的重点

（三）婴儿期保健

婴儿期是小儿生长发育的第一个高峰期，对能量和营养素的需要相对较多，但其消化功能尚未成熟，故易发生消化紊乱和营养缺乏性疾病。此期从母体获得的免疫物质逐渐减少，而自身的免疫功能尚未发育完善，故易患感染性疾病。此期的保健重点是合理喂养和预防感染。

1. 合理喂养　6个月以内婴儿应选择纯母乳喂养，6个月以上开始添加辅食时指导家长掌握食物转换的原则和方法。添加辅食开始，应训练婴儿用勺进食。7～8个月后学习用杯喝水或喝奶。9～10个月的婴儿有主动进食的愿望，可训练婴儿自己抓取食物。

2. 日常护理　保证充足的睡眠时间，养成良好的睡眠习惯。乳牙开始萌出，指导父母用软布清洁乳牙。进行空气浴、日光浴和主、被动体操有利于体格生长。

3. 预防疾病和意外　该时期应按计划免疫程序完成基础免疫，预防传染性疾病的发生。尽量避免到公共场所或人群拥挤的地方。定期对婴儿进行健康体检，注意筛查常见病多发病。预防异物吸入及窒息。

4. 早期教育　婴儿期是情感、视觉、听觉、语音发育的关键时期。及时满足婴儿的需要，使婴儿有安全感。给予各种感知觉的刺激，促进大脑发育。选择颜色鲜艳、带有声光的玩具刺激婴儿对外界的反应，经常对婴儿说话、唱歌，促进其视觉、听觉和语音的发育。

考点 婴儿期保健的重点

（四）幼儿期保健

幼儿期小儿体格发育较婴儿期减慢，但运动、语言、心理方面发育迅速，由于感知能力和自我意识的发展，对周围环境产生好奇、乐于模仿，幼儿期是社会心理发育最为迅速的时期。指导父母培养幼儿养成良好的生活习惯；重视与幼儿的语言交流，通过游戏、唱歌、讲故事等培养语言能力，开发幼儿想象能力、思维能力。幼儿期是最易发生意外和中毒的时期，指导父母预防意外事故和中毒的发生。合理喂养，防止出现生理性厌食，培养幼儿养成良好的进食习惯。

考点 幼儿期保健的重点

（五）学龄前期儿童保健

学龄前期儿童体格发育相对较慢，但智能发育加速，此期是个性、性格形成的关键时期。

在日常生活、游戏、学习过程中，有意识地培养儿童坚强的意志、克服困难的能力，使之具有良好的心理素质；应注意培养其学习习惯、想象与思维能力；进行视力、龋齿、缺铁性贫血等常见病的筛查与矫治；注重开展安全教育，采取相应的安全措施，预防交通事故、外伤、溺水、中毒等意外的发生。

（六）学龄期儿童保健

此期儿童求知欲强，是获取知识的最重要时期。除生殖系统外，各系统、器官发育接近成人。应提供适宜的学习条件，培养良好的学习习惯，并加强素质教育；应引导积极的体育锻炼，在增强体质同时也培养儿童的毅力和意志力；合理安排生活，供给充足的营养，预防屈光不正、龋齿等常见病的发生；学校和家庭及时向学龄期儿童宣传交通规则和意外事故的防范常识，减少意外事故的发生；学龄期儿童养成良好的生活习惯，保证充足的睡眠，适当参加一些课外活动，以陶冶情操，培养他们的社会适应能力。

（七）青春期保健

青春期是儿童生长发育的最后阶段，也是生长发育的第二个高峰期。此期保健重点是加强青春期心理、情绪及行为问题的教育和引导，进行法制教育，学习交通规则和意外伤害的防范知识。进行正确的性教育以使其在生理和心理上有正确的认识。养成健康的生活方式和培养良好的卫生习惯。防止自杀、离家出走、抑郁、焦虑、网瘾等最常见的心理行为问题的发生。

考点 青春期保健的重点

第 2 节　预 防 接 种

儿童免疫规划是根据儿童的免疫特点和传染病的疫情监测情况制订的免疫程序，是有目的、有计划地使用生物制品进行预防接种，以提高儿童的免疫力，达到预防、控制及消灭相应传染病的目的。

一、免 疫 方 式

1. 主动免疫　指给易感者接种特异性的抗原，使机体产生特异性的抗体，从而获得免疫力。主动免疫制剂接种后产生的抗体持续 1 ～ 5 年后逐渐减少，故要适时地安排加强免疫，巩固免疫效果。如卡介苗、麻疹疫苗、霍乱疫苗、百日咳疫苗、伤寒疫苗、乙肝疫苗等。

2. 被动免疫　指未接受过主动免疫的易感者在接触传染源之后，被给予相应的抗体，而立即获得免疫力。由于抗体在体内的时间很短（一般约 3 周），所以主要用于应急预防和治疗。如抗毒素、抗病毒血清、抗菌血清、丙种球蛋白、胎盘球蛋白等。

医者仁心

顾方舟——人民科学家

1955 年，一种传染性疾病在我国南通暴发了。患者多是 7 岁以下儿童，感染病毒后，会出现肢体残疾、瘫痪甚至死亡，这种疾病就是脊髓灰质炎，俗称“小儿麻痹症”。1957 年，中国医学科学院病毒所 31 岁的顾方舟临危受命，成为我国脊髓灰质炎疫苗研发生产的拓荒者。经过不懈努力，1959 年底，第一批减毒活疫苗诞生了。疫苗问世后他以身试药，义无反顾地喝下了一小瓶疫苗溶液，一周过去后，他安然无恙。2000 年，经世界卫生组织证实，中国成为无脊髓灰质炎国家。2019 年 9 月，顾方舟被授予“人民科学家”国家荣誉称号。

二、免疫规划程序

免疫规划程序是指对易感人群需要接种疫苗的种类、免疫起始月（年）龄、剂量和次数、接种间隔时间及有关要求做出的具体规定。国家免疫规划疫苗儿童免疫程序表（2021 年版）见表 4-1。

考点 儿童计划免疫程序疫苗、接种时间、接种方法

表 4-1 国家免疫规划疫苗儿童免疫程序表（2021 年版）

可预防疾病	疫苗种类	接种途径	剂量	英文缩写	接种年龄														
					出生时	1 月	2 月	3 月	4 月	5 月	6 月	8 月	9 月	18 月	2 岁	3 岁	4 岁	5 岁	6 岁
乙型病毒性肝炎	乙肝疫苗	肌内注射	10 或 20μg	HepB	1	2					3								
结核病[1]	卡介苗	皮内注射	0.1ml	BCG	1														
脊髓灰质炎	脊灰灭活疫苗	肌内注射	0.5ml	IPV			1	2											
	脊灰减毒活疫苗	口服	1 粒或 2 滴	bOPV					3								4		
百日咳、白喉、破伤风	百白破疫苗	肌内注射	0.5ml	DTaP				1	2	3				4					
	白破疫苗	肌内注射	0.5ml	DT															5
麻疹、风疹、流行性腮腺炎	麻腮风疫苗	皮下注射	0.5ml	MMR								1		2					
流行性乙型脑炎[2]	乙脑减毒活疫苗	皮下注射	0.5ml	JE-L								1			2				
	乙脑灭活疫苗	肌内注射	0.5ml	JE-I								1、2			3				4
流行性脑脊髓膜炎	A 群流脑多糖疫苗	皮下注射	0.5ml	MPSV-A							1		2						
	A 群 C 群流脑多糖疫苗	皮下注射	0.5ml	MPSV-AC												3			4
甲型病毒性肝炎[3]	甲肝减毒活疫苗	皮下注射	0.5 或 1.0ml	HepA-L										1					
	甲肝灭活疫苗	肌内注射	0.5ml	HepA-I										1	2				

注：1. 主要指结核性脑膜炎、粟粒性肺结核等。

2. 选择乙脑减毒活疫苗接种时，采用两剂次接种程序。选择乙脑灭活疫苗接种时，采用四剂次接种程序；乙脑灭活疫苗第 1，2 剂间隔 7 ～ 10 天。

3. 选择甲肝减毒活疫苗接种时，采用一剂次接种程序。选择甲肝灭活疫苗接种时，采用两剂次接种程序。

三、预防接种注意事项

1. 环境准备　接种场所室内宽敞清洁、光线明亮、通风保暖；接种用品及急救药品摆放有序。

2. 接种前准备　仔细解释，消除恐惧和紧张心理，取得儿童及家长的合作，接种不宜在空腹、疲劳时进行。

3. 严格查对

（1）接种工作人员应查验儿童预防接种证、卡，核对受种者姓名、性别，出生年、月、日及接种记录，确认是否为本次受种对象。

（2）核对接种疫苗的品种，检查疫苗外观质量。凡过期、变色、污染、发霉、有摇不散凝块或异物，无标签或标签不清，安瓿有裂纹的疫苗一律不得使用。

4. 接种要求

（1）确定接种部位时要避开瘢痕、炎症、硬结和皮肤病变处。

（2）用灭菌镊子夹取75%乙醇棉球或用无菌棉签蘸75%乙醇，由内向外螺旋式对接种部位皮肤进行消毒，涂擦直径≥5cm，待晾干后立即接种。禁用2%碘酊进行皮肤消毒。

（3）安瓿启开后，未用完的疫苗盖上无菌干棉球冷藏。活疫苗超过半小时、灭活疫苗超过1小时未用完，应将疫苗废弃。

5. 严格执行免疫规划程序　严格按免疫规划程序和《预防接种工作规范》的要求实施接种。

6. 严格掌握禁忌证　接种前详细询问病史，进行体格检查，了解小儿有无接种禁忌证：

（1）免疫功能缺陷者、患有自身免疫性疾病、正在接受免疫抑制剂治疗者。

（2）患有急性、慢性严重疾病者，如严重心肾疾病、重症营养不良、严重神经系统疾病等。

（3）患有急性传染病、结核病、肝炎，有急性传染病接触史未过检疫期者。

（4）有明显过敏史患者，如哮喘，鸡蛋、牛奶过敏者，严重湿疹等。

（5）近一个月使用过丙种球蛋白者，不能接种活疫苗。每种疫苗都有其特殊禁忌证，需严格按照使用说明执行。

7. 其他　2个月以上婴儿接种卡介苗前应做结核菌素试验（PPD试验），阴性者才能接种；脊髓灰质炎减毒活疫苗冷开水送服，服用后1小时内禁热饮。

8. 告知家长或监护人，受种者在接种后留在接种现场观察30分钟。如出现预防接种异常反应，及时处理和报告。

考点 预防接种禁忌证、注意事项

四、预防接种后的反应及处理

疫苗接种可刺激人体免疫系统产生对特定疾病的保护性抗体，也可产生一些不良反应。

1. 一般反应及处理　在预防接种后发生的，由疫苗本身所固有的特性引起的，对机体只会造成一过性生理功能障碍的反应。

（1）全身反应：疫苗接种后有时会出现发热，部分受种者可能伴有头痛、畏寒、乏力和胃肠道症状等。受种者发热在≤37.5℃时，应加强观察，适当休息，多饮水，防止继发其他疾病；受种者发热＞37.5℃或≤37.5℃并伴有其他全身症状、异常哭闹等情况，应及时到医院诊治。

（2）局部反应：接种部位出现红肿、疼痛，一般24～48小时逐步消退。红肿直径和硬结＜15mm的局部反应，一般不需任何处理。红肿直径和硬结在15～30mm的局部反应，可用干净的毛巾先冷敷，出现硬结者可热敷，每日数次，每次10～15分钟。红肿和硬结直径≥30mm的局部反应，应及时到医院就诊。卡介苗注射部位的局部反应不能热敷；接种卡介苗2周左右，可在局部形成瘢痕（卡疤）。

2. 常见的异常反应及处理

（1）过敏反应：是最常见的预防接种异常反应，重者救治不及时或措施不当可危及生命。如过敏性休克、过敏性皮疹等。应及时给予肾上腺素治疗、抗过敏治疗，同时卧床休息、注意保暖，根据情况进行对症治疗。

（2）无菌性脓肿：接种部位出现大小不等的硬结、肿胀、疼痛。轻者用热毛巾热敷，未破溃前可用消毒注射器抽出脓液，已破溃者则需切开排脓，继发细菌感染加用抗生素等药物治疗。

（3）热性惊厥：先发热，后有惊厥，体温一般在39℃以上。主要临床处理措施是降温（可用物理降温和药物退热）、止痉，静卧休息，保持呼吸道通畅，必要时给氧。

考点 区别一般反应与异常反应，处理方法

自测题

A_1/A_2 型题

1. 新生儿期应接种的疫苗是
   A. 麻疹减毒活疫苗
   B. 破伤风抗毒素
   C. 卡介苗
   D. 乙脑疫苗
   E. 百白破三联疫苗

2. 满8个月时，小儿应接种的疫苗是
   A. 卡介苗
   B. 脊髓灰质炎减毒活疫苗糖丸
   C. 麻腮风疫苗
   D. 百白破三联混合制剂
   E. 乙型肝炎疫苗

（田　洁　张丽琴）

第5章
住院患儿的护理

第1节　儿科医疗机构组织特点

目前我国的儿科医疗机构有三种形式：儿童医院、妇幼保健院及综合医院中的儿科。其中以儿童医院设置最为齐全，包括儿科门诊、儿科急诊及儿科病房等。

一、儿科门诊

（一）儿科门诊设施及特点

儿科门诊设有预诊处、挂号处、体温测量处、候诊处、诊察室、治疗室、化验室等。根据医疗机构的规模，以上设置可增减合并。由于就诊对象的特殊性，场所的设置具有儿科的独特性。室内装饰和摆设尽可能贴近生活，如墙面可用淡粉色或淡蓝色的涂料粉刷，可配备一些玩具等，以减轻患儿的陌生感及恐惧感，缓解不安情绪。

1. 预诊处　是儿童医疗机构特有的部门，预诊主要目的是早期检出传染病，防止交叉感染；区分病情轻重缓急，根据病情安排优先就诊，为抢救赢得时间；协助患儿家长选择适合的就诊科室，节省就诊时间。

预诊处设在儿科门诊入口处或在医院内距大门最近处。预诊处设有两个出口，分别通向候诊室和隔离室。预诊人员主要通过望诊、问诊及简单的体检，在短时间内做出判断将患儿分诊到适合的科室。一旦遇到急需抢救的危重患儿，预诊护士应立即护送至抢救地点。预诊人员要求经验丰富、责任心强、决断能力强、动作敏捷。

2. 挂号处　小儿经过预诊后挂号就诊。

3. 体温测量处　发热患儿在就诊前测量体温，如体温超过38.5℃，应先给予降温，以防高热惊厥。

4. 候诊处　应整洁宽敞、空气流通，应设有换尿布、包裹之用的台面，有足够的候诊椅，提供冷、热水，消毒水杯等。可设供患儿娱乐的场地及玩具，可设宣传栏或通过电视进行儿科健康教育。

5. 诊察室　可设有多个单间诊室，以免因小儿哭闹而相互干扰。内设诊察床、桌、椅、诊察用具及洗手设备。

6. 化验室　应设在诊察室附近，便于患儿就近进行检查。

7. 治疗室　备有各种治疗所需的器械设备及药品，可进行常规治疗，如各种注射、穿刺等。

8. 其他　药房、收费处、饮水处、厕所等。

考点 儿科预诊目的

（二）儿科门诊的护理管理

儿科门诊的特点是患儿及陪伴家属较多，门诊人员流动量大，并且家长的焦急程度大于其他科别的就诊人员，护士应做好组织及解释工作。

1. 保证就诊秩序有条不紊　安排专门人员进行初步分诊，做就诊前的准备、诊察中的协助及诊疗后的解释工作。

2. 密切观察病情　小儿病情变化快，在预诊及诊治过程中，护士应经常巡视患儿，一旦发生紧急状况，应及时进行抢救。

3. 预防院内感染　严格执行消毒隔离制度，严格遵守无菌技术操作规程，发现传染病可疑征象要及时给予处理。

4. 杜绝差错事故　严格执行核对制度，进行给药、注射等操作时应认真、仔细。

5. 健康教育　积极向家长进行小儿生长发育、合理喂养及常见病的预防和早期发现等知识的宣教；了解慢性病患儿平时用药、营养、生长发育等情况，给予家长正确的指导。

二、儿科急诊

小儿起病急、来势凶、变化快，突发情况多，一旦出现危险情况，危重患儿的就诊顺序应特殊安排，急诊医护人员可按"先抢救、后挂号，先用药、后交费"的原则及时进行抢救。儿科急诊一般设有诊察室、抢救室、观察室、治疗室、隔离室等。

（一）儿科急诊设施及特点

1. 抢救室　内设病床 2 ～ 3 张，配有适合不同年龄段患儿的抢救设备及药品，如不同规格的气管插管用具、吸引装置、雾化吸入器、洗胃用具等，以及必要的治疗用具，如各种无菌包等，以满足抢救危重患儿的需要。

2. 观察室　设有病床及一般抢救设备，如供氧和吸引装置等，如有条件可装备监护仪器、远红外线辐射床等，备有各种医疗文件，如医嘱本、护理记录单等。

3. 治疗室　设有治疗床、药品柜、各种注射用具及护理用具等。

4. 小手术室　除一般手术室的基本设备外，应准备清创缝合小手术、大面积烧伤的初步处理、骨折固定等器械用具及抢救药品。

（二）儿科急诊的护理管理

1. 重视急诊抢救的五要素　人、医疗技术、药品、仪器设备和时间是急诊急救的五要素，其中人起主要作用。急诊护士应有高度的责任心、娴熟的操作技术、敏锐的观察力、较强的组织和处理能力。此外，药品种类齐全、仪器设备先进、时间争分夺秒都是保证抢救成功缺一不可的重要环节。

2. 执行急诊岗位责任制度　分工明确，各司其职，坚守岗位，随时做好抢救准备。

3. 执行急诊抢救护理常规　掌握儿科常见疾病的抢救程序、护理要点，提高抢救效率。

4. 加强急诊文件管理　应有完整的病历材料，记录患儿就诊时间、一般情况、诊治过程等。抢救过程中遇到口头医嘱，需当面复述确保无误后执行，再及时补记于病历上。

三、儿科病房

儿科病房要根据小儿的年龄、病种和身心特点合理安排。

（一）儿科病房设施及特点

1. 普通病房　设有病室、护士站、治疗室、值班室、配膳（乳）室、游戏室、卫生间等。窗外设有护栏；病床两侧设有床栏；病室之间采用玻璃隔断，是儿科病房特有的设置，以使医护人员观察及隔离；新生儿病房配备婴儿沐浴设施等。病区内具有儿科特色的设置是游戏室，室内应宽敞明亮，地面采用木板或塑料等防滑材料，提供适合不同年龄小儿的玩具及设备，定时开放。卫生间、浴室的各种设施应适合小儿年龄及身高特点，门不可加锁，注意防止发生意外。配膳（乳）室宜设在病房入口处，以便于配膳员将备好的食品送入病房，室内设有配乳用具、消毒设备、冰箱及分发膳食用的餐车等。

2. 重症监护室　室内设有各种抢救设备及监护设备，监护室应与普通病房、手术室、产房邻近，以便抢救和转运。为体现人文关怀，促进护患沟通，可在监护室内设置监控器材，满足家长对患儿的探视需求。

（二）儿科病房的护理管理

1. 环境管理　病房环境要适合小儿心理、生理特点，可张贴动物形象卡通画，窗帘及患儿被服颜色鲜艳、图案活泼，把患儿喜爱的玩具或物品放在床旁。新生儿适宜的室温为22～24℃、年长儿为18～20℃，相对湿度为55%～65%。

2. 生活管理　根据患儿年龄、生活习惯及病情合理安排饮食和休息。6～7岁之前患儿因与父母分离、对住院环境不熟悉、生活不习惯而缺乏安全感，对住院的主要反应是分离性焦虑，如有部分小儿出现了尿床、吸吮手指等退化性行为，因此应鼓励父母陪伴、照顾患儿并参与治疗与护理计划，尽量固定护士对患儿进行连续性的、全面的护理。

3. 安全管理　防止跌伤、烫伤，防止误饮误服。病房内特殊情况下使用的消防、照明器材，应有固定的位置，安全出口要保持通畅。

4. 感染控制　严格执行清洁、消毒、隔离、探视制度。病室定时通风和消毒。加强健康教育，提高患儿自我保护意识。

第2节　住院患儿及其家庭的心理护理

小儿患病后躯体上的痛苦，住院后陌生环境、各种检查及治疗都会使小儿产生恐惧、焦虑等心理反应，而小儿神经系统发育尚未完善，心理发育不成熟，对心理压力的应对能力较差。同时，患儿的家庭也承受着对孩子患病的内疚、对病情恢复的焦虑及经济方面的压力。因此，作为护士应全面分析、了解患儿及其家庭对疾病及住院的心理反应，做好心理护理。

一、住院患儿心理护理

不同年龄阶段小儿对患病住院有着不同的心理反应，护士应提供有针对性的心理护理，使其获得情感上的满足，消除或减轻患儿的焦虑反应。

（一）住院婴儿的心理反应及护理

1. 心理反应　6个月以内的患儿，如能满足其生理需要就能安静，即使与母亲分离，焦虑也不明显。但因住院婴儿与母亲建立的信任感被中断，感知觉和运动发育将受到一定的影响。6个月后的婴儿一般能辨认熟人和陌生人的面孔，对母亲或抚育者的依恋性越来越强，表现出分离性焦虑，表现为住院后反应强烈，哭闹不止，拒绝陌生人等，如长期住院可表现为沉默、退化现象、对周围事物不感兴趣等。

2. 护理要点　满足患儿的生理需求，多拥抱、抚摸、亲近患儿，提供适当的颜色、声音等进行有益的感知觉刺激，帮助患儿进行全身或局部的动作训练，维持患儿正常发育。尽量固定护士，提供整体而连续的护理，以满足患儿情感及其他方面的需要；保持患儿住院前的习惯，从而减轻分离性焦虑。

（二）住院幼儿的心理反应及护理

1. 心理反应　幼儿住院后的心理反应较婴儿更为强烈，如住院后父母不能陪伴，患儿会认为是对自己的惩罚，担心自己遭到抛弃而产生分离性焦虑；对医院环境、生活不熟悉，担心自身安全；由于受语言表达及理解能力的限制，入院后在与医护人员的沟通上存在一定困难，感到苦恼；对限制其活动产生不满，拒绝接触医护人员。随着住院时间的推移，患儿有可能逐渐形成孤独、胆怯、焦躁及反抗等不良情绪，此期分离性焦虑最为明显。具体表现分为三个阶段。①反抗期：表现为哭叫，使用打、踢、咬等攻击性行为，寻找父母，拒绝医护人员的安慰与照顾。②失望期：抗议无效后表现为情绪抑郁，对周围事物不感兴趣，可有逃避压力的退行性行为，如吸吮拇指、尿床等。③否认期：住院时间长的患儿可进入此阶段，即逐渐把真实情感压抑下来，克制自己的情绪，表现出乐于接受医护人员的照顾等假象；故意无视父母的探视与离开。此期患儿实际上并未获得心理及情感上的满足，只是忍耐及接受，此阶段对于小儿以后的身心发展是极为不利的，甚至将产生不可逆转的永久性影响。

2. 护理要点　以患儿能够理解的语言，运用沟通技巧，对患儿进行关心爱护。了解患儿表达需要的特殊方式，护士应适度应用非语言沟通方式，如表情、动作、态度等，使其获得情感上的满足，缓解焦虑情绪。对患儿出现的哭闹、反抗等行为予以理解，允许其发泄不满。当患儿出现退化现象时，切不可当众指责，应给予抚摸、拥抱，以温和的态度帮助患儿疏导其内心的郁闷，激发其情绪的释放，帮助其恢复健康。

（三）住院学龄前期小儿的心理反应及护理

1. 心理反应　此期患儿开始对疾病有所认识，但仍会出现分离性焦虑，因智能进一步发展，情绪表达较温和，常常自己悄悄哭泣或产生睡眠障碍等，或者把情绪和注意力更多地转移到看书、游戏等活动中，来调节自己的行为。此阶段患儿有恐惧心理，惧怕疾病及治疗破坏了自身的完整性。

2. 护理要点　护士应关心、爱护、尊重患儿，用患儿易理解的语言向其解释住院的原因及治疗的必要性，让患儿明白住院不会对自己及身体造成伤害，取得患儿心理上的认同与信任。密切观察患儿的反应，及时发现患儿隐藏的不良心理情绪并加以排解。向患儿介绍病区的小病友，鼓励患儿参与力所能及的活动及自我护理，以分散患儿注意力，克服恐惧心理，尽量使患儿表达情感、发泄恐惧和焦虑情绪，以树立其战胜疾病的自信心。

（四）住院学龄期小儿的心理反应及护理

1. 心理反应　住院后患儿脱离集体孤立无援，会想念学校生活及关系密切的同学，担心学习成绩落后而产生焦虑；害怕生疏的环境，独立性及自尊心强烈，有自己的主见，不愿向医护人员寻求帮助，以示自己成熟，有可能隐瞒或否认自己的症状；对疾病缺乏了解而忧虑自己会残疾或死亡，因害羞而不配合体格检查；对于自己给家庭造成的生活及经济上的压力感到内疚和自责。学龄期患儿的心理活动很多，但表现常隐匿，常做出若无其事的样子来掩盖内心的恐慌。

2. 护理要点　向患儿讲解有关病情、治疗和住院的目的，消除患儿的焦虑，取得患儿的信任。协助患儿与老师、同学联系，允许他们来院探视，交流学习进展情况，帮助患儿继续学习。进行各项检查及操作时，要做好解释工作，采取必要的措施维护患儿的自尊。

二、住院患儿家庭的心理护理

小儿患病住院家长往往会产生内疚、焦虑等心理反应，同时住院需要家长的陪伴，打破了家庭原有的生活秩序，如患儿病情较重，对家庭成员的心理刺激更大，及时给予有效的心理支持，可以使患儿住院对家庭成员产生的影响降到最低。

1. 心理反应　①自责与内疚：往往认为小儿患病是自己的疏忽和责任，尤其是因护理不当或对疾病不够重视使病情加重。②否认与质疑：小儿患病后，家庭处于震惊和慌乱之中，如果患儿病情较为严重，家长往往对诊断提出疑问甚至要求重新诊断。③苦恼与抱怨：因昂贵的医疗费、家庭正常生活和工作秩序被打乱而苦恼和抱怨。④焦虑与恐惧：因患儿病情的变化、预后的不确定性及不了解疾病相关知识和不知如何照顾患儿而产生焦虑、恐惧心理。

2. 护理要点　介绍患儿所患疾病的相关知识、病情的进展、治疗方案等，与家庭成员加强沟通，树立信心，充分理解家长的期待心情，为患儿家长提供情感的支持。在进行各种操作前做好解释工作，使其有充分的心理准备，积极配合，确保医疗护理工作顺利进行。为患儿家长提供有效的健康指导，使患儿家长掌握科学正确的护理方法。如病情允许，可安排探视，减少他们对患儿的思念与担心。

第 3 节　小儿用药的护理

药物治疗是小儿综合治疗的重要组成部分，及时、合理地用药可以促进患儿疾病的康复，但也可产生不良反应等。而且小儿有许多和成人不同的解剖生理特点，且病情多变，故对小儿用药必须慎重、准确、针对性强，做到合理用药，以达到最佳的治疗效果。

一、小儿药物治疗特点

由于药物在体内的分布受体液的 pH、细胞膜的通透性、药物与蛋白质的结合程度、药物在肝脏内的代谢和肾脏排泄等因素的影响，小儿时期的药物治疗具有以下特点。

1. 肝肾对药物的代谢及解毒功能较差　小儿肝脏的解毒功能尚未发育成熟，尤其是新生儿及早产儿，可影响药物的代谢，加大药物的血药浓度及毒、副作用。如氯霉素在体内需与肝内葡萄糖醛酸结合后排出，而生后1周内的新生儿及早产儿，因葡糖醛酸含量不足，故应用不当可导致氯霉素中毒，产生“灰婴综合征”。由于小儿肾脏排泄功能发育不成熟，药物及其代谢产物在体内滞留时间延长，增加了药物的毒、副作用，如巴比妥类、庆大霉素等药物。

2. 药物易通过血－脑屏障到达神经中枢　药物进入小儿体内后，与血浆蛋白结合较少，游离药物浓度比较高，透过血－脑屏障易引起中枢神经系统症状，故使用中枢神经系统药物应慎重。小儿对阿片类药物（如可待因、吗啡）较敏感，易产生呼吸中枢抑制，故婴幼儿禁用。

3. 小儿对药物的反应因年龄而异　小儿不同年龄阶段，对药物的反应也不一样。3个月以内的婴儿慎用退热剂，可使小婴儿出现虚脱；8岁内的儿童服用四环素易引起黄斑牙（四环素牙）；有些外用药如萘甲唑啉（滴鼻净）用于治疗婴儿鼻炎，可引起昏迷、呼吸暂停；巴比妥类药物在幼儿脑中浓度明显高于年长儿。

4. 受母亲的用药影响　孕妇用药时，药物可通过胎盘屏障进入胎儿体内，对胎儿的影响与胎龄（孕周）及其成熟度有关。用药剂量越大、时间越长，越易通过胎盘的药物，到达胎儿的血药浓度亦越高、越持久，影响亦越大。如孕妇临产前用吗啡、哌替啶等镇痛剂或麻醉剂，会导致新生儿呼吸中枢受到抑制；乳母应慎用苯巴比妥、地西泮、阿托品，禁用放射性药物、抗癌药、抗甲状腺激素等药物。

5. 先天遗传因素的影响　要考虑家族中有遗传性疾病史的患儿对某些药物的先天性异常反应；对家族中有药物过敏史者要慎用某些药物。

二、小儿药物选择

小儿用药应根据小儿的年龄、病情、个体情况及药物的特殊反应慎重选择，注意药物的配伍禁忌。

1. 抗生素　小儿容易患感染性疾病，故常用抗生素等抗感染药物。儿科工作者既要掌握抗生素的药理作用和用药指征，又要重视其毒、副作用。对个体而言，除抗生素本身的毒、副作用外，过量使用抗生素还容易引起其肠道菌群失衡，使体内微生态紊乱，引起真菌或耐药菌感染；对群体和社会来讲，广泛、长时间地滥用广谱抗生素，容易对药物产生耐受，进而对人们的健康产生极为有害的影响。因此，临床应用某些抗生素时必须注意其毒、副作用，如肾毒性、对造血功能的抑制作用等。另外，抗生素对病毒感染是无效的，勿使用抗生素进行预防。

2. 肾上腺皮质激素　短疗程常用于治疗过敏性疾病、重症感染性疾病等；长疗程则用于治疗肾病综合征、某些血液病、自身免疫性疾病等。哮喘、某些皮肤病则提倡局部用药。在使用中必须重视其副作用。水痘患儿禁用糖皮质激素，以免加重病情。

3. 退热药　发热是机体的防御性反应，不宜随便退热，一般体温达38.5℃以上者才需要退热，并且婴幼儿首选物理降温，效果不佳者采用药物降温。常用的药物有对乙酰氨基酚和布洛芬，剂量不宜过大，可反复使用。婴儿不宜使用阿司匹林，以免发生瑞氏综合征。

4. 镇静止惊药　在患儿高热、烦躁不安、剧咳不止等情况下可考虑给予镇静药。发生惊厥时可用苯巴比妥、水合氯醛、地西泮等镇静止惊药。

5. 镇咳止喘药　婴幼儿一般不用镇咳药，咳嗽伴咳痰困难，则应使用祛痰药口服或雾化吸入稀释分泌物，配合体位引流进行排痰慎用镇咳药，以免痰液排出不畅，阻塞呼吸道，加重呼吸困难、缺氧，甚至引起窒息。

6. 止泻药与泻药　对腹泻患儿慎用止泻药，除用口服补液疗法防治脱水和电解质紊乱外，可适当使用保护肠黏膜的药物，或辅以含双歧杆菌或乳酸杆菌的制剂以调节肠道的微生态环境。小儿便秘一般不用泻药，多采用调整饮食和松软大便的通便法。

7. 乳母用药　阿托品、苯巴比妥、水杨酸盐等药物可经母乳影响哺乳婴儿，应慎用。

8. 新生儿、早产儿用药　幼小婴儿的肝、肾等代谢功能均不成熟，不少药物易产生毒副作用，如磺胺类药、维生素 K_3 可引起高胆红素血症，氯霉素可引起“灰婴综合征”等，故应慎重。

三、小儿给药方法

根据年龄、疾病及病情选择合适的给药途径、药物剂型和用药次数，以保证药效和尽量减少对患儿的不良影响。在选择给药途径时，尽量选用患儿和家长可以接受的方式给药。

1. 口服法　是临床普遍使用的给药方法，对患儿身心的影响较小，只要条件许可，尽量采用口服给药。幼儿以服用糖浆、水剂、冲剂等较合适，也可将药片捣碎后加糖水吞服，年长儿可用片剂或药丸。小婴儿喂药时最好将小儿抱起或头略抬高，以免呛咳时将药吐出。病情需要时可采用鼻饲给药。婴儿喂药应在喂奶前或两次喂奶间进行，以免因服药时呕吐而将奶吐出引起误吸。药物也不要混入奶中哺喂。

2. 注射法　注射法比口服法起效快，但对小儿刺激大，肌内注射次数过多还可造成臀肌挛缩，影响下肢功能，故非病情必需，否则不宜采用。肌内注射部位多选择臀大肌外上方，对不合作、哭闹挣扎的婴幼儿采取“三快”（进针、注药及拔针均快）的注射技术，防止发生意外。静脉推注多用于抢救时；静脉滴注应根据年龄大小、病情严重程度控制滴速。

3. 外用法　外用药剂型较多，但以软膏为多，也可用水剂、混悬剂、粉剂等。要注意防止小儿用手抓摸药物，误入眼、口引起意外。

4. 其他方法　雾化吸入常用；灌肠法小儿采用不多，可用缓释栓剂；含剂、漱剂很少用于低龄儿，年长儿可采用。

四、小儿药物剂量计算

小儿用药剂量较成人更需准确。可按以下方法计算。

1. 按体重计算　是最常用、最基本的计算方法，可算出每日或每次需用量。计算公式为：

每日（次）剂量 = 患儿体重（kg）× 每日（次）每千克体重所需药量

患儿体重应以实际测得值为准。年长儿按体重计算，如已超过成人量，则以成人量为上限。

2. 按体表面积计算　此法较按年龄、体重计算更为准确，因其与基础代谢、肾小球滤过率等生理活动的关系更为密切。计算公式为：

每日（次）剂量 = 每日（次）每平方米体表面积所需药量 × 患儿体表面积（m^2）

链接

体表面积的计算公式

体重＜ 30kg 的体表面积（m^2）= 体重（kg）×0.035+0.1

体重＞ 30kg 的小儿体表面积（m^2）=[体重（kg）−30]×0.02+1.05

3. 按年龄计算　剂量幅度大、不需十分精确的药物，如营养类药物、止咳药等可按年龄计算，比较简单易行。

4. 按成人剂量折算　小儿剂量 = 成人剂量 × 小儿体重（kg）/50，此法仅用于未提供小儿剂量的药物，所得剂量一般都偏小，故不常用。

自 测 题

A_1/A_2 型题

1. 患儿，男性，2 岁，住院后出现吸吮手指、尿床等行为，说明患儿
   A. 与父母分离时出现的正常表现
   B. 不适应
   C. 没有安全感
   D. 发育晚
   E. 与父母分离出现的退化性行为

（张丽琴）

第6章 营养障碍疾病患儿的护理

第1节 蛋白质－能量营养不良

案例 6-1

陈女士的儿子，2岁。平素体弱，反复呼吸道感染，体重8kg，消瘦，面色苍白，皮肤弹性差，四肢、面部皮下脂肪减少，腹部皮褶的厚度为0.3cm，肌肉松弛，精神、食欲差。临床诊断：蛋白质－能量营养不良。

问题： 1. 该患儿最主要的护理诊断是什么？

2. 该患儿属于哪种程度的营养不良？

一、概　　述

蛋白质－能量营养不良是由各种原因引起的蛋白质和（或）能量长期摄入不足或消耗增多而导致的营养缺乏性疾病。多见于3岁以下婴幼儿。临床特征为体重减轻、皮下脂肪减少和皮下水肿，常伴有各器官系统不同程度的功能紊乱。临床上可分为消瘦型（以能量严重不足为主）、水肿型（以蛋白质严重缺乏为主）和消瘦－水肿型（介于消瘦型和水肿型之间）。我国小儿以消瘦型营养不良多见。

（一）病因

1. 长期摄入不足　喂养不当是导致我国小儿营养不良的最主要原因，如母乳不足而未及时添加其他乳品；奶粉配制过稀；突然停奶而未及时添加辅食；长期以淀粉类食品（粥、米粉等）喂养；年长儿不良的饮食习惯（挑食、偏食、不吃早餐、吃零食过多）等。

2. 消化吸收障碍　消化系统解剖或功能上异常，如唇裂、腭裂、幽门梗阻、迁延性腹泻、过敏性肠炎等均可影响食物的消化和吸收。

3. 需要量增加　小儿生长发育过快、早产、双胎及传染病（如麻疹、肝炎、结核）后的恢复期等，因需要量增多而造成相对不足。

4. 消耗量过大　糖尿病、大量蛋白尿、长期发热、甲状腺功能亢进、恶性肿瘤等均可使蛋白质消耗或丢失增多。

考点 导致营养不良的主要原因

（二）病理生理

由于长期热能摄入不足，皮下脂肪薄散热快，血糖降低，氧耗量低、脉率和周围循环血量减少等，体温偏低。蛋白质摄入不足或丢失过多，使机体处于负氮平衡；当血清总蛋白

＜40g/L、白蛋白＜20g/L时，可出现低蛋白性水肿。能量摄入不足时，机体动员脂肪大量消耗，故血清胆固醇浓度下降；当体内脂肪消耗过多超过肝脏的代谢能力时可造成肝脏脂肪浸润及变性。由于摄入不足和消耗增多，致糖原不足和血糖偏低，轻度时症状并不明显，重者可引起低血糖昏迷甚至猝死。消化液和酶分泌减少，酶活性降低，导致小儿食欲下降并可影响各种营养素的消化吸收。免疫功能低下，容易并发各种感染。

二、护理评估

（一）健康史

了解患儿的喂养史、患病史及生长发育史。注意是否存在母乳不足、喂养不当以及不良的饮食习惯；是否有消化系统解剖或功能上的异常；是否为早产、双胎及多胎等。

（二）身体状况

体重不增是营养不良的早期表现。随着营养不良加重，体重逐渐下降，皮下脂肪逐渐减少以至于消失。皮下脂肪层厚度是判断营养不良程度的重要指标之一。全身各部位皮下脂肪消减的顺序首先是腹部，其次为躯干、臀部、四肢，最后为面颊。营养不良初期身高并无影响，但随着病情加重，身高亦低于正常。重度营养不良患儿，皮下脂肪消失，额部出现皱纹，呈老人貌；食欲低下，腹泻、便秘交替；体温偏低；脉细无力等。蛋白质严重缺乏时，可有凹陷性水肿。临床上根据各种症状的程度，将营养不良分为三度（表6-1）。

表6-1 婴幼儿不同程度营养不良的特点

	营养不良程度		
	轻度（Ⅰ度）	中度（Ⅱ度）	重度（Ⅲ度）
体重低于正常均值	15%～25%	25%～40%	40%以上
腹部皮下脂肪厚度	0.4～0.8cm	＜0.4cm	消失
身长（高）	正常	低于正常	明显低于正常
消瘦	不明显	明显	皮包骨样
皮肤	正常，稍苍白	干燥、苍白、弹性差	明显苍白、弹性消失、可出现瘀点
肌张力	基本正常	降低、肌肉松弛	低下、肌肉萎缩
精神状态	正常	烦躁不安	萎靡、呆滞、烦躁与抑制交替

考点 营养不良的临床表现；婴幼儿不同程度营养不良的特点

根据患儿体重及身长（高）减少情况，5岁以下小儿营养不良可分为以下三型。

1. 体重低下型　体重低于同年龄、同性别参照人群值的均值减2个标准差。此项指标主要反映患儿有急性或慢性营养不良。

2. 生长迟缓型　身长（高）低于同年龄、同性别参照人群值的均值减2个标准差。此项指标主要反映患儿慢性长期营养不良。

3. 消瘦型　体重低于同性别、同身长（高）参照人群值的均值减2个标准差。此项指标主要反映患儿近期、急性营养不良。

营养不良常见并发症有营养性贫血，以营养性缺铁性贫血最常见；多种维生素缺乏，以维生素 A 缺乏最常见，如出现眼干燥症、口腔炎等；微量元素缺乏，以锌缺乏最常见；由于免疫功能低下，易患各种感染性疾病，如上呼吸道感染、支气管肺炎、腹泻等；还可并发自发性低血糖，若不及时诊治，可致死亡。

考点 营养不良常见的并发症

（三）心理 – 社会状况

家长因不了解营养不良的病程和病情而产生焦虑。同时喂养不当或强迫小儿进食造成的畏食性营养不良者，父母感觉无能为力。经济条件差的地区或家庭，因无力购买小儿需要的食品如奶粉等，家长容易产生愧疚感。

（四）辅助检查

1. 血清蛋白测定　血清白蛋白浓度降低为营养不良的特征性改变，但其半衰期较长故不够灵敏。

2. 胰岛素样生长因子 1（IGF-1）测定　IGF-1 不仅反应灵敏且受其他因素影响较小。在营养不良患儿身长（高）、体重发生改变之前，IGF-1 已下降，所以该项指标是早期诊断营养不良的可靠指标。

考点 营养不良的特征性改变及早期诊断营养不良的可靠指标

三、治疗要点

本病无特异性治疗方法，尽早发现，早期治疗，多采取调整饮食、祛除病因、治疗原发病、控制感染、促进和改善消化功能、积极处理并发症等综合性治疗措施。

四、主要护理诊断 / 问题

1. 营养失调：低于机体需要量　与能量、蛋白质摄入不足和（或）需要、消耗过多有关。
2. 生长发育迟缓　与营养物质缺乏，不能满足生长发育的需要有关。
3. 有感染的危险　与机体免疫功能低下有关。
4. 潜在并发症：自发性低血糖、营养性贫血、多种维生素缺乏。
5. 知识缺乏　患儿家长缺乏科学喂养的知识。

五、护理措施

1. 饮食护理　调整饮食的量和种类应根据营养不良的程度、实际的消化能力和对食物的耐受情况来逐步完成，不可急于求成。调整饮食的原则为：由少到多、由稀到稠、循序渐进、逐渐增加，直至恢复正常。

考点 营养不良调整饮食的原则

（1）能量的供给：①一般轻、中度营养不良患儿消化功能尚好，能量供给可从每日 251.04～334.72kJ/kg（60～80kcal/kg）开始，逐渐增至每日 627.6kJ/kg（150kcal/kg），待体重接近正常后，再恢复至正常生理需要量。②重度营养不良患儿的消化能力弱，对食物的耐受性较差，食欲低下，需用较长的时间调整饮食，能量供给可从每日 167 ～ 251kJ/kg（40 ～ 60kcal/kg）开始，并根据情况逐渐少量增加，如消化吸收能力较好，可逐渐增加至每日 628 ～ 711kJ/kg（150 ～ 170kcal/kg），待体重接近正常后，再恢复到正常生理需要量。

（2）营养素的供给：蛋白质供给从每日 1.5 ～ 2.0g/kg 开始，逐渐增加到 3.0 ～ 4.5g/kg。婴儿以乳类为最好，中、重度营养不良患儿可短期采用稀释奶或脱脂奶，较大婴儿还可添加蛋类、鱼、肝、瘦肉等高蛋白食物。应避免过早给予高蛋白食物，以防引起腹胀、肝大。此外，应给予充足的维生素、微量元素等。

考点 营养不良患儿能量和营养素的供给

（3）鼓励母乳喂养：尽量保证母乳喂养，所增加的补充食品最好是半流质和固体食物。

（4）选择合适的补充途径：如果胃肠道功能好，要尽量选择口服补充的方法；如果患儿食欲差、吞咽困难、吸吮力弱，可选择鼻胃管喂养；如果肠内营养明显不足或胃肠功能障碍严重，则应选择静脉营养。

（5）建立良好的饮食习惯：纠正挑食、偏食、吃零食、不吃早餐的不良习惯，帮助患儿建立良好的饮食习惯。

2. 促进消化、改善食欲　遵医嘱口服各种消化酶（胃蛋白酶、胰酶等）帮助消化；口服各种维生素及微量元素；必要时可肌内注射蛋白同化类固醇制剂，如苯丙酸诺龙，以促进蛋白质合成和增进食欲；食欲极差者可给予胰岛素葡萄糖疗法促进食欲；给予中药以及针灸、推拿、捏脊等疗法。

考点 肌内注射蛋白同化类固醇制剂苯丙酸诺龙的目的

3. 预防感染　保持皮肤清洁、干燥，防止皮肤破损；做好口腔护理；注意做好保护性隔离，避免交叉感染。

4. 观察病情　密切观察患儿的病情变化，如患儿出现营养性贫血、多种维生素及微量元素缺乏的临床表现，应遵医嘱纠正贫血和补充维生素及微量元素；重度营养不良的患儿如夜间或清晨突然出现面色苍白、出冷汗、意识不清、血压下降、脉搏减慢、呼吸暂停、体温不升，提示并发自发性低血糖，若不及时诊治可致死亡。一旦发现上述表现，应立即配合抢救，按医嘱静脉缓慢注射 25% ～ 50% 葡萄糖溶液。

考点 自发性低血糖的评估和抢救措施

5. 心理护理　对于贫困和知识缺乏的家长，要耐心做好病情解释工作，消除其焦虑心理并尽最大努力帮助他们排忧解难。对患儿要充满爱心，多与患儿交流沟通，缓解其紧张心情，帮助选择合适的食物，鼓励患儿进食，促进疾病恢复。

六、健康教育

1. 向患儿家长讲解导致营养不良的原因；介绍科学喂养知识，指导母乳喂养及其他喂养方法的护理知识；纠正患儿不良的饮食习惯。

2. 合理安排作息制度，坚持户外活动，保证充足睡眠，使患儿保持良好的食欲。

3. 按时进行预防接种，预防各种传染病。

4. 有先天畸形的患儿应及时矫正。

5. 教会重度营养不良患儿家长观察病情，及时发现病情变化。

6. 进行生长发育监测。治疗期间，每周测体重 1 次，每月测身长（高）1 次，定期测量皮下脂肪的厚度以判断治疗效果。如发现疗效欠佳，及时向医生汇报，调整治疗和护理方案。

第 2 节　儿童单纯性肥胖

一、概　　述

儿童单纯性肥胖是由于长期能量摄入超过人体的消耗，导致体内脂肪过度积聚、体重超过一定范围的一种营养障碍性疾病。目前，我国儿童单纯性肥胖的发生率呈逐年上升的趋势，在部分城市学龄期小儿超重和肥胖已高达 10% 以上。肥胖不仅影响儿童的健康，且儿童时期肥胖可延续至成年，增加患高血压、糖尿病、冠心病、胆石症、痛风等疾病的风险，故对本病的防治应引起社会及家庭的重视。

95% ～ 97% 肥胖患儿为单纯性肥胖，不伴有明显的内分泌和代谢性疾病，其发病与以下因素有关。

1. 能量摄入过多　为本病的主要原因。高能量食物和含糖饮料增加儿童额外的能量摄入，是导致儿童发生肥胖的重要原因之一。

2. 活动量过少　活动过少和缺乏适当的体育锻炼是发生肥胖的重要因素，即使摄食不多，也可引起肥胖。

3. 遗传因素　遗传因素对肥胖发生的影响作用很大。目前认为肥胖的家族性与多基因遗传有关。双亲均肥胖的后代发生肥胖者高达 70% ～ 80%；双亲之一肥胖者，后代肥胖发生率为 40% ～ 50%；双亲正常的后代发生肥胖者仅 10% ～ 14%。

4. 其他　如进食过快，或饱食中枢和饥饿中枢调节失衡导致多食；精神创伤（如亲人病故或学习成绩低下）以及心理异常等因素亦可导致儿童过量进食。

二、护 理 评 估

（一）健康史

了解患儿的饮食习惯、饮食量及平素活动情况；有无家族肥胖史；是否有引起患儿精神创伤和心理障碍的因素。

（二）身体状况

肥胖可发生于任何年龄，但最常见于婴儿期、5 ～ 6 岁和青春期，且男童多于女童。患儿食欲旺盛，且喜吃甜食和高脂肪食物。明显肥胖儿童常有疲劳感，用力时出现气短或腿痛。严重肥胖者由于脂肪过度堆积限制了胸廓扩展和膈肌运动，导致肺通气量不足、呼吸浅快，引起低氧血症、气急、发绀、红细胞增多、心脏扩大或心力衰竭甚至死亡，称肥胖－换氧不良综合征。

体格检查可见患儿皮下脂肪丰满而均匀分布。严重肥胖者胸腹、臀部及大腿皮肤出现皮纹；两下肢负荷过重可致膝外翻和扁平足。女孩胸部脂肪堆积应与乳房发育相鉴别。男性肥胖儿阴茎可隐匿在阴阜脂肪垫中而被误诊为阴茎发育不良。肥胖小儿性发育常较早，故最终身高常略低于正常小儿。

（三）心理 – 社会状况

患儿因体型肥胖，怕被别人讥笑而不愿与其他小儿交往，常出现自卑、胆怯、孤僻、对抗等心理障碍。家长因担心肥胖影响儿童的健康而感到焦虑。

（四）辅助检查

肥胖儿血清三酰甘油、胆固醇大多增高，严重者血清 β 白蛋白也增高；常有血清胰岛素增高，血生长激素水平减低。肝脏超声检查常有脂肪肝。

三、治疗要点

采取控制饮食、适量运动、消除心理障碍等综合措施，而饮食疗法和运动疗法是两项主要措施。一般不采用药物治疗方法；外科手术并发症严重，不宜用于儿童。

四、主要护理诊断 / 问题

1. 营养失调：高于机体需要量　与摄入高能量食物过多和（或）运动过少有关。
2. 自我形象紊乱　与肥胖引起自身体形改变有关。
3. 社会交往障碍　与肥胖造成心理障碍有关。
4. 潜在并发症：高血压、高血脂、糖尿病、冠心病等。
5. 知识缺乏：患儿及家长缺乏合理营养、运动的知识。

五、护理措施

1. 饮食疗法　患儿每日摄入的能量应低于机体消耗的总能量，但必须满足其基本营养及生长发育需要。多推荐低脂肪、低糖类和高蛋白质饮食；鼓励患儿多吃体积大、饱腹感明显而能量低的新鲜蔬菜和水果，以保证维生素和适量纤维素的供给；养成良好的饮食习惯，如少食多餐，细嚼慢咽，不吃夜宵和零食，避免过饱和进食油炸食品、甜食等。

2. 运动疗法　适当的运动能促使脂肪分解，减少胰岛素分泌，使脂肪合成减少，蛋白质合成增加，促进肌肉发育。运动时要循序渐进，不要操之过急。鼓励患儿选择喜欢的、既有效又易于坚持的运动，如晨间跑步、散步、做操、跳绳、游泳等，每天坚持运动至少 30 分钟，活动量以运动后轻松愉快、不感到疲劳为原则。

3. 心理护理　引导患儿正确认识自身形体的改变。鼓励患儿坚持控制饮食及加强运动锻炼，增强降低体重的信心。鼓励患儿多参加集体活动，改变其孤僻、自卑的心理，帮助患儿建立健康的生活方式。

六、健康教育

1. 向家长讲述科学喂养及肥胖症的相关知识，培养儿童良好的饮食习惯。

2. 指导家长鼓励患儿树立信心，坚持饮食和运动同时治疗。

3. 指导家长对患儿进行生长发育监测，定期门诊观察。

第 3 节　维生素 D 缺乏性佝偻病

案例 6-2

小李的侄儿，9 个月。人工喂养，平素多汗，因近来烦躁、易哭、睡眠不安来就诊。体检：前囟 2cm×2cm，乳牙未出，头颅外观呈方颅，可见枕秃。初步诊断为维生素 D 缺乏性佝偻病。

问题：1. 该患儿最主要的病因是什么？

2. 该患儿有哪些佝偻病症状与体征？

一、概　　述

维生素 D 缺乏性佝偻病，是由于小儿体内维生素 D 不足导致钙、磷代谢失常，引起的一种以骨骼病变为特征的全身慢性营养性疾病。多见于 2 岁以下婴幼儿，北方发病率高于南方，是我国小儿保健重点防治的“四病”之一。

（一）维生素 D 的来源、活化及生理功能

1. 维生素 D 的来源　胎儿通过胎盘从母体获得维生素 D；天然食物及母乳中含维生素 D 很少，但婴幼儿可从配方奶粉、米粉等维生素 D 强化食品中获得充足的维生素 D；人类皮肤中的 7- 脱氢胆固醇，经日光中紫外线照射可转变成内源性维生素 D_3（胆骨化醇），是小儿和青少年维生素 D 的主要来源。

2. 维生素 D 的活化　维生素 D_2（麦角骨化醇）和维生素 D_3（胆骨化醇）在人体内均无生物活性，必须在肝脏 25- 羟化酶的作用下转变成 25-(OH)D_3，然后在肾脏 1-α 羟化酶的作用下进一步羟化生成 1, 25-$(OH)_2D_3$，才具有较强的生物活性。

3. 维生素 D 的生理功能　促进肠道对钙、磷的吸收；促进肾小管对钙、磷的重吸收；促使血中的钙、磷在骨的沉积；促使旧骨骨盐溶解，增加血钙、血磷浓度。

（二）病因

1. 围生期维生素 D 不足　母亲妊娠期，特别是妊娠后期患有严重营养不良、肝肾疾病、慢性腹泻，以及早产、双胎均可导致婴儿体内维生素 D 储存不足。

2. 日光照射不足　是引起本病最常见的原因。如小儿缺少户外活动、隔着玻璃晒太阳（玻璃可阻挡紫外线）；城市高层建筑可阻挡日光照射、大气污染可吸收部分紫外线等，均可造成内源性维生素 D 生成不足。

考点　维生素 D 的主要来源；佝偻病最常见的原因是日光照射不足

3. 生长发育快，需要量增加　婴幼儿生长发育速度快（尤其是早产儿、双胎儿），维生素 D 的需要量相对增多，若未及时补充，容易发生佝偻病。

4. 维生素 D 摄入不足　天然食物及母乳中含维生素 D 很少，婴幼儿若户外活动少，又未添加富含维生素 D 的食物，则容易患本病。

5. 疾病与药物影响　胃肠道疾病（如慢性腹泻）或肝胆疾病影响维生素 D 和钙磷的吸收与利用；严重的肝肾损害影响维生素 D 的羟化作用；长期服用抗惊厥药物（如苯巴比妥、苯妥英钠）加速维生素 D 和 25-(OH)D_3 分解为无活性的代谢产物；糖皮质激素有对抗维生素 D 转运钙的作用。

（三）发病机制

维生素 D 缺乏时，肠道钙、磷吸收减少，血钙、血磷水平降低。血钙降低可刺激甲状旁腺激素（PTH）分泌增加，加速旧骨吸收，释放骨钙入血，使血钙浓度维持正常或接近正常。但 PTH 同时也抑制肾小管对磷的重吸收，尿磷排出增加，血磷降低。钙磷乘积下降，骨组织钙化受阻，一方面使成骨细胞代偿性增生，造成局部骨样组织堆积、骨质疏松；另一方面造成骨软化，临床出现一系列佝偻病症状、体征及血生化改变等（图 6-1）。

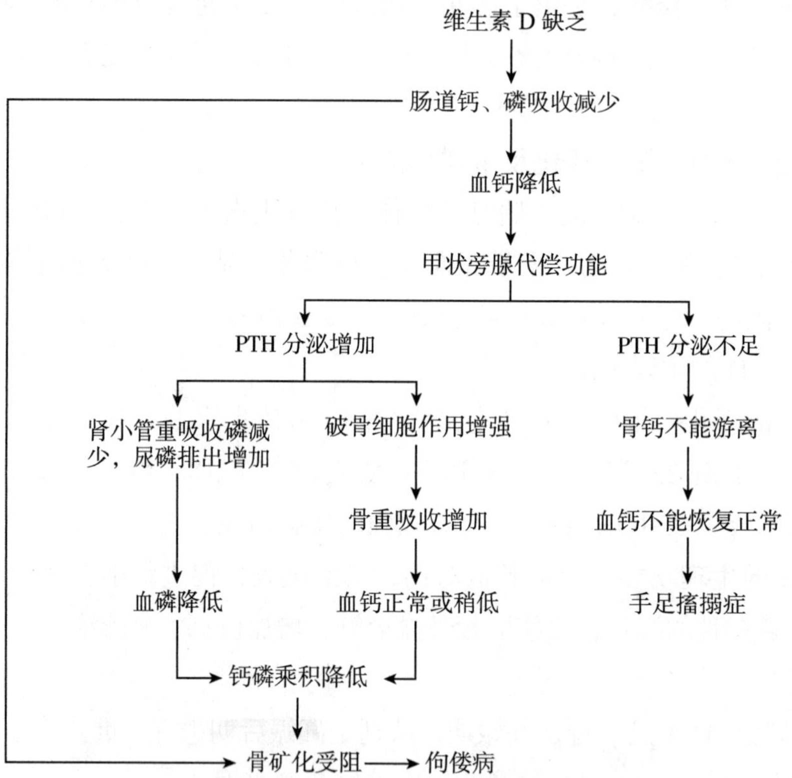

图 6-1　维生素 D 缺乏性佝偻病和手足搐搦症的发病机制

二、护理评估

（一）健康史

了解患儿母亲妊娠期有无营养不良、肝肾疾病、慢性腹泻以及患儿喂养史、患病史、用药史等；患儿是否为早产、双胎；患儿是否缺少户外活动等。

（二）身体状况

本病主要表现为骨骼改变、肌肉松弛及非特异性神经精神症状。在临床上可分为四期。

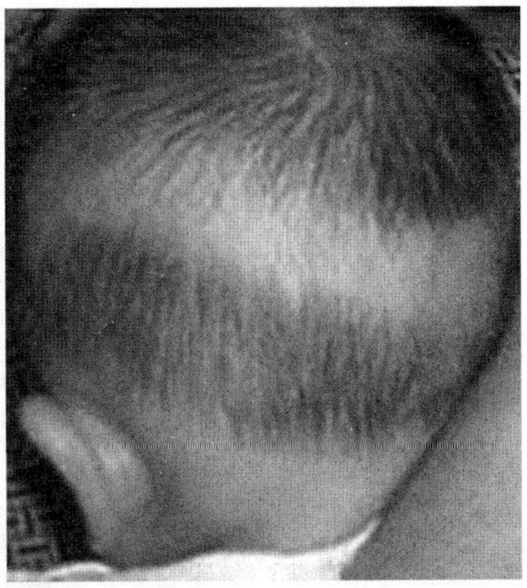

图 6-2　枕秃

1. 初期（早期）　多见于 6 个月以内，特别是 3 个月以内小婴儿。主要表现为非特异性神经精神症状，如易激惹、烦躁、睡眠不安、夜间啼哭、多汗（常与室温、季节无关）、枕秃（多汗刺激头皮使患儿摇头擦枕所致，图 6-2）等。

考点　佝偻病初期的主要症状为非特异性神经精神症状

2. 激期（活动期）　初期患儿未经适当治疗，可发展为激期。常见于 3 个月～2 岁的婴幼儿。除神经精神症状更明显外，主要表现为骨骼改变、运动功能及智力发育迟缓。

（1）头部：3～6 个月患儿可见颅骨软化，重者可出现乒乓球样感觉；7～8 个月患儿可有方颅（图 6-3），严重时呈马鞍状或十字状颅形；前囟增宽及迟闭；出牙延迟、牙釉质发育不全并易患龋齿。

（2）胸部：胸廓畸形多见于 1 岁左右小儿。因骨样组织堆积在肋骨与肋软骨交界处，可见从上至下排列如串珠状钝圆形隆起，以 7～10 肋最明显，称肋骨串珠（图 6-4）；胸骨和邻近的软骨向前突起，形成鸡胸；胸骨剑突部向内凹陷，形成漏斗胸；由于膈肌附着处的肋骨软化，受膈肌牵拉而内陷，形成一条沿肋骨走向的横沟，称肋膈沟（也称郝氏沟）。

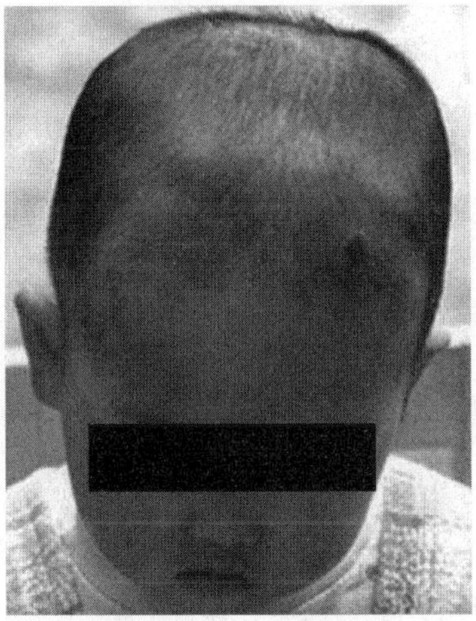

图 6-3　方颅

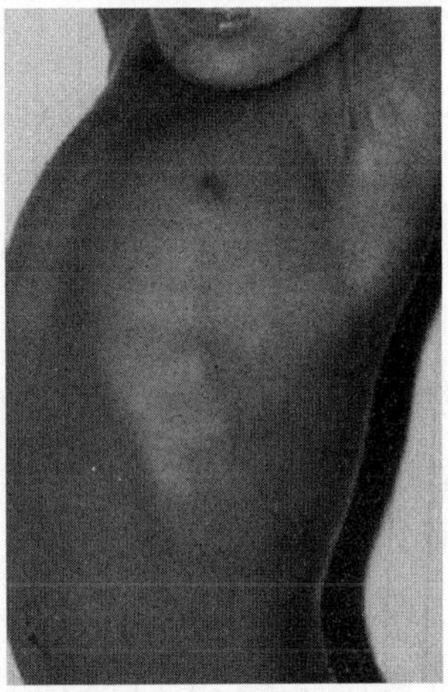

图 6-4　肋骨串珠

（3）四肢：6 个月以上小儿由于骨样组织堆积在手腕、足踝部骨骺端，形成钝圆形环状隆起，称手镯、脚镯征；由于骨质软化与关节肌肉松弛，小儿开始站立与行走后双下肢负重可出现弯曲，形成 X 形腿（膝外翻）或 O 形腿（膝内翻）（图 6-5、图 6-6）。

（4）脊柱、骨盆：患儿久坐可引起脊柱后突或侧弯。严重者，骨盆软化出现扁平骨盆。

（5）其他：由于肌张力低下，韧带松弛，患儿表现为头颈软弱，坐、立、行等运动功能发育落后；腹肌张力低下、腹部膨隆如蛙腹；神经、精神发育迟缓，患儿表情淡漠，语言发

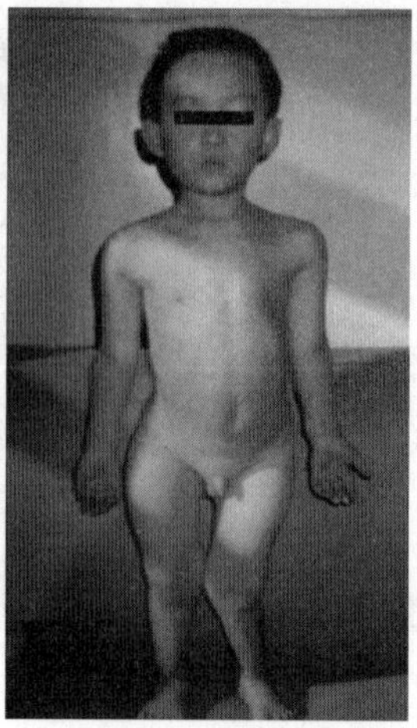

图 6-5 X 形腿

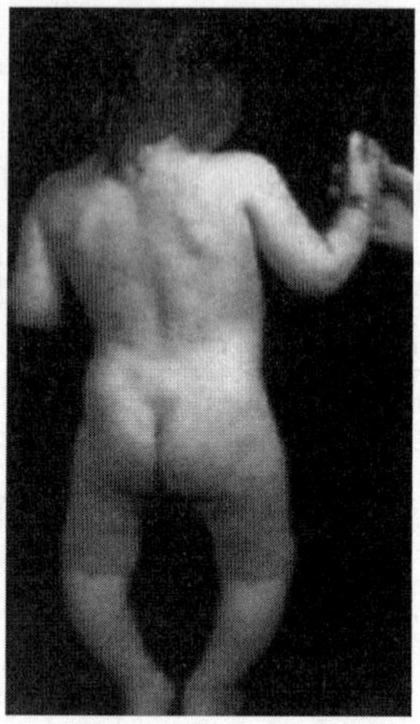

图 6-6 O 形腿

育迟缓；免疫功能低下，常伴感染。

考点 佝偻病激期的主要症状是骨骼改变；激期骨骼改变的表现

3. 恢复期　经过适当治疗及日光照射后，患儿临床症状和体征逐渐减轻或消失。

4. 后遗症期　临床症状消失，仅遗留不同程度的骨骼畸形，多见于 2 岁以上小儿。

（三）心理 – 社会状况

由于重症患儿可留有骨骼畸形的后遗症，随着年龄增长，对自身形象的感知、运动能力的认识不断增强，可能会产生不良的心理活动如自卑等，从而影响心理健康及社会交往。患儿家长因担心遗留骨骼畸形而感到焦虑或歉疚。

（四）辅助检查

主要是血生化检查和骨骼 X 线检查（表 6-2）。

表 6-2　佝偻病各期血生化改变和骨骼 X 线表现

	初期	激期	恢复期	后遗症期
血钙	正常或稍低	降低	逐渐恢复正常	正常
血磷	降低	明显降低	逐渐恢复正常	正常
钙磷乘积	30 ～ 40	＜ 30	逐渐恢复正常	正常
碱性磷酸酶	正常或稍高	明显增高	1 ～ 2 个月降至正常	正常
骨 X 线检查	可正常或钙化带稍模糊	长骨钙化带消失，干骺端呈毛刷样、杯口状改变，骨骺软骨带增宽，骨密度减低，骨皮质变薄；可有骨干弯曲畸形或青枝骨折	出现不规则钙化线，骨骺软骨带逐渐恢复正常	骨骺干骺端病变消失

考点 佝偻病后遗症期多见于 2 岁以上小儿；佝偻病激期骨骼 X 线表现

三、治疗要点

增加日光照射，补充维生素 D 及供给富含维生素 D 和钙的食物，控制病情活动，防止发生骨骼畸形。

四、主要护理诊断 / 问题

1. 营养失调：低于机体需要量　与日光照射不足及维生素 D 摄入不足有关。

2. 生长发育改变　与骨骼及肌肉韧带发育障碍有关。

3. 潜在并发症：维生素 D 中毒、感染。

4. 知识缺乏：患儿家长缺乏佝偻病的预防和护理知识。

五、护理措施

1. 户外活动　增加日光照射是最有效的治疗方法。根据不同年龄、不同季节选用不同的方法，每日带患儿进行一定时间的户外活动，应在不影响保暖的情况下尽量暴露皮肤。夏季气温太高，应避免太阳直射，可在阴凉处活动。冬季也要保证每日 1 ～ 2 小时户外活动时间。冬季在室内活动时应开窗，让紫外线能够透过。

2. 补充维生素 D　提倡母乳喂养；按时添加辅食，给予富含维生素 D、钙和磷的食物；遵医嘱给予维生素 D 制剂，以口服为主，一般每日剂量为 2000 ～ 4000IU（50 ～ 100μg），连服 1 个月后改为 400 ～ 800IU/d。口服困难或腹泻等影响吸收时，可一次肌内注射维生素 D15 万～ 30 万 IU，1 个月后改为 400 ～ 800IU/d 维持。

3. 预防感染　加强患儿生活护理，保持室内空气清新，温湿度适宜，阳光充足，避免交叉感染。

4. 预治骨骼畸形和骨折　患儿衣着应柔软、宽松，床铺要松软；活动期佝偻病患儿应避免过早或过久地坐、站和行走，以免发生骨骼畸形。严重佝偻病患儿肋骨、长骨易发生骨折，护理操作时动作应轻柔，避免重压或强行牵拉。对已有骨骼畸形的患儿可采取主动或被动运动的方法进行矫正。如胸廓畸形可做俯卧位抬头展胸运动；下肢畸形可施行肌肉按摩，增强肌张力，矫正畸形。严重的骨骼畸形行外科手术矫正。

考点 治疗佝偻病最有效的方法；骨骼畸形的矫正

5. 观察维生素 D 中毒的表现　应观察患儿有无厌食、恶心、呕吐、倦怠、烦躁不安、低热、顽固性便秘、体重下降等表现，一旦发现，应立即停用并及时报告医生。

6. 心理护理　做好安慰解释工作，充分理解家长的心情，缓解家长的焦虑和歉疚心理。耐心解释本病的原因和预后，消除家长的顾虑，使其树立信心，积极配合治疗。

六、健康教育

1. 向家长宣传有关佝偻病的护理知识，如多晒太阳；合理喂养；尽量少带患儿去公共场所，减少呼吸道感染的机会；激期患儿衣服应宽松，避免过早坐、立或行走；服用维生素 D 及按摩肌肉矫正畸形的方法等。

2. 介绍佝偻病的预防方法

（1）鼓励孕妇多进行户外活动，多食富含维生素 D、钙、磷和蛋白质的饮食；在妊娠后期3个月，酌情给予维生素D预防量800IU/d口服。

（2）提倡母乳喂养；尽早开始户外活动；足月儿（尤其是母乳喂养或部分母乳喂养婴儿）生后2周开始补充维生素D 400～800IU/d；早产、双胎、低出生体重儿及北方冬季日照时间短者，应提前到生后1周开始补充维生素D 800～1000IU/d，连用3个月后改为预防量400～800IU/d。不同地区、不同季节可适当调整剂量，做到“因时、因地、因人而异”。如果饮食中含钙量不足，同时补充钙剂。在预防用药的同时，告知家长过量服用可造成中毒。

考点 预防佝偻病补充维生素D的时间；维生素D的预防剂量

第4节　维生素D缺乏性手足搐搦症

案例6-3

小刚的外甥亮亮，6个月。因惊厥3次到医院就诊。昨晚亮亮突然发生四肢抽动，双眼上翻，面肌抽动，意识不清，持续1分钟左右缓解，抽搐停止后一切活动如常。查体：体温37℃，可见枕秃，其余无特殊发现。临床诊断：维生素D缺乏性手足搐搦症。

问题： 1. 亮亮惊厥的原因是什么？

2. 如果亮亮抽搐再次发作，家长应该怎么办？

一、概　述

维生素D缺乏性手足搐搦症是由于维生素D缺乏，甲状旁腺代偿功能不足或其他因素的影响，导致血中游离钙降低，使神经－肌肉兴奋性增高，引起局部或全身肌肉搐搦。多见于6个月以内的小婴儿，冬春季多见。

（一）病因

血清离子钙降低是出现手足搐搦症的直接原因。维生素D缺乏时，钙吸收减少，血钙降低，而甲状旁腺不能代偿性分泌增加，致使血钙进一步下降，当血清总钙浓度低于1.75～1.88mmol/L或离子钙浓度低于1.0mmol/L时，即可出现神经肌肉兴奋性增高的表现。

考点 病因

（二）发病机制

维生素D缺乏时，机体出现甲状旁腺功能低下的原因尚不清楚，推测为患儿体内维生素D缺乏的早期，甲状旁腺急剧代偿分泌增加，以维持血钙正常水平；当维生素D继续缺乏，甲状旁腺功能反应过度而疲惫，以致出现血钙降低。因此维生素D缺乏性手足搐搦症的患儿同时存在甲状旁腺功能亢进所产生的佝偻病的表现和甲状旁腺功能低下的低血钙所致的临床表现。

二、护理评估

（一）健康史

了解患儿有无维生素 D 缺乏的病史；近期是否接受日光照射较多或补充大量维生素 D；是否是体重＜ 1500g 的早产儿；人工喂养儿有无食用含磷过高的奶制品；有无发热、感染、饥饿、长期腹泻等。

（二）身体状况

主要表现为惊厥、手足搐搦和喉痉挛，并伴有不同程度的活动期佝偻病表现。

1. 典型表现　血清钙低于 1.75mmol/L 时可出现惊厥、手足搐搦和喉痉挛。

（1）惊厥：是最常见的症状，多见于小婴儿。患儿突然出现四肢抽动，双眼上翻，面肌颤动，意识不清。发作时间长短不一，短至数秒钟，长达数分钟以上，发作时间长者可伴口周发绀。发作停止后，意识恢复，精神萎靡而入睡，醒后活泼如常，一般不发热。发作次数可数日 1 次或 1 日数次，甚至多至 1 日数十次。发作轻者仅见眼球上窜和面肌抽动，意识清楚。

（2）手足搐搦：为本病特有的症状，多见于较大的婴幼儿。表现为突然发生手足痉挛呈弓状，双手腕部呈屈曲状，手指伸直，拇指内收掌心，强直痉挛（图 6-7）；踝关节伸直，足趾同时向下弯曲呈“芭蕾舞足”（图 6-8）。

（3）喉痉挛：婴儿多见。表现为喉部肌肉及声门突发痉挛，出现呼吸困难，吸气时喉鸣，严重者可发生窒息而死亡。

考点　惊厥的特点；喉痉挛的特点

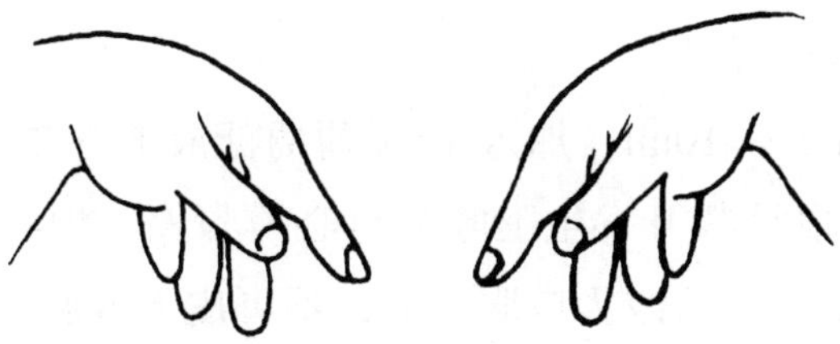

图 6-7　手的搐搦

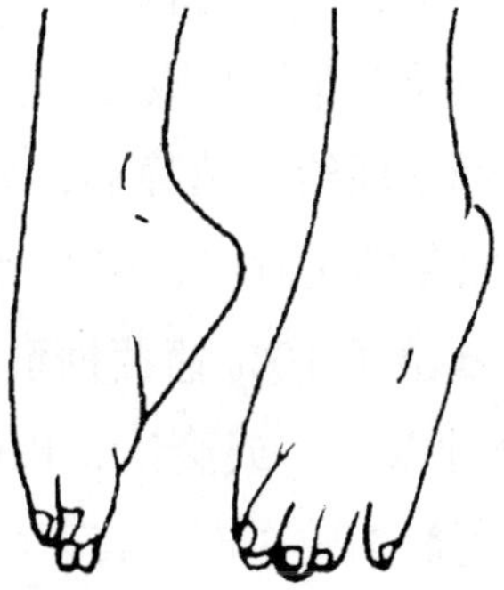

图 6-8　足的搐搦

2. 隐匿型　血清钙多在 1.75 ～ 1.88mmol/L，没有典型发作的症状，但可通过刺激神经、肌肉而引出下列体征。①面神经征：以手指尖或叩诊锤叩击患儿颧弓与口角间的面颊部，出现眼睑及口角抽动为阳性，新生儿可呈假阳性。②陶瑟征：以血压计袖带包裹上臂，将血压维持在收缩压与舒张压之间，5 分钟内该手出现痉挛状为阳性。③腓神经征：用叩诊锤叩击膝下外侧腓骨小头上方的腓神经，出现足向外侧收缩者为阳性。

（三）心理 – 社会状况

由于家长知识缺乏，低钙惊厥和喉痉挛时担心造成大脑损害，留下后遗症，容易产生紧张、焦虑和恐惧心理。

（四）辅助检查

血清总钙低于 1.75 ～ 1.88mmol/L（7.0 ～ 7.5mg/dl）或血清钙离子低于 1.0mmol/L，血磷正常或偏高。

三、治疗要点

如有惊厥发作，首先止惊，然后补充钙剂和维生素 D（同佝偻病）。本病愈后大多良好，少数喉痉挛者可突发窒息，造成严重缺氧甚至死亡。

考点 维生素 D 缺乏性手足搐搦症的治疗要点

四、主要护理诊断 / 问题

1. 有窒息的危险　与喉痉挛有关。

2. 有受伤的危险　与惊厥、手足搐搦有关。

3. 营养失调：低于机体需要量　与维生素 D 缺乏、血钙下降有关。

4. 知识缺乏：家长缺乏有关防治与护理的知识。

五、护理措施

1. 控制惊厥及喉痉挛

（1）惊厥发作时，应就地抢救。迅速解开领口衣扣，将患儿头偏向一侧，清除口鼻分泌物，保持呼吸道通畅，避免窒息。对已出牙的患儿，同时在上、下门齿间放置一用纱布包裹的压舌板，防止舌头咬伤；如牙关紧闭，切勿撬开，以免损伤牙齿。

（2）有喉痉挛者立即将舌头拉出口外，并进行口对口人工呼吸或加压给氧，必要时做气管插管或气管切开以保证呼吸道通畅。

（3）遵医嘱立即给予镇静剂，如地西泮、苯巴比妥钠、水合氯醛等。静脉使用镇静药时需缓慢推注，以免抑制呼吸，引起呼吸骤停。

（4）遵医嘱给予 10% 葡萄糖酸钙 5 ～ 10ml，加入 10% 葡萄糖液 5 ～ 20ml 中，缓慢静脉注射（10 分钟以上）或滴注，以防血钙骤升发生呕吐甚至心搏骤停。惊厥反复发作时可每日静脉注射钙剂 2 ～ 3 次，直至惊厥停止后改为口服钙剂，不可皮下或肌内注射钙剂以免造成局部坏死。轻症手足搐搦患儿可用 10% 氯化钙加入糖水服用，每日 3 次，每次 5 ～ 10ml，连服 1 ～ 2 周。

考点 惊厥、喉痉挛发作时的处理方法；钙剂使用的注意事项

（5）遵医嘱治疗维生素 D 缺乏性佝偻病（详见本章第 3 节），补充维生素 D。

2. 病情观察　密切观察患儿意识、体温、呼吸、脉搏等体征；注意有无神经肌肉兴奋性增高的表现；有无搐搦后脑水肿表现，如有异常及时报告医生，并做好记录。

3. 生活护理

（1）环境安静、整洁，空气流通，温湿度适宜，避免交叉感染。

（2）多汗的患儿要勤洗头，勤更换尿布、内衣、被褥和枕套，保持皮肤清洁。

4. 心理护理　耐心向家长解释本病的相关知识，减轻紧张、焦虑、恐惧等心理问题，使其树立信心，积极配合治疗，促进患儿早日康复。

六、健康教育

1. 做好出院指导，指导家长要坚持日光照射，合理喂养，补充维生素 D 和钙剂，防止疾病复发。

2. 教会家长惊厥、喉痉挛发作时的正确处理方法，如就地抢救、患儿平卧、松解衣领、头偏向一侧以保持呼吸道通畅，并及时联系医护人员救助。

自 测 题

A_1/A_2 型题

1. 苯丙酸诺龙治疗营养不良的主要药理作用是
   A. 促进消化
   B. 降低血糖，增加饥饿感
   C. 改善味觉
   D. 促进机体蛋白质合成和增进食欲
   E. 消除肠道寄生虫

2. 营养不良患儿皮下脂肪最先消减的部位是
   A. 面部　B. 胸部
   C. 腹部　D. 臀部
   E. 下肢

3. 维生素 D 缺乏性佝偻病激期的主要表现是
   A. 抽搐
   B. 骨骼改变
   C. 烦躁、夜间啼哭、多汗
   D. 动作、语言发育迟缓
   E. 睡眠不安、易惊

4. 患儿，女性，4 个月。冬季出生，足月顺产，单纯牛乳喂养，近半个月来烦躁、多汗、夜间睡眠不安。门诊体检时特别应注意的体征是
   A.O 形腿　B. 方颅
   C. 肋骨串珠　D. 手镯征
   E. 颅骨软化

5. 患儿，男性，8 月龄。3 天前突然双眼上翻，面肌和四肢抽动急诊入院，诊断为维生素 D 缺乏性手足搐搦症。该患儿出院时，护士对家长进行健康指导最重要的内容是
   A. 坚持每天有一定时间的户外活动
   B. 指导母乳喂养
   C. 提倡进行站立锻炼
   D. 添加含维生素 D 的食物
   E. 教会家长处理惊厥、喉痉挛的方法

6. 患儿，男性，1.5 岁。有肋骨串珠、肋膈沟、手镯及脚镯征，下肢为 O 形腿，长骨 X 线片显示干骺端呈毛刷样及杯口状改变。该患儿处于
   A. 骨软化期　B. 佝偻病初期
   C. 佝偻病激期　D. 佝偻病恢复期
   E. 佝偻病后遗症期

A_3/A_4 型题

（7 ～ 8 题共用题干）

足月新生儿，冬天出生，母乳喂养。护士向家长介绍佝偻病的预防方法。

7. 小儿开始服用维生素 D 的时间是
   A. 生后立即　B. 生后 1 周
   C. 生后 2 周　D. 生后 1 月
   E. 生后 2 月

8. 建议每日口服维生素 D 的剂量是
   A. 100 ～ 200IU/d　B. 200 ～ 400IU/d
   C. 400 ～ 800IU/d　D. 800 ～ 1000IU/d
   E. 1000 ～ 1200IU/d

（9～12题共用题干）

患儿，男性，3个月。人工喂养，睡眠差、夜啼。查体：体温37.4℃，有枕秃、颅骨软化。初步诊断为维生素D缺乏性佝偻病。给予维生素D_3 30万IU肌内注射后，患儿突然发生全身抽搐、两眼上翻、意识不清。实验室检查：血清钙1.68mmol/L。

9. 该患儿抽搐最可能的原因是
   A. 维生素D缺乏　B. 血清钙减少
   C. 高热惊厥　D. 癫痫发作
   E. 碱中毒
10. 该患儿的主要护理诊断为
   A. 皮肤完整性受损　B. 清理呼吸道无效
   C. 气体交换受损　D. 有窒息的危险
   E. 潜在并发症：低血糖
11. 该患儿首选的护理措施应为
   A. 继续补充维生素D
   B. 降低患儿体温
   C. 迅速止惊
   D. 尽快给予葡萄糖酸钙
   E. 及时纠正酸中毒
12. 静脉注射钙剂时应缓慢推注，时间不能少于
   A. 5分钟　B. 8分钟
   C. 10分钟　D. 15分钟
   E. 20分钟

（张晓燕）

第7章 新生儿和新生儿疾病患儿的护理

第1节 概　　述

自胎儿娩出脐带结扎到出生后满28天称为新生儿期。新生儿分类有不同的方法，临床上常根据新生儿胎龄、出生体重、出生体重和胎龄的关系等进行分类。

一、根据胎龄分类

1. 足月儿　指胎龄≥37周且＜42周出生的新生儿。

2. 早产儿　指胎龄＜37周出生的新生儿。

3. 过期产儿　指胎龄≥42周出生的新生儿。

二、根据出生体重分类（出生1小时内体重）

1. 正常出生体重儿　指出生体重为2500～4000g的新生儿。

2. 低出生体重儿　指出生体重不足2500g的新生儿。凡出生体重不足1500g者称极低出生体重儿，出生体重不足1000g者称超低出生体重儿。

3. 巨大儿　指出生体重＞4000g的新生儿。

三、根据出生体重和胎龄的关系分类

1. 适于胎龄儿　指出生体重在同胎龄儿平均出生体重的第10～90百分位的新生儿。

2. 小于胎龄儿　指出生体重在同胎龄儿平均出生体重的第10百分位以下的新生儿。我国习惯将胎龄已足月而出生体重在2500g以下的新生儿称足月小样儿，是小于胎龄儿中最常见的一种，多由宫内发育迟缓引起。

3. 大于胎龄儿　指出生体重在同胎龄儿平均出生体重的第90百分位以上的新生儿。

四、高　危　儿

高危儿是指已经发生或可能发生危重情况而需要密切观察的新生儿。包括以下几种情况。

1. 母亲有异常妊娠史　如母亲有阴道流血、糖尿病、感染史；母亲有酗酒、吸烟、吸毒史；母亲为Rh阴性血型；妊娠期间有妊娠期高血压疾病、胎膜早破、胎盘早剥、前置胎盘；既往有死胎、胎儿先天畸形等。

2. 母亲有异常分娩史　如难产、手术产、急产、产程延长；分娩过程中母亲使用镇静剂和止痛药物等。

3. 出生时有异常的新生儿　如出生时 Apgar 评分低于 7 分、早产儿、极低出生体重儿、大于胎龄儿、小于胎龄儿、脐带绕颈、产伤、各种先天性严重畸形和疾病等。

考点 足月儿、早产儿、过期产儿、低出生体重儿定义

第 2 节　正常足月儿与早产儿的特点及护理

案例 7-1

女婴，胎龄 38 周，顺产，出生体重 3.4kg，身长 52cm。皮肤红润，胎毛少，头发分条清楚，足底纹理多。生后无窒息及产伤史，父母体健，非近亲婚配。生后 2 ～ 3 日出现皮肤颜色轻度黄染，体温 36.5℃，脉搏 134 次 / 分，呼吸 43 次 / 分。一般状况良好。

问题： 1. 主要护理诊断是什么？

2. 主要护理措施是什么？

一、概　　述

正常足月儿是指胎龄满 37 周至不满 42 周，出生体重在 2500 ～ 4000g，身长在 47cm 以上（平均 50cm），无任何畸形和疾病的活产婴儿。早产儿是指胎龄不足 37 周，出生体重＜ 2500g，身长＜ 47cm 的活产婴儿，因其身体各器官尚未发育成熟，故又称为未成熟儿。

（一）正常足月儿与早产儿外观特点

正常足月儿和不同胎龄的早产儿在外观上各具特点（表 7-1），因此，对初生婴儿可根据外貌特点、体格特征和神经发育的成熟度来评价其胎龄。

表 7-1　正常足月儿与早产儿外观特点区别

	正常足月儿	早产儿
皮肤	红润，皮下脂肪丰富，毳毛少	鲜红，水肿，发亮，毳毛多
头发	分条清楚、易梳理	细而卷，乱如绒线、不易梳理
耳郭	软骨发育良好，耳舟成形、直挺	软骨软，耳舟不清
指（趾）甲	达到或超过指（趾）尖	未达指（趾）尖
乳腺	乳晕清楚、结节＞ 4mm（平均 7mm）	乳晕不清、无结节，或结节＜ 4mm
足纹	足纹遍及整个足底	少或无纹
外生殖器	男婴：阴囊皱褶多，睾丸已降至阴囊 女婴：大阴唇遮盖小阴唇	男婴：阴囊皱褶少，睾丸未降 女婴：大阴唇不能遮盖小阴唇
肌张力	四肢屈曲	肌张力低下

考点 足月儿与早产儿外观特点区别

（二）正常足月儿和早产儿的生理特点

1. 呼吸系统　新生儿由于呼吸中枢发育不成熟，呼吸节律常不规则，频率快，为 40 ～ 45 次 / 分。由于呼吸肌弱，胸腔小，故呼吸浅表，以腹式呼吸为主。

早产儿呼吸中枢发育更不成熟，容易发生呼吸暂停（是指气流停止≥ 20 秒，伴心率＜

100 次 / 分或青紫、氧饱和度下降，严重时伴面色苍白、肌张力下降）；肺泡表面活性物质缺乏，易发生呼吸窘迫综合征。

2. 循环系统　新生儿心率较快，90 ～ 160 次 / 分，且波动范围大。足月儿平均血压为 70/50mmHg（9.3/6.7kPa）。由于血流多集中于躯干、内脏，而四肢较少，故四肢易发冷，末梢易出现发绀。

早产儿心率偏快，血压较低，出生后部分早产儿可伴有动脉导管的开放。

3. 消化系统　新生儿胃呈水平位，贲门括约肌松弛，幽门括约肌紧张，易发生溢乳。生后 10 ～ 12 小时开始排出墨绿色胎粪，2 ～ 3 天排完。若超过 24 小时仍无胎粪排出，应检查是否有肛门闭锁或其他消化道畸形。

早产儿吸吮力差，吞咽反射弱，贲门括约肌松弛，胃容量小，常导致哺喂困难；肝内酶的量与活力比足月儿更低，生理性黄疸较重、持续时间更长。肝脏蛋白合成不足，糖原储备少，各种维生素储备少，容易发生低蛋白血症、低血糖和出血、贫血、佝偻病等。

4. 泌尿系统　足月儿出生时肾脏结构的发育已经完成，但其功能仍不成熟。新生儿多在生后 24 小时内排尿，如生后 48 小时仍无尿，需查找原因。新生儿肾发育不成熟，故易出现脱水、水肿和代谢性酸中毒。

早产儿的肾浓缩功能更差，肾糖阈低，更容易发生低血糖。

5. 血液系统　出生时血液中血红蛋白偏高（140 ～ 200g/L），胎儿血红蛋白占 70% ～ 80%，以后逐渐被成人血红蛋白替代。足月儿出生时白细胞较高，且以中性粒细胞为主，以后逐步下降。

早产儿更容易发生出血和贫血。

6. 神经系统　新生儿脑相对较大，重 300 ～ 400g，大脑皮质兴奋性低，睡眠时间长。足月儿出生时已具备原始的神经反射如握持反射、觅食反射、吸吮反射、拥抱反射等。

早产儿的脑发育不成熟，原始反射难引出或引出不完全，肌张力低，易发生脑室管膜下出血和脑室周围白质软化。

7. 体温调节　新生儿体温调节功能差，故体温不稳定，易随外界环境温度变化而变化，故新生儿宜处于适中温度中。适中温度也叫中性温度，是一种适宜的环境温度。指在此温度下身体耗氧量最低，蒸发散热量最少，新陈代谢最低，但能维持正常的体温。

早产儿体温调节中枢功能更不成熟；皮下脂肪薄，体表面积相对较大，散热快；棕色脂肪含量少，产热能力差，容易发生体温过低。汗腺少，环境温度过高时会出现发热。

8. 免疫系统　足月儿非特异性和特异性免疫功能均不成熟。新生儿皮肤薄嫩，血管丰富，脐部有天然伤口，易感染。胎儿通过胎盘可从母体得到免疫球蛋白 IgG，因此，新生儿对一些传染病如麻疹有免疫力而不易感染；而免疫球蛋白 IgA 和 IgM 则不能通过胎盘传给新生儿，因此，新生儿易细菌感染，尤其是革兰氏阴性菌感染。母乳特别是初乳中含较多的免疫球蛋白 SIgA，故应提倡母乳喂养。

（三）新生儿的特殊生理状态

新生儿刚脱离母体来到这个世界，会有许多不同于成人的生理状况出现，称为新生儿特殊的生理状态。

1. 生理性黄疸　生理性黄疸常在生后 2 ～ 3 天出现，4 ～ 5 天达高峰，7 ～ 14 天消退，早产儿延至 3 ～ 4 周，一般情况良好。血清胆红素足月儿＜ 221μmol/L，早产儿＜ 256.5μmol/L。

2. 生理性体重下降　新生儿出生数日内由于进食少，水分丢失及胎粪排出等原因，会出现体重下降，但一般不超过 10%，生后 10 天左右恢复到出生时体重。

3. 乳腺肿大　部分新生儿（男、女均可）出生后 4 ～ 7 天出现乳腺肿大如蚕豆或鸽子蛋大小，是由来自母亲体内的雌激素作用所致，一般 2 ～ 3 周自然消退，切忌挤压，以免发生感染。

4. 假月经　部分女婴生后 5 ～ 7 天阴道可见少许血性分泌物，可持续 1 周，称假月经。是由来自母亲体内的雌激素突然中断所致，一般不必处理。

5. “马牙”和“螳螂嘴”　在新生儿口腔上腭中线或齿龈切缘上常有黄白色米粒大小的颗粒，是由上皮细胞堆积或黏液腺分泌物积聚所致，俗称“马牙”，于生后数周至数月自行消退；两侧颊部各有一隆起的脂肪垫，俗称“螳螂嘴”，有利于吸吮乳汁。两者均不可割治，以免发生感染。

考点 常见新生儿特殊生理状态的特点

二、护理评估

（一）健康史

询问新生儿的胎龄、喂养情况、精神状况、大小便情况及因素分娩情况等，并了解父母对育婴知识的掌握情况。

（二）身体状况

对婴儿进行全面体检，查看皮肤黏膜是否完整、脐部有无感染、有无臀红，了解生理性状态的情况、有无病理表现。

三、主要护理诊断 / 问题

1. 有体温改变的危险　与体温调节功能不成熟有关。

2. 不能维持自主呼吸　与早产儿呼吸中枢和肺发育不成熟有关。

3. 喂养困难　与早产儿吸吮吞咽能力弱和消化吸收功能差有关。

4. 有感染的危险　与免疫功能不完善，脐部易感染或交叉感染等有关。

5. 焦虑（家长）　与家长担心早产儿预后有关。

6. 知识缺乏：家长缺乏护理新生儿的经验。

四、护理措施

（一）维持体温稳定

1. 环境　阳光充足、空气流通、避免对流风。保持环境的中性温度。正常足月新生儿在穿衣、包裹棉被的情况下，室内温度保持在 22 ～ 24℃，早产儿室内温度保持在 24 ～ 26℃，相对湿度达 55% ～ 65%，即可达到中性温度，这是维持正常体温的重要条件。

2. 保暖　新生儿分娩室室温应在 26 ～ 28℃，出生后应放在远红外辐射台，立即擦干身体，用温暖的棉被包裹后置于中性温度的环境中，并应因地制宜采取不同的保暖措施，如应用热水袋、添加包被、头戴绒布帽及母体胸前怀抱等，同时须观察体温的变化，使新生儿体温维持在 36 ～ 37.2℃，避免保暖过度、烫伤、窒息等保暖意外。此外，接触新生儿的手、仪器物品等应预热，护理操作时不要过分暴露新生儿。

根据早产儿的体重和成熟度，采取不同的保暖措施，使体温维持在 36 ～ 37℃。一般体重小于 2000g 者，应尽早放入适中温度的温箱中保暖，并应根据出生体重和胎龄调节暖箱温度，待体重增至 2000g 以上，体温能保持正常，吸吮良好，即可出温箱（表 7-2）。若无温箱设备可采取其他保暖方法，如热水袋、热炕、电热毯等，但应防止烫伤。体重大于 2000g 在箱外保暖者应给予头部戴帽保暖。

为降低氧耗量和散热量，护理早产儿时，护理人员双手必须温暖，各项操作应集中进行，更衣、换尿布前应先预热衣物；进行必要的医疗护理操作需解包时，应在远红外线辐射床保暖的情况下进行，没有条件者，则应加强保暖，尽量缩短操作时间。

一般每 4 小时测体温 1 次，体温稳定后每日测 2 次并记录。

表 7-2　不同出生体重早产儿的适中温度

出生体重（kg）	温箱温度			
	35℃	34℃	33℃	32℃
1.0	初生 10 天内	10 天后	3 周以后	5 周以后
1.5		初生 10 天内	10 天后	4 周以后
2.0		初生 2 天内	2 天后	3 周以后
＞ 2.5			初生 2 天内	2 天后

（二）维持有效呼吸（早产儿）

1. 保持呼吸道通畅　新生儿娩出后，开始呼吸前，应迅速消除口、鼻腔的黏液及羊水，及时清除鼻腔内的分泌物。避免物品阻挡新生儿口鼻或压迫其胸部，保持呼吸道通畅。保持新生儿合适的体位，取仰卧时应避免颈部前屈或过度后仰；俯卧时应使头偏向一侧，有专人看护，防止窒息。

2. 有缺氧症状者给予低流量间断吸氧　吸入氧浓度及时间根据缺氧程度及用氧方法而定，经皮血氧饱和度维持在 91% ～ 95%，一旦症状改善立即停用，以防视网膜病变等氧疗并发症。

3. 刺激呼吸　呼吸暂停时可采用拍打足底、托背等方法帮助早产儿恢复自主呼吸，条件允许可放置水囊床垫，利用水振动减少呼吸暂停发生，必要时静滴氨茶碱或机械正压通气。随时备好氧气、吸痰器、新生儿呼吸复苏囊、直接喉镜、气管导管和急救药品等，若发生异常情况应及时进行抢救。

（三）合理喂养

因早产儿吸吮能力和吞咽反射弱，消化功能差，易呕吐和溢乳，应耐心喂养，以保证营养供给。哺乳后取右侧卧位并注意观察有无溢乳及发绀等发生。

1. 开乳时间　主张提早喂养以预防低血糖。

2. 乳汁选择　首选母乳，无母乳者可选用早产儿配方乳或低脂牛乳，开始浓度为 1 ∶ 1（牛乳∶水），以后逐渐增浓。

3. 喂乳量与间隔时间　根据出生体重和耐受能力而定，喂乳量以喂乳后不发生呕吐为度。体重 1000g 以下者，开始喂乳每次 2ml；体重 1000g 以上者，开始喂乳每次 4ml；体重 1500g 以上者，开始喂乳每次 8ml；体重 2000g 以上者，开始喂乳每次 12ml。以后根据消化能力及食欲逐渐加量，一般每次加 1 ～ 2ml。体重 1500g 以下者喂乳间隔时间为 1 ～ 2 小时，体重 1500g 以上者喂乳间隔时间为 2 ～ 3 小时。

4. 喂乳方法　可根据早产儿的生活能力选择不同的喂养方式。有吸吮、吞咽能力者直接哺喂母乳或用奶瓶喂养；有吞咽能力、无吸吮能力者，可用滴管小匙喂养；吸吮吞咽能力均差者，可采用鼻胃管、鼻肠管喂养或肠道外营养（又称静脉内营养）。

5. 补充维生素和矿物质　早产儿出生后应按医嘱补充维生素 K_1 3 天，预防出血症；此外还应补充维生素 A、维生素 D（生后第 2 周补充）、维生素 B、维生素 C、维生素 E 及铁剂、叶酸等物质。

6. 详细记录　每日记录出入量，准确称体重，以便分析、调整营养补充量。

（四）预防感染

1. 建立隔离、消毒、清洁制度　病室应采用湿式清扫，以免灰尘飞扬。空气最好予以净化或每日用紫外线灯照射 30 分钟。每月对空气、物品及工作人员的手等进行监测；每季度对工作人员做一次咽拭子培养，对患病或带菌者暂时调离新生儿室。对患有感染性疾病者应避免探视新生儿，避免交叉感染。

2. 严格执行无菌操作制度　工作人员在护理每个新生儿前必须洗手或涂抹消毒液，工作时勿用手接触自己的鼻孔、面部及口腔，切忌将身体倚靠在新生儿床或检查台上，或将检查用具、病历卡随手放在婴儿床上。

3. 皮肤黏膜护理　①勤洗澡，保持皮肤清洁，新生儿沐浴室温应在 26 ～ 28℃，水温在 39 ～ 41℃，沐浴时注意勿使水进入小儿耳、鼻、口和眼内。②每次排便后用温水清洗臀部，或用婴儿湿巾从前向后擦拭干净，勤换尿布，不垫橡胶单或塑料布。③保持脐带残端清洁和干燥每日用 75% 乙醇擦拭消毒。④注意口腔清洁护理。⑤衣服宜宽大、质软，不用钮扣，易穿、易脱。应选用柔软、吸水性强的尿布。

4. 预防接种　新生儿期应接种卡介苗和乙肝疫苗。

考点 新生儿皮肤黏膜及脐带的护理

（五）密切观察病情

1. 指导家长日常观察和照护。

2. 鼓励早产儿父母尽早探视及参与照顾早产儿，耐心解答其提出的有关问题。

五、健康教育

1. 宣传有关育儿保健知识　教会家长新生儿日常护理方法，如更换尿布、沐浴、保暖、喂养等；介绍新生儿日常观察的内容及方法，使家长能及早发现新生儿的异常情况，及早就诊。

2. 促进母婴感情建立　正常足月儿提倡早哺乳，一般出生后半小时即可让母亲怀抱新生儿让其吸吮，以促进乳汁分泌，提倡24小时母婴同室和母乳喂养。

3. 进行新生儿疾病筛查　向家长解释尽早为新生儿筛查甲状腺功能减低症、苯丙酮尿症和半乳糖血症等疾病的重要性，以取得他们的合作。

4. 进行新生儿访视　新生儿回家后1～2天要初访，5～7天周访，半月访视和满月访视。

5. 向家长提供预防接种以及生长发育监测的相关信息。

第3节　新生儿窒息

案例7-2

孕妇40^{+4}周，自觉胎动减少1天入院，入院检查诊断为“胎儿宫内窘迫”。剖宫产一女婴，术中见羊水Ⅲ度污染。出生无自主呼吸、面色苍白、口唇青紫、心率30次/分，初步诊断为新生儿窒息。

问题： 1. 主要护理诊断是什么？

2. 主要护理措施是什么？

3. 健康教育的内容是什么？

一、概　　述

新生儿窒息是指新生儿生后1分钟内无自主呼吸或未能建立规律呼吸，以低氧血症、高碳酸血症和代谢性酸中毒为主要病理生理改变的疾病。多为胎儿窘迫的延续，也是新生儿死亡和儿童伤残的重要原因之一。

（一）病因

1. 孕母因素

（1）缺氧：呼吸功能不全、严重贫血、一氧化碳中毒等。

（2）胎盘功能不全：心力衰竭、血管收缩（如妊娠期高血压疾病）、低血压等。

（3）其他：孕母吸毒、吸烟或被动吸烟、孕母年龄≥35岁或＜16岁及多胎妊娠等。

2. 胎盘异常　如前置胎盘、胎盘早剥和胎盘功能不全等。

3. 脐带异常　如脐带受压、过短、过长致绕颈或绕体、脱垂、扭转或打结等。

4. 分娩因素　如难产，使用高位产钳、胎臀位、胎头吸引不顺利；产程中麻醉药、镇痛药及催产药使用不当等。

5. 胎儿因素　如早产儿、小于胎龄儿、巨大儿，各种畸形如呼吸道畸形、先天性心脏病、宫内感染及羊水或胎粪吸入致使呼吸道阻塞等。

6. 新生儿疾病　如新生儿颅内出血、新生儿呼吸窘迫综合征、新生儿肺炎、严重的中枢神经系统疾病等。

（二）发病机制

胎儿因缺氧发生宫内窘迫或娩出过程中引起呼吸、循环障碍，导致低氧血症和酸中毒，出现各器官缺血缺氧改变，严重者造成心、脑等重要脏器功能受损。

二、护理评估

（一）健康史

评估产妇有无宫内窒息史、是否高危妊娠；询问胎盘、脐带情况；胎位、产程长短、羊水情况；是否手术产及使用药物情况。

（二）身体状况

1. 胎儿宫内窘迫　早期胎动增加，胎心率≥ 160 次 / 分；晚期则胎动减少，甚至消失，胎心率＜ 100 次 / 分；羊水混有胎粪。

2. 窒息程度的判定　Apgar 评分是临床评价新生儿窒息程度的经典而简易的方法，分别于生后 1 分钟、5 分钟和 10 分钟进行。

（1）轻度窒息：Apgar 评分 4 ～ 7 分。新生儿面部及全身皮肤呈青紫色，呼吸表浅或不规则，心跳规则且有力、心率通常减慢（80 ～ 100 次 / 分），肌张力好，对刺激有反应，喉反射存在。

（2）重度窒息：Apgar 评分 0 ～ 3 分。新生儿皮肤苍白，口唇青紫，无呼吸或仅有喘息样微弱呼吸，心跳不规则、慢而弱、心率＜ 80 次 / 分，肌力松弛，喉反射消失。

新生儿 Apgar 评分表见表 7-3。

表 7-3　新生儿 Apgar 评分表

体征	评分标准			生后评分		
	0	1	2	1 分钟	5 分钟	10 分钟
皮肤颜色	青紫或苍白	躯干红、四肢青紫	全身红			
心率（次 / 分）	无	＜ 100	＞ 100			
弹足底或插鼻管	无反应	低声抽泣或皱眉	大声啼哭			
肌肉张力	松弛	四肢略屈曲	四肢能活动			
呼吸	无	慢、不规则	正常，哭声响			

考点　新生儿 Apgar 评分

3. 并发症　可并发缺氧缺血性脑病、颅内出血；心源性休克、心力衰竭；肾衰竭；应激性溃疡、坏死性小肠结肠炎；低血糖、低血钙及低钠血症等。

（三）心理 – 社会状况

新生儿窒息经过及时有效的抢救后大多能恢复，但严重窒息者可造成不同程度的后遗症。注意评估家长是否对小儿预后感到恐惧和担忧；对康复有无信心；对康复护理知识与方法的了解程度。

（四）辅助检查

1. 血气分析　有助于了解缺氧及酸中毒情况。

2. 血液生化　了解血清钾、钠、钙是否降低。

3. 影像学检查　X 线、头颅 B 超或 CT 检查，必要时可做磁共振检查。

三、治疗要点

1. 预防及治疗孕母疾病　做好妊娠期检查，早发现、早治疗。

2. 及时复苏　按 ABCDE 复苏方案进行。A（airway）：清理呼吸道；B（breathing）：建立呼吸；C（circulation）：维持正常循环；D（drug）：药物治疗；E（evaluation）：评估。前三项最重要，其中 A 是根本，B 是关键。

3. 复苏后处理　评估和监测呼吸、心率、血压、尿量、体温、血氧饱和度、皮肤颜色、末梢循环及神经反射等情况。及时纠正酸中毒、水及电解质紊乱。如并发症严重者，需转到重症监护室治疗。

四、主要护理诊断 / 问题

1. 自主呼吸障碍　与羊水、呼吸道分泌物吸入导致低氧血症和高碳酸血症有关。

2. 体温过低　与缺氧有关。

3. 有感染的危险　与免疫功能低下有关。

4. 潜在并发症：呼吸衰竭、心力衰竭、肾衰竭等。

5. 恐惧（家长）　与病情危重及预后不良有关。

五、护理措施

（一）维持自主呼吸

积极配合医生按 ABCDE 方案依次实施抢救。

1. 快速评估　出生后立即用数秒时间进行快速评估：①是足月吗？②羊水清吗？③肌张力好吗？④有呼吸或哭声吗？以上任何一项为“否”，应进行以下初步复苏。

2. 初步复苏

（1）清理呼吸道（A）。①保暖：新生儿娩出后立即置于预热好的保暖台上，用温热毛巾擦干全身。②摆正体位：患儿取仰卧位，肩下置小软枕，使头稍后仰（图 7-1）。③清理气道：立即吸尽口、鼻、咽分泌物，先吸口腔，再吸鼻腔。每次吸引时间不超过 10 秒，压力≤ 100mmHg。④擦干：用温热干毛巾快速擦干全身。⑤触觉刺激：拍打患儿足底或摩擦患儿背部刺激呼吸。

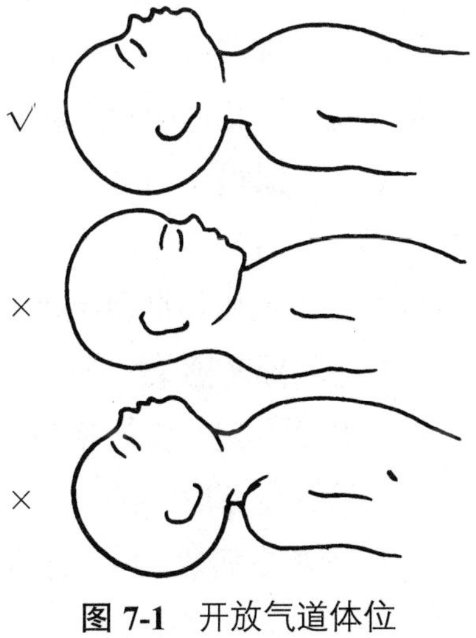

图 7-1　开放气道体位

（2）建立呼吸（B）。①正压通气：触觉刺激后如无自主呼吸或有虽有呼吸但心率＜ 100 次 / 分，立即给予正压通气，正压通气应在氧饱和度仪监测下进行，足月儿开始给 21% 的

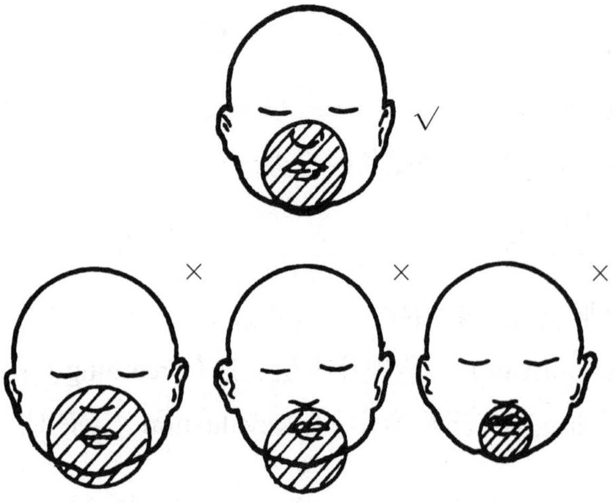

图 7-2　正压通气面罩覆盖位置

氧，早产儿开始给 21% ～ 40% 的氧，以后根据氧饱和度调整氧浓度。复苏面罩应密闭口、鼻但不遮住眼睛（图 7-2），通气频率为 40 ～ 60 次 / 分。有效通气时可见胸廓起伏良好，心率迅速增快。②矫正通气：如达不到有效通气，需进行矫正通气，包括检查面罩和面部之间是否密闭，再次通畅气道及增加气道压力。矫正通气后，如心率＜ 100 次 / 分，立即进行气管插管或使用面罩正压通气。

（3）维持正常循环（C）：矫正正压通气 30 秒后，如果心率＜ 60 次 / 分，应立即气管插管正压通气，同时进行胸外心脏按压。按压方法为：用拇指法（图 7-3）或双指法（图 7-4）按压患儿胸骨下 1/3 处，避开剑突，按压深度为胸廓前后径的 1/3，按压与通气比为 3 ∶ 1，即 90 次 / 分按压和 30 次 / 分呼吸，每分钟 120 个动作，按压有效时可触摸到颈动脉或股动脉的搏动。

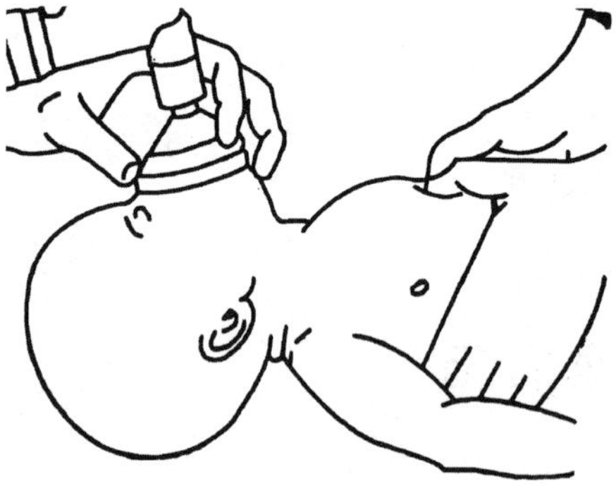

图 7-3　正压通气＋拇指法胸外按压

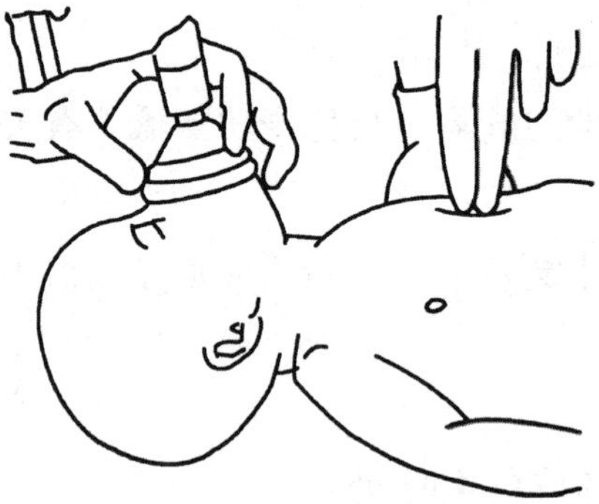

图 7-4　正压通气＋双指法胸外按压

（4）药物治疗（D）：气管插管正压通气和胸外按压同时进行 45 ～ 60 秒后心率＜ 60 次 / 分者，立即遵医嘱给予静脉注入 1 ∶ 10 000 肾上腺素 0.1 ～ 0.3ml/kg，或气管内用 0.5 ～ 1.0ml/kg，并根据病情遵医嘱扩容、纠正酸中毒等。

（5）评估（E）：复苏过程中每一操作后均需评价患儿的情况后再决定下一步的操作。评估—决策—措施的程序在整个复苏中不断重复。

（二）保暖

整个治疗过程中应注意患儿的保暖，可将患儿置于预热后远红外线辐射床上，病情稳定后置温箱中或用热水袋保暖，维持患儿肛温在 36 ～ 37℃。

（三）预防感染

护理操作过程中严格消毒和隔离。

（四）复苏后监护

严密观察病情，监测患儿神志、肌张力、体温、呼吸、心率、血氧饱和度、血压、尿量；

观察用药反应；防止出现并发症。

（五）心理护理

与患儿家长沟通，耐心细致解答病情，减轻家长的恐惧心理，取得家长理解和配合。

六、健康指导

向家长介绍本病可能引起的后遗症，指导家长学会康复护理的方法。

考点 新生儿心肺复苏

第 4 节　新生儿缺氧缺血性脑病

案例 7-3

孕妇 40^{+4} 周，自觉胎动减少 1 天入院，入院检查诊断为“胎儿宫内窘迫”。剖宫产一女婴，术中见羊水Ⅲ度污染。出生无自主呼吸，面色苍白、口唇青紫，心率 30 次 / 分，诊断为新生儿窒息。清理呼吸道后病情好转，出现低血糖、酸中毒。经及时治疗纠正了低血糖和酸中毒，指标平稳。出生第二天抽搐。初步诊断为新生儿缺氧缺血性脑病。

问题： 1. 主要护理诊断是什么？

2. 主要护理措施是什么？

3. 健康教育的内容是什么？

一、概　　述

新生儿缺氧缺血性脑病是围生期窒息导致脑的缺氧缺血性损害，包括特征性的神经病理及病理生理改变。本病是新生儿窒息后的严重并发症，病情重，病死率高，少数幸存者可产生永久性神经功能缺陷如智力障碍、癫痫、脑性瘫痪等，是导致小儿神经系统伤残的常见原因之一。

（一）病因

围生期窒息是新生儿缺氧缺血性脑病的最主要原因，严重的心肺疾病导致的低氧血症也可引发新生儿缺氧缺血性脑病的发生。

（二）发病机制

1. 脑血流分布不平衡　缺氧缺血时，全身血流重新分配，血液优先供应一些重要器官如心、脑、肾上腺等，脑血流量增加，但并非脑内各区域的供血都均匀增加，首先保证代谢最盛的部位，如基底核、丘脑、脑干和小脑等的供血，而脑动脉终末供血区域仍然是血液分布最薄弱的部位。因此，一旦体内的代偿机制丧失，使脑血流量减少，脑动脉终末供血区域将最先受累，故足月儿易发生矢状旁区损伤，早产儿易发生脑室周围白质软化。

2. 脑血流自动调节功能不完善　脑血流具有自动调节功能，但新生儿的这种自主调节范围较小，轻微的血压波动即可导致脑的过度灌注或缺血。

3. 脑组织代谢改变　葡萄糖是脑组织能量的主要来源。缺氧时脑组织的无氧酵解增加，组织中乳酸堆积、ATP 产生减少，细胞膜上钠–钾泵、钙泵功能不足，使 Na^+、Ca^{2+} 与水进入到细胞内，导致细胞毒性脑水肿。

二、护理评估

（一）健康史

询问有无宫内窒息史、出生时有无产程延长及羊水污染史；询问患儿出生情况，包括 1 分钟 Apgar 评分和 5 分钟 Apgar 评分。

（二）身体状况

取决于缺氧持续时间和严重程度，根据意识状态、肌张力、原始反射、有无惊厥和脑干功能改变等，临床表现可分为轻、中、重三度（表 7-4）。

表 7-4　新生儿缺氧缺血性脑病临床表现分度

项目	轻度	中度	重度
意识	兴奋抑制交替出现	嗜睡	昏迷
肌张力	正常或稍增加	减低	松软
拥抱反射	活跃	减弱	消失
吸吮反射	正常	减弱	消失
惊厥	可有肌阵挛	常有	有，可呈持续状态
中枢性呼吸衰竭	无	有	明显
瞳孔改变	扩大	缩小	不等大，对光反射迟钝
脑电图	正常	低电压，可有痫样放电	暴发抑制，等电位
病程及预后	症状在 72 小时内消失，预后好	症状在 14 日内消失，可能有后遗症	症状可持续数周，病死率高，存活者多有后遗症

（三）心理–社会状况

由于患儿病情较重，家长对其生命担心而产生恐惧。因本病可能产生后遗症，担心未来的生命质量受到影响，家长对康复护理知识和方法的了解程度不足，产生焦虑心理。

（四）辅助检查

1. 头颅超声波、头颅 CT 及磁共振成像　明确病变部位、范围、性质、判断预后等。
2. 脑电图　确定病变严重程度、判断预后和对惊厥进行诊断。

三、治疗要点

1. 对症支持疗法　给氧、纠正酸中毒及低血糖，维持血压稳定。
2. 控制惊厥　首选苯巴比妥钠静脉滴注，顽固性抽搐者可加用地西泮或水合氯醛灌肠。
3. 防治脑水肿　避免输入过量液体是预防和控制脑水肿的关键，每日液体总量＜ 60 ～ 80ml/kg，出现颅内高压症状可首先用呋塞米 0.5 ～ 1.0mg/kg 静脉推注，或用甘露醇静脉注射。
4. 亚低温疗法　可用于足月儿，应于发病 6 小时内治疗，持续 48 ～ 72 小时。

四、主要护理诊断 / 问题

1. 低效性呼吸型态　与缺氧引起的呼吸中枢抑制有关。

2. 潜在并发症：颅内压增高。

3. 营养失调：低于机体需要量　与患儿吸吮能力降低有关。

4. 有失用综合征的危险　与缺氧引起脑功能受损有关。

五、护理措施

（一）改善缺氧状态

1. 保持呼吸道通畅，将患儿头偏向一侧，及时清除呼吸道分泌物，防止窒息。

2. 根据患儿缺氧情况，选择合适的给氧方式，鼻导管或头罩吸氧，如严重缺氧，可给予气管插管或机械辅助通气。保持 PaO_2 60 ～ 80mmHg，$PaCO_2$ 在正常范围。

3. 严密监护病情　注意有无呼吸暂停。一旦发生呼吸暂停，可给予适当刺激以恢复正常呼吸，如弹足底、托背或轻轻摇动身体等，无效时则用复苏囊面罩加压给氧，遵医嘱使用氨茶碱及呼吸兴奋剂。

4. 将患儿置于中性温度环境中，使患儿体温保持在 36 ～ 37℃，以减少氧气的消耗。

（二）降低颅内压

1. 保持安静，减少刺激，有计划地完成各种护理操作。抽搐时遵医嘱给予注射苯巴比妥钠和（或）地西泮，如需两药合用时应密切观察呼吸，避免出现呼吸抑制。

2. 遵医嘱给予脱水剂，静脉推注呋塞米或快速静脉滴注 20% 甘露醇。

3. 根据医嘱采用亚低温疗法。

（三）保证营养的供给

1. 患儿无吸吮能力，吞咽能力较差，应给予管饲母乳。每次管饲后取右侧卧位，防止溢奶。必要时给予血浆或白蛋白及静脉高营养。

2. 每日测量体重 1 次并准确记录。

（四）亚低温治疗的护理

1. 降温　亚低温治疗时采用循环水冷却法进行选择性头部降温，使脑温（临床以鼻咽部温度作为温控标准）下降至 34℃的时间应控制在 30 ～ 90 分钟。

2. 维持体温　亚低温治疗的同时必须注意保暖，患儿给予持续的肛温测试，以了解患儿体温波动情况，维持体温在 35.5℃左右。

3. 复温　亚低温治疗结束后，必须给予复温。复温宜缓慢，时间＞ 5 小时，保证体温上升速度不高于 0.5℃ /h，避免快速复温引起的低血压。体温恢复正常后，每 4 小时测体温 1 次。

4. 监测　在进行亚低温治疗的过程中，给予持续的动态心电监测、肛温监测、SpO_2 监测、呼吸监测及每小时测量血压，同时观察患儿的面色、反应、末梢循环情况，总结 24 小时出入液量，并做好详细记录。

考点　亚低温治疗的护理

（五）早期康复干预

疑有功能障碍者，将肢体固定于功能位，早期给予患儿动作训练和感知刺激，及使用改善脑代谢的药物，减少神经系统的损害，促进脑功能恢复。指导家长掌握康复干预的措施。

六、健康教育

1. 及时向患儿家属介绍病情和治疗情况，耐心回答提问，以取得理解和配合。
2. 恢复期指导家长掌握家庭康复的方法和技巧，坚持定期随访。

第5节　新生儿颅内出血

案例 7-4

患儿因出生后 1 天出现反应差、不吃、脸色发青就诊。入院经询问得知患儿因脐绕颈一周胎龄 34 周剖宫产出生，查体：前囟饱满，肌张力下降，阵发性呼吸暂停，CT 检查提示颅内出血。初步诊断为新生儿颅内出血。

问题： 1. 主要护理诊断是什么？

2. 主要护理措施是什么？

3. 健康教育的内容是什么？

一、概　　述

新生儿颅内出血是指主要由缺氧或产伤引起的严重脑损伤，早产儿多见，出血量少者多可痊愈，出血量大者病死率高，幸存者常留有脑性瘫痪、运动和智能障碍、癫痫等神经系统后遗症，是新生儿早期的重要疾病与死亡原因。其病因及发病机制如下。

1. 缺氧　以早产儿多见。缺氧及缺血可直接损伤脑毛细血管内皮细胞，使其通透性增高或脑血管破裂；缺氧可使脑血管的自主调节功能受损，血管呈被动扩张状态，导致毛细血管破裂或使脑血流量减少而致缺血性改变；缺氧还可引起脑室管膜下组织坏死、崩解致出血。

2. 产伤　头部受挤压是产伤性颅内出血的重要原因，以足月儿多见。常因胎头过大、产道过小、急产、臀位产、高位产钳或吸引器助产等因素使产道阻力过大导致头部受挤压变形引起出血。

3. 其他　新生儿肝功能不成熟致凝血因子不足，易引起出血性疾病；不适当地输注高渗溶液，使脑血管压力急剧上升，导致血管破裂出血；医疗护理操作不当使小儿头部过分受压引起毛细血管破裂等。

二、护理评估

（一）健康史

评估产前、产时、产后母亲、胎儿或新生儿的健康状况；患儿出生时是否难产、有无窒息；产后有无给新生儿快速输注高渗液体、机械通气不当等。

（二）身体状况

颅内出血的症状和体征主要与出血部位及出血量有关，一般生后 1 ～ 2 天起病，常见表现如下。

1. 神志改变　易激惹、过度兴奋或表情淡漠、嗜睡、昏迷等。

2. 呼吸改变　呼吸增快或减慢、不规则或暂停等。

3. 颅内压增高　前囟隆起、脑性尖叫、惊厥、角弓反张等。

4. 眼球表现　凝视、斜视、眼球上转困难、眼震颤等。

5. 瞳孔改变　两侧不等大、对光反射差。

6. 肌张力改变　早期增高，以后减弱或消失。

7. 其他　出现黄疸和贫血等。

（三）心理 - 社会状况

由于发病早，家长没有心理准备，且对本病的严重程度、病程进展及预后感到茫然，会表现出焦虑、恐惧、悲伤、愤怒。对孩子存活后遗留的神经系统后遗症，表现出的厌恶甚至遗弃会带来一些社会性问题。

（四）辅助检查

1. 脑脊液检查　呈均匀血性和有皱缩红细胞有助于诊断，但检查正常者不能排除本病，病情危重者不宜进行此项检查。

2. 影像学检查　头颅 CT、磁共振成像（MRI）和 B 超检查可提供出血部位和范围，有助于诊断和判断预后。

三、治疗要点

主要有以下治疗要点。①止血。②降低颅内压：选用呋塞米，呼吸衰竭时用小剂量甘露醇。③镇静、止惊：选用苯巴比妥或地西泮等。④应用脑代谢激活剂。⑤给氧。⑥治疗并发症。

四、主要护理诊断 / 问题

1. 潜在并发症：颅内压增高。

2. 低效性呼吸型态　与缺氧引起的呼吸中枢抑制有关。

3. 营养失调：低于机体需要量　与意识障碍不能进食有关。

五、护理措施

（一）降低颅内压

1. 减少刺激　室内保持安静，减少噪声。头肩部抬高 15° ～ 30°，尽量减少对患儿的移动和刺激。一切必要的护理操作尽量集中进行，做到轻、稳、准。静脉穿刺最好选用留置针，减少反复穿刺。喂乳时不宜抱喂。

2. 缓解颅内高压　保持头高体位，凡需头偏向一侧时，整个躯体也取同向侧位，使头部始终处于正中位，避免颈动脉受压。按医嘱应用降颅内压药物。

3. 密切观察病情　注意生命体征、神态、瞳孔、肌张力、前囟等改变，注意有无惊厥、脑性尖叫等，定期测量头围，及时记录阳性体征并报告医生。

（二）合理用氧

根据缺氧程度选择给氧的方式和浓度，维持 PaO_2 在 60 ～ 80mmHg（7.98 ～ 10.64kPa）、血氧饱和度在 85% ～ 95%，防止氧浓度过高或吸氧时间过长导致的氧中毒症状。呼吸衰竭或严重的呼吸暂停时需气管插管、机械通气，并做好相应护理。

（三）保证营养和能量的供给

不能进食者，应给予管饲，遵医嘱静脉输液，液体量为 60 ～ 80ml/（kg · d），速度宜慢，于 24 小时内均匀输入，以保证患儿营养和能量的供给。

六、健康教育

向家长讲解患儿病情、治疗效果及可能的预后，给予相应的心理支持和安慰，让家长接受新生儿患病的事实，减轻紧张情绪。如有后遗症，尽早指导家长带患儿进行功能训练和智力开发，对瘫痪患儿进行皮肤护理及肢体运动功能的训练，鼓励坚持治疗和随访；出院后按医嘱继续服用吡拉西坦等脑代谢激活剂，协助脑功能恢复。

考点 新生儿颅内出血的体位及护理；新生儿颅内出血的病情观察内容

第 6 节　新生儿呼吸窘迫综合征

案例 7-5

患儿，女性，胎龄 32 周，出生后 2 小时出现呼吸急促，呼吸 70 次 / 分，口唇发绀，进行性加重入院，初步诊断为新生儿呼吸窘迫综合征。

问题：1. 主要护理诊断是什么？

2. 主要护理措施是什么？

3. 健康教育的内容是什么？

一、概　　述

新生儿呼吸窘迫综合征（NRDS）又称肺透明膜病，是由肺表面活性物质（PS）缺乏导致的，以生后不久出现呼吸窘迫并呈进行性加重为主要表现的临床综合征。多见于早产儿，其胎龄越小，发病率越高。

（一）PS 的产生与作用

PS 是由Ⅱ型肺泡上皮细胞合成分泌的卵磷脂蛋白复合物，孕 18 ～ 20 周开始产生，继之缓慢上升，35 ～ 36 周迅速增加达肺成熟水平。PS 覆盖在肺泡面，降低其表面张力，防止呼气末肺泡萎陷，以保持功能残气量，稳定肺泡内压和减少液体自毛细血管向肺泡渗出。

（二）病因与发病机制

1. 早产　早产儿胎龄越小，功能肺泡越少，气体交换功能越差，呼吸膜越厚，气体弥散功能越差；气管软骨少，气道阻力大；胸廓支撑力差，肺泡不易张开。因此，对于肺解剖结构尚未完善的早产儿其胎龄越小，PS 的量也越低，肺泡表面张力增加，呼气末 FRC（功能残气量）降低，肺泡趋于萎陷。缺氧及酸中毒使肺毛细血管通透性增高，液体漏出，使肺间质水肿和纤维蛋白沉着于肺泡表面形成嗜伊红透明膜，进一步加重气体弥散障碍，加重缺氧和酸中毒，并抑制 PS 合成，形成恶性循环。

2. 其他 糖尿病母亲所生的婴儿也易患此病，这是由于其血中高浓度胰岛素能拮抗肾上腺皮质激素对 PS 合成的促进作用，故 NRDS 发生率比正常者增加 5 ～ 6 倍。PS 的合成还受体液 pH、体温和肺血流量的影响，因此，围生期窒息、低体温、前置胎盘、胎盘早剥和母亲低血压等所致的胎儿血容量减少，均可诱发 NRDS。此外，剖宫产儿、双胎的第二婴和男婴，NRDS 的发生率也较高。

二、护理评估

（一）健康史

评估是否早产，母亲怀孕期间是否有糖尿病、前置胎盘、胎盘早剥和低血压，是否为剖宫产儿、双胎，有无围生期窒息等。

（二）身体状况

生后 6 小时内出现呼吸窘迫，主要表现为呼吸急促（＞60 次 / 分）、鼻翼扇动、呼气呻吟、三凹征、发绀。呼吸窘迫，进行性加重是本病特点，严重时表现为呼吸浅表、呼吸节律不整、呼吸暂停及四肢松弛。听诊呼吸音减低，肺泡有渗出时可闻及细湿啰音。

本病为自限性疾病，度过 72 小时的危险期后明显好转。

（三）心理 – 社会状况

本病起病急，进展快，预后凶险，家长会表现出焦虑、恐惧、悲伤等情绪。

（四）辅助检查

1. 实验室检查 泡沫试验、L/S、血气分析等。

2. 影像学检查 X 线检查可出现毛玻璃样改变、支气管充气征、白肺等。

三、治疗要点

纠正缺氧、PS 替代疗法、维持酸碱平衡、支持疗法。

四、主要护理诊断 / 问题

1. 自主呼吸障碍 与 PS 缺乏引起的肺不张、呼吸困难有关。

2. 气体交换受损 与肺泡缺乏 PS、肺透明膜形成有关。

3. 有感染的危险 与抵抗力降低有关。

4. 焦虑（家长） 与患儿病情危重有关。

五、护理措施

1. 保持呼吸道通畅 将患儿头稍后仰，使气道通畅。及时清理呼吸道分泌物。

2. 合理用氧、配合抢救 根据缺氧程度选择给氧的方式和浓度，维持 PaO_2 60 ～ 80mmHg

（7.98 ～ 10.64kPa）、血氧饱和度在 85% ～ 95%，防止氧浓度过高或吸氧时间过长导致的氧中毒症状。呼吸衰竭或严重的呼吸暂停时需气管插管、机械通气，并做好相应护理。

3. 保暖、合理喂养、预防感染。

4. 密切观察病情变化，尤其是呼吸困难和发绀的症状变化。

六、健康教育

1. 向家长讲解患儿病情、治疗效果及可能的预后，给予相应的心理支持和安慰，让家长接受新生儿患病的事实，减轻紧张情绪。

2. 如有后遗症，尽早指导家长带患儿进行功能训练和智力开发，对瘫痪患儿进行皮肤护理及肢体运动功能的训练，鼓励坚持治疗和随访；出院后按医嘱继续服用吡拉西坦等脑代谢激活剂，协助脑功能恢复。

第 7 节　新生儿黄疸

案例 7-6

患儿，男性，日龄 3 天。因“皮肤进行性黄染 2 天”入院。患儿系第 1 胎第 1 产，胎龄 39 周，顺产出生，生后无窒息史，患儿大小便正常排出，胎便已排尽，未排白陶土样粪便，生后予人工喂养，吃奶可，无呕吐。母亲血型为 O 型，父亲血型为 A 型。入院体查：体温 36℃、心率 120 次 / 分、呼吸 40 次 / 分，全身皮肤黄染，无皮疹及出血点，腹软。初步诊断为病理性黄疸。

问题： 1. 主要护理诊断是什么？

2. 主要护理措施是什么？

3. 健康教育的内容是什么？

一、概　　述

新生儿黄疸是由于新生儿时期胆红素在体内积聚而引起皮肤、黏膜、巩膜等部位黄染的现象。分为生理性黄疸和病理性黄疸。重者可致中枢神经系统受损，引起胆红素脑病（又称核黄疸），病死率高，存活者多留有后遗症。

（一）新生儿胆红素代谢特点

1. 胆红素形成过多　胎儿时期血氧分压低，红细胞代偿性增多；出生后氧分压升高，大量的红细胞破坏；新生儿红细胞寿命短，为 80 ～ 100 天，血红蛋白分解速度是成人的 2 倍；其他来源的胆红素生成也较多。

2. 血浆白蛋白结合胆红素的能力不足　刚娩出的新生儿常有不同程度的酸中毒，影响血中胆红素与白蛋白的结合，早产儿白蛋白数量较足月儿低，结合的胆红素量少。

3. 肝细胞处理胆红素的能力差　新生儿出生时 Y、Z 蛋白含量极低，不能充分摄取胆红素；肝细胞内尿苷二磷酸葡萄糖醛酸基转移酶含量极低，形成结合胆红素的功能差；肝细胞排泄结合胆红素的能力较成人差。

4. 肠肝循环特点 新生儿刚出生时肠道内正常菌群尚未建立，不能将进入肠道的胆红素转变为尿胆原和粪胆原，而肠道内 β- 葡萄糖醛酸酐酶活性较高，能很快使进入肠道内的结合胆红素水解成未结合胆红素而被肠黏膜重吸收，经门静脉达肝脏，构成新生儿胆红素肠肝循环。

（二）病理性黄疸的原因

1. 感染性 新生儿败血症及其他感染、新生儿肝炎等。

2. 非感染性 新生儿溶血症（是指母婴血型不合而导致的同族免疫性溶血）、先天性胆道闭锁、母乳性黄疸、遗传性疾病、药物性黄疸（维生素 K_3、维生素 K_4、新生霉素）等。

二、护理评估

（一）健康史

评估患儿母亲的健康情况，是否有肝炎病史。询问患儿健康史，是否有新生儿溶血病、新生儿败血症、先天性胆管阻塞、缺氧、酸中毒及低血糖等情况。询问黄疸出现时间、大便颜色、病情进展情况等。

（二）身体状况

1. 生理性黄疸表现特点 见本章第 2 节。

2. 病理性黄疸表现特点 ①黄疸出现早，生后 24 小时内出现黄疸；②黄疸程度重，血清胆红素足月儿＞ 221μmol/L（13mg/dl），早产儿＞ 257μmol/L（15mg/dl）；③黄疸进展快，血清胆红素每天上升超过 85μmol/L（5mg/dl）；④黄疸持久不退，足月儿超过 2 周，早产儿超过 4 周；⑤黄疸退而复现；⑥血清结合胆红素＞ 34μmol/L（2mg/dl）。

考点 生理性黄疸与病理性黄疸的区别

3. 严重表现 当患儿血清胆红素＞ 342μmol/L（20mg/dl）时，游离的未结合胆红素可透过血 – 脑屏障，造成基底核等处的神经细胞损害，出现中枢神经系统症状，发生胆红素脑病（核黄疸），病死率高，存活者多留有神经系统后遗症。

4. 不同原因所致黄疸的特点

（1）新生儿溶血病：以 ABO 血型不合（多为母亲 O 型，婴儿 A 型或 B 型）最常见，多为轻症；Rh 血型不合较少见，但一般较重。生后 24 小时内出现黄疸，以未结合胆红素增高为主，伴不同程度的贫血及水肿、心力衰竭、肝脾大，严重者导致胆红素脑病。

（2）新生儿肝炎：生后 2 ～ 3 周出现黄疸，并且逐渐加重，伴有厌食、体重不增、大便色淡及肝脾大。

（3）新生儿败血症：表现为黄疸迅速加重或退而复现，伴全身中毒症状及感染病灶。

（4）先天性胆管阻塞：生后 1 ～ 3 周出现黄疸，进行性加重，皮肤呈黄绿色，大便呈灰白色，肝脏进行性增大、边缘光滑、质硬。

（5）母乳喂养相关黄疸：指母乳喂养的新生儿在生后 1 周内，由热量和液体摄入不足、排便延迟导致黄疸。可能与母乳中 β- 葡萄糖醛酸酐酶水平较高，增加肠肝循环有关。

考点 溶血性黄疸的原因

（三）心理－社会状况

因患儿家长缺乏新生儿黄疸的有关知识，会产生恐惧，或在早期忽视病情。

（四）辅助检查

1. 血清胆红素浓度测定　胆红素增高，结合和未结合胆红素的检查对病因诊断有意义。

2. 根据病因选择相关检查　①新生儿溶血病：红细胞及血红蛋白降低、网织红细胞增加；血型测定可见母婴 ABO 或 Rh 血型不合；溶血三项试验（改良直接抗人球蛋白试验、患儿红细胞抗体释放试验、患儿血清中游离抗体试验）阳性。②新生儿肝炎：肝功能异常。③新生儿败血症：白细胞增高，血培养阳性。

三、治疗要点

1. 生理性黄疸　不需要特殊治疗。

2. 病理性黄疸　主要是去除病因，降低血清胆红素。

（1）去除病因：积极治疗原发病；针对不同病因采取相应的治疗。

（2）降低血清胆红素：采用光照疗法、输入血浆和白蛋白、肝酶诱导剂及换血疗法等。

（3）保护肝脏：预防和控制病毒、细菌感染，避免使用对肝细胞有损害的药物。

（4）对症治疗：纠正缺氧和水、电解质紊乱，维持酸碱平衡。

四、主要护理诊断/问题

1. 潜在并发症：胆红素脑病。

2. 知识缺乏：家长缺乏黄疸护理相关知识。

五、护理措施

1. 保暖　置患儿于中性温度下，维持体温稳定，低体温影响胆红素与白蛋白的结合，使黄疸加重。

2. 喂养　提早喂养可刺激肠蠕动，有利于排胎粪，同时能避免低血糖及建立肠道正常菌群，减少肠肝循环。如存在胎粪延迟排出，应灌肠处理。

3. 光照疗法　（见第十七章第 8 节）。

4. 按医嘱用药　输血浆、白蛋白，可增加未结合胆红素与白蛋白的结合；给予肝酶诱导剂如苯巴比妥、尼可刹米，可增加葡萄糖醛酸基转移酶的生成和肝摄取未结合胆红素的能力。

5. 配合换血治疗　换血疗法用于严重新生儿溶血病所致的黄疸。目的是降低血清未结合胆红素的浓度。护士应做好换血前的准备，如与患儿家长沟通，用物、药品和环境的准备，术中与换血后护理等。换血量一般为患儿全身血量的 2 倍，多选用脐静脉或其他较大静脉进行。

6. 密切观察病情　注意观察皮肤黄疸的部位和范围、生命体征的变化、黄疸的消退情况，注意有无胆红素脑病的早期征象，如出现精神反应差、吸吮无力、肌张力减退以及呼吸暂停和心动过缓等，立即报告医生，做好抢救准备。

六、健康教育

1. 向患儿家长讲解黄疸常见原因、如何观察黄疸程度、治疗效果及预后。

2. 介绍黄疸的预防知识，如预防新生儿肝炎、败血症等的发生。

3. 宣传孕期保健知识，对曾有过死胎、流产史的孕妇，向其说明产前检查的重要性。

4. 若为红细胞葡萄糖 -6- 磷酸脱氢酶缺陷者，忌食蚕豆及其制品，患儿衣物保管时勿放樟脑球，以免诱发溶血。

5. 并发胆红素脑病留有后遗症的患儿，及时给予正确的康复治疗和护理指导。

第 8 节　新生儿败血症

一、概　　述

新生儿败血症是指病原体侵入血液循环并生长繁殖，产生毒素而造成的全身性炎症反应。早产儿多见，是新生儿期最严重的感染性疾病之一，其发病率及病死率较高。

（一）易感因素

新生儿免疫系统功能不完善，感染后局限能力差，血中补体少，白细胞在应激状态下杀菌力下降，T 细胞对特异性抗原反应差，细菌容易侵入血液循环而易发生全身感染。

（二）病原菌

我国以葡萄球菌多见，其次为大肠埃希菌。近年来随着新生儿重症监护室（NICU）的发展，极低出生体重儿存活率的提高以及静脉留置针、气管插管等技术的广泛应用，表皮葡萄球菌、克雷伯杆菌、铜绿假单胞菌等条件致病菌的感染有增加趋势。

（三）感染途径

感染可发生在产前、产时、产后不同阶段，尤以产后感染最多见。

1. 产前感染　与母亲的感染性疾病有关，特别是羊膜腔感染。

2. 产时感染　胎膜早破、产程延长、分娩消毒不严等均可使胎儿感染。

3. 产后感染　细菌经脐部、皮肤黏膜或呼吸道、消化道侵入血液，也可通过雾化器、吸痰器和各种导管造成医源性感染。

二、护理评估

（一）健康史

评估母亲孕期是否有感染性疾病、胎膜早破或接受过羊膜腔穿刺等创伤性检查。患儿出生时有无胎膜早破、产程延长及消毒不严等情况，出生后有无细菌感染史。评估患儿一般反应、体重增长、体温变化及有无黄疸、出血倾向等。

（二）身体状况

临床表现不典型，无特征性表现，常累及多个系统，主要是以全身中毒症状为主。生后 7 天内起病的称为早发型败血症，7 天后起病的称为晚发型败血症。

1. 全身中毒症状　早期表现为反应差、食欲不佳、体重不增、哭声低弱、发热或体温不升等，而后发展为嗜睡、不吃、不哭、不动、体重明显下降等症状。

2. 出现以下表现时高度怀疑败血症　①黄疸：有时是败血症的唯一表现，表现为生理性黄疸迅速加重或退而复现，严重者有胆红素脑病。②肝脾大：出现较晚，一般为轻度至中度肿大。③出血倾向：皮肤可见瘀点、瘀斑，针眼处渗血，消化道出血、肺出血等。④休克：重症患儿有心动过速、心律失常、面色苍灰、皮肤发花、血压下降、尿少或无尿，如出现寒冷损伤综合征常提示预后不良。⑤其他：如胃肠道功能紊乱，重症患儿可出现中毒性肠麻痹、呼吸窘迫、呼吸不规则或暂停等。

3. 并发症　化脓性脑膜炎最常见，也可合并肺炎、骨髓炎等。

（三）心理 – 社会状况

由于患儿病情较重、疾病的发展和预后的不确定性、抗生素治疗过程长等因素，会使家长产生自责、焦虑。若为产时感染引起，还会对医护人员产生抱怨、不信任及不愿合作等。

（四）辅助检查

1. 病原学检查

（1）血培养：应在抗生素使用之前进行，抽血时必须严格消毒；阳性有诊断意义，但阴性不能排除本病。

（2）脑脊液、尿培养：脑脊液除培养外，还应涂片找细菌；尿培养最好从耻骨上膀胱穿刺取尿液，以免污染，尿培养阳性有助于诊断。

（3）可酌情进行胃液、脐部、咽拭子、外耳道分泌物等涂片和培养，对本病有参考意义。

2. 血常规　白细胞总数＜ 5.0×10^9/L 或＞ 20.0×10^9/L，中性粒细胞中杆状核所占比≥ 0.2、出现中毒颗粒或空泡，血小板计数可减少。

3. 其他　C- 反应蛋白（CRP）在急性感染期可升高，血清降钙素原（PCT）细菌感染后出现比 CRP 早，有效抗生素治疗后 PCT 水平迅速下降，因此其具有更高的特异性和敏感性。

三、治疗要点

1. 合理使用抗生素　早期、足量、足疗程、联合、静脉应用敏感抗生素，血培养阳性者，疗程 10 ～ 14 天，有并发症者应治疗 3 周以上。

2. 支持、对症治疗　注意保暖，供给氧气、能量和液体；清除感染灶；纠正酸中毒及电解质紊乱；必要时可输注新鲜血浆或全血、血小板及免疫球蛋白等。

四、主要护理诊断 / 问题

1. 体温调节无效　与体温调节中枢发育不完善及感染有关。

2. 皮肤完整性受损　与局部感染性病灶有关。

3. 营养失调：低于机体需要量　与营养摄入不足及病程长消耗过多有关。

4. 潜在并发症：化脓性脑膜炎、感染性休克。

五、护理措施

（一）维持体温正常

1. 观察体温　当体温波动较大时，每 1 ～ 2 小时测体温一次，体温平稳后每 4 小时测体温一次，并做好记录。

2. 体温过高　调节温、湿度，松解包被，多喂水或用温水浴来降低体温。不宜采用退热剂或乙醇擦浴、冷盐水灌肠等刺激性强的降温方法，否则易出现体温过低。降温处理后 30 分钟复测体温 1 次并记录。

3. 体温低　应及时保暖，如用预热后的柔软棉被包裹、母亲怀抱、使用热水袋等，必要时用温箱或远红外辐射床复温。

考点 新生儿发热的护理

（二）清除局部感染灶

及时处理局部病灶，如脐炎、脓疱疮、皮肤黏膜破损等，促进病灶早日愈合，防止感染蔓延扩散。按医嘱用抗生素，并保证药物有效进入体内，杀灭病原菌，同时注意药物毒副作用。

（三）保证营养供给

有吸吮及吞咽能力的患儿，继续母乳喂养，但主张少量多次，耐心喂哺。吸吮及吞咽能力差者，可管饲喂乳。病情危重者，按医嘱静脉补充营养，如血浆、白蛋白、新鲜血等。必要时可每天测量 1 次体重，以评估疗效和判断营养状况。

（四）密切观察病情，防止并发症

1. 积极控制感染，按医嘱正确使用抗生素。

2. 如出现面色青灰、突然尖叫、频繁呕吐、前囟饱满、两眼凝视等表现，提示可能发生化脓性脑膜炎；如患儿皮肤发花、四肢厥冷、脉搏细弱、皮肤有出血点等应考虑感染性休克或 DIC，应及时报告医生，并重新评估，调整护理计划。

六、健康教育

1. 讲解有关败血症知识，告知家长使用抗生素治疗时间长，取得家长的理解和支持。

2. 向家长介绍预防新生儿感染的方法，指导家长正确喂养和护理，让家长了解当新生儿发生局部感染时，应及时彻底进行治疗，以防感染扩散引起败血症。

第 9 节　新生儿寒冷损伤综合征

案例 7-7

患儿，男性，日龄 5 天。因“纳差 1 天”入院。患儿系第 1 胎第 1 产，胎龄 39 周，顺产出生，生后予人工喂养，昨日患儿不吃奶，查体：体温 35.5℃，小腿外侧变凉、变硬。初步诊断为新生儿寒冷损伤综合征。

问题：1. 主要护理诊断是什么？

2. 主要护理措施是什么？

3. 健康教育的内容是什么？

一、概　述

新生儿寒冷损伤综合征简称新生儿冷伤，亦称新生儿硬肿症，是由寒冷和（或）多种疾病所致。近年来，随着居住条件的改善、新生儿转运技术的发展和新生儿保暖技术的普及，该病的发病率已明显下降。

（一）病因

寒冷、早产、感染和窒息为主要病因。

（二）发病机制

1. 新生儿体温调节中枢不成熟，体表面积相对较大，皮下脂肪层薄，血管丰富，易散热。

2. 胎龄越小棕色脂肪含量越少，且新生儿缺乏寒战产热方式，产热能力差，易发生低体温。

3. 新生儿皮下脂肪中饱和脂肪酸多，其熔点高，体温低时易凝固出现皮肤变硬。

4. 低体温及皮肤硬肿使局部血液循环障碍，血流缓慢，组织灌注不足，引起缺氧和代谢性酸中毒，导致毛细血管壁通透性增加，出现水肿，严重时可发生多器官功能损害。

5. 重症感染、心力衰竭、休克等使能源物质消耗增加、能量摄入不足，导致能量代谢紊乱，出现低体温和皮肤硬肿。

考点 新生儿寒冷损伤综合征的病因

二、护理评估

（一）健康史

评估患儿居室温度、保暖措施及喂养情况。评估胎龄及出生情况，是否有早产、窒息、受寒、感染等因素存在。评估患儿体温、食欲、反应、皮肤及尿量等情况。

（二）身体状况

主要发生在寒冷季节或重症感染时。多于生后1周内发病，早产儿多见。低体温和皮肤硬肿是本病的主要表现。

1. 一般表现　反应低下、食欲差或拒乳、哭声低弱或不哭，活动减少，也可出现呼吸暂停。

2. 低体温　体核温度（肛门温度）常降至35℃以下，重症＜30℃，可出现四肢或全身冰冷。低体温常伴有心率减慢。

由于新生儿腋下含有较多棕色脂肪，正常状态下不产热，所以腋温低于肛温，腋温－肛温差（$T_{A\text{-}R}$）＜0。寒冷时棕色脂肪氧化产热，局部温度升高，腋温高于或等于肛温，腋温－肛温差≥0。重症新生儿硬肿症时，因棕色脂肪耗尽，腋下温度不升，腋温仍低于肛温，腋温－肛温差＜0。因此，腋温－肛温差可作为判断棕色脂肪产热状态的指标。

3. 皮肤硬肿　皮肤发硬，紧贴皮下组织，不能移动，有水肿者压之有凹陷，呈暗红色或青紫色。硬肿常呈对称性，其发生顺序：小腿→大腿外侧→整个下肢→臀部→面颊→上肢→全身。硬肿严重时可使患儿活动受限、呼吸功能发生障碍。

4. 多器官功能损害　病情严重时可出现休克、弥散性血管内凝血（DIC）和急性肾衰竭等多器官功能损害表现。肺出血是较常见的并发症。

5. 病情分度　根据临床表现，病情可分为轻度、中度和重度三种（表 7-5）。

表 7-5　新生儿寒冷损伤综合征的病情分度

分度	肛温	腋温 – 肛温差	硬肿范围	全身情况及器官功能改变
轻度	≥ 35℃	＞ 0	＜ 20%	无明显改变
中度	＜ 35℃	≤ 0	20% ～ 50%	反应差、功能明显低下
重度	＜ 30℃	＜ 0	＞ 50%	休克、DIC、肺出血、急性肾衰竭

考点　新生儿寒冷损伤综合征的表现

（三）心理 – 社会状况

家长因对本病病因、护理、预后等知识的缺乏，常出现内疚、焦虑和恐惧等心理反应。评估其家庭居住环境、生活习惯及经济状况等。

（四）辅助检查

行血常规检查判断有无感染；行动脉血气分析确定有无酸中毒；行血电解质、尿素氮、肌酐检查判断有无肾衰竭；行血小板计数、凝血时间及纤维蛋白原测定等确定有无 DIC。

三、治疗要点

逐渐复温是治疗的关键，逐渐使患儿体温恢复正常，同时供给能量和液体、对症治疗及合理用药；有感染者根据血培养和药敏试验结果选用抗生素；有 DIC 时慎用肝素；有出血倾向者用止血药；出现休克时进行扩容、纠正酸中毒。

四、主要护理诊断 / 问题

1. 体温过低　与受寒、早产、感染、窒息等有关。
2. 营养失调：低于机体需要量　与能量摄入不足有关。
3. 有感染的危险　与机体免疫功能低下有关。
4. 潜在并发症：DIC、休克、肺出血、急性肾衰竭等。

五、护理措施

（一）复温

目的是在体内产热不足的情况下，通过提高环境温度（减少散热或外加热），恢复和保持正常体温。

1. 患儿肛温＞ 30℃、腋温 – 肛温差≥ 0 时，提示棕色脂肪产热较好，自身具有产热能力，此时可通过减少散热复温，将患儿置于中性温度的温箱中，6 ～ 12 小时使体温恢复正常。

2. 肛温＜ 30℃，无论腋温 – 肛温差如何，均应将患儿置于比肛温高 1 ～ 2℃的温箱中，通过外加热复温，每小时升高箱温 1℃，最高不超过 34℃，12 ～ 24 小时使体温恢复正常。

考点　新生儿寒冷损伤综合征的正确复温

（二）合理喂养

根据患儿的吸吮、吞咽及消化能力，选择适宜的营养供给方式，保证能量和水分的供给。

有明显心、肾功能损害者应严格控制输液量及输液速度，供给的能量和液体需加温至35℃左右。

（三）预防感染

低体温可致机体免疫力下降，易发生感染，感染又可使硬肿加重，故应积极预防感染。

1. 实行保护性隔离，与感染患儿分室居住。
2. 做好病室、温箱内的清洁消毒。
3. 加强皮肤护理，及时擦洗臀部及更换尿布；经常更换体位，防止体位性水肿和坠积性肺炎；尽量避免肌内注射，防止皮肤感染。
4. 严格遵守无菌操作规程，避免医源性感染。

（四）预防多器官衰竭

积极治疗原发病，注意观察生命体征、硬肿范围、尿量、有无DIC、有无肺出血等，详细记录，如有异常及时报告医生，并备好抢救药品和设备，进行有效的抢救。

六、健康教育

介绍寒冷损伤综合征的相关知识，并耐心解答家长提出的问题。提供新生儿保暖、喂养、预防感染等知识，指导家长对患儿加强护理，注意保暖，保持适宜的环境温度和湿度，鼓励母乳喂养，保证足够的热量。

第10节　新生儿脐炎

案例7-8

患儿，男性，日龄5天。因“脐窝有渗出1天”入院。患儿系第1胎第1产，胎龄39周，顺产出生，生后予人工喂养，昨日发现脐窝有渗出，查体温36.8℃，脐轮红，脐窝有少许脓性分泌物，余无阳性体征。初步诊断为脐炎。

问题： 1. 主要护理诊断是什么？

2. 主要护理措施是什么？

3. 健康教育的内容是什么？

一、概　　述

脐炎是指细菌入侵脐残端，且在其繁殖所引起的急性炎症。本病由出生时或出生后脐带处理不当所致。金黄色葡萄球菌是最常见的病原菌，其次为大肠埃希菌、铜绿假单胞菌、溶血性链球菌等。

二、护理评估

（一）健康史

评估出生时脐带处理及生后脐带护理是否正确或存在消毒不严等情况，出生后有无细菌感染史。评估患儿一般反应、体重增长、体温变化及有无黄疸等。评估其家庭居住环境、生活习惯及经济状况等。

（二）身体状况

1. 轻者脐带根部发红，或脱落后伤口不痊愈，脐窝湿润。

2. 重者脐部及脐周红肿发硬、脓性分泌物多且有臭味。

3. 炎症扩散可形成蜂窝织炎，细菌入血可引起败血症，伴有全身中毒症状。

4. 慢性脐炎时局部形成脐部肉芽肿，为一小樱桃红色突出肿物，常常流黏性分泌物，经久不愈。

（三）社会 – 心理状况

患儿家长缺乏新生儿脐炎有关知识，在早期忽视病情，在病情较重时会使家长产生自责、焦虑；若为出生时感染，还会对医护人员产生抱怨，产生不信任、不愿合作。

（四）辅助检查

血常规、脐部分泌物细菌培养。

三、治疗要点

清除局部感染病灶、选择适宜抗生素、对症治疗等。

四、主要护理诊断 / 问题

1. 皮肤完整性受损　与脐部感染性病灶有关。

2. 潜在并发症：败血症、腹膜炎。

五、护理措施

（一）脐部护理

1. 洗澡时，注意不要洗湿脐部，洗澡完毕，用消毒干棉签吸干脐部，并用 75% 乙醇消毒，保持局部干燥。

2. 进行脐部护理时应先洗手，并注意腹部保暖。

3. 轻症者局部用 3% 过氧化氢清洗后用 75% 乙醇或 2% 碘伏消毒，从脐的根部由内向外环形彻底清洗消毒，每日 3 次。脐部化脓，蜂窝织炎或出现全身症状者遵医嘱应用抗生素。

4. 如有脓肿形成，则需行切开引流术。肉芽肿形成者可用 10% 硝酸银溶液烧灼。

（二）观察病情，预防并发症

观察患儿有无面色灰白、少吃或吸吮无力、少哭、少动、反应低下、发热或体温不升、黄疸等败血症的表现，若有上述表现及时报告医生，准备好药物及物品，积极配合医生进行处理。

六、健康教育

孕妇应到医院分娩，若发生特殊或紧急情况而不能去医院分娩时，要保证正确的断脐方法。教会家长新生儿脐部护理方法，向家长宣教正确的消毒方法。

考点 新生儿脐炎的护理

第 11 节　新生儿低血糖

案例 7-9

患儿，男性，孕 32 周早产，日龄 1 天。因“面色苍白、体温不升”急转入儿科。患儿生后曾喂糖水，1 小时前出现面色苍白、体温不升。初步诊断为新生儿低血糖。

问题： 1. 主要护理诊断是什么？

2. 主要护理措施是什么？

3. 健康教育的内容是什么？

一、概　　述

新生儿低血糖是指全血血糖＜ 2.2mmol/L（40mg/dl），不需要考虑出生体重、胎龄和生后日龄。多见于早产儿及小于胎龄儿，严重而持久的低血糖可能会导致低血糖脑病的发生。

主要病因如下。

1. 肝糖原储备不足　早产儿、小于胎龄儿等。

2. 葡萄糖利用增加　败血症、寒冷、创伤、窒息、缺氧、酸中毒、呼吸窘迫、新生儿硬肿症等。

3. 胰岛素水平增高　多见于糖尿病母亲婴儿、Rh 溶血病、婴儿胰岛细胞增生症等。

4. 先天性内分泌和代谢缺陷疾病。

二、护理评估

（一）健康史

评估胎龄及出生情况，是否有早产、窒息、受寒、感染等因素存在；评估本次妊娠及分娩过程中的母亲情况；评估患儿一般状况、体温、食欲、反应、皮肤等情况；评估患儿居室温度、保暖措施及喂养。

（二）身体状况

多数患儿并无临床症状，一般症状出现在生后几小时至 1 周内，多见于生后 24 ～ 72 小时，糖尿病母亲所生的婴儿生后几小时即可出现症状。多表现为震颤、阵发性青紫、呼吸暂停或呼吸增快、哭声减弱或音调变高、肌张力低下、异常眼球转动、反应差及嗜睡，甚至惊厥，也可出现面色苍白、多汗、体温不升、心动过速、哭闹等。

（三）社会 – 心理状况

患儿家长缺乏新生儿低血糖有关知识，在早期忽视病情，在病情较重时会使家长产生自责、焦虑。

（四）辅助检查

1. 高危儿生后进行血糖监测。

2. 疑似低血糖脑病时，头部 MRI 特别是弥散加权成像（DWI）有助于早期诊断。

三、治疗要点

无症状低血糖可给予口服葡萄糖，如无效改为静脉输注葡萄糖；对有症状患儿都应静脉输注葡萄糖。有遗传代谢性疾病的或其他原因的给予相应的治疗。

四、主要护理诊断 / 问题

1. 营养失调：低于机体需要量　与摄入不足、消耗增加有关。

2. 潜在并发症：呼吸暂停。

五、护理措施

（一）维持正常血糖

1. 纠正低血糖　有症状者应立即推入 10% 葡萄糖溶液 1 ～ 2ml/kg，随即静脉持续滴入 5% ～ 10% 葡萄糖溶液，速度为 6 ～ 8mg/（kg · min），根据新生儿血糖情况，调整输糖速度。如果低血糖持续存在或输入葡萄糖后仍不能维持正常血糖水平者，则应加用泼尼松或氢化可的松，一般在 1 周内逐渐停用。血糖低但无症状者，可先喂 10% 葡萄糖溶液，然后再喂乳汁，复查血糖仍低者，应输注 10% 葡萄糖溶液，速度为 6 ～ 8mg/（kg · min）。持续性低血糖者可加用胰高血糖素，高胰岛素血症者可用二氮嗪，及时使血糖稳定在正常值以上。

2. 调整饮食　对半乳糖血症患儿，应完全停止含乳糖的食品，代以不含乳糖的饮食。对亮氨酸敏感的小儿，应限制蛋白质，因大多数蛋白质饮食均含此必需氨基酸。对先天性果糖不受症小儿，应限制蔗糖（白糖）和甜质水果汁。

3. 定期监测血糖　静脉输注葡萄糖时及时调整输注量及速度，防止治疗过程中发生医源性高血糖，用输液泵控制并每小时观察记录 1 次。

（二）密切观察变化

观察患儿神志、哭声、呼吸、肌张力及抽搐情况，注意有无震颤、多汗、呼吸暂停等，如发现呼吸暂停，立即给予拍背、弹足底等初步处理。

考点 新生儿低血糖的护理

六、健康教育

向家长讲解疾病有关知识，取得家长配合。指导合理喂养、保证足够热量。

第 12 节　新生儿低钙血症

案例 7-10

患儿，男性，日龄 5 天。因“阵发性口周发绀 1 天”入院。患儿足月顺产，人工喂养，昨日出现阵发性口周发绀，急诊入儿科。初步诊断为新生儿低钙血症。

问题： 1. 主要护理诊断是什么？

2. 主要护理措施是什么？

3. 健康教育的内容是什么？

一、概　述

新生儿低钙血症是新生儿惊厥的常见原因之一，指血清总钙低于 1.75mmol/L（7.0mg/dl），游离钙低于 0.9mmol/L（3.5mg/dl）。主要病因有以下几方面。

1. 早期低血钙　发生于出生后 72 小时内，多见于早产儿、小于胎龄儿、糖尿病及妊娠高血压疾病母亲所生的婴儿。

2. 晚期低血钙　发生于出生 72 小时后，常发生于牛乳喂养的足月儿。主要是因为牛乳中磷含量高，钙磷比例不适宜（1.35 ∶ 1，母乳 2.25 ∶ 1）导致钙吸收差，同时新生儿肾小球滤过率低，肾小管对磷的重吸收能力较强，导致血磷过高，血钙沉积于骨，发生低钙血症。此外，也见于长期肠吸收不良的患儿。

3. 其他低血钙　多见维生素 D 缺乏或先天性永久性甲状旁腺功能不全。

二、护理评估

（一）健康史

评估胎龄及出生情况，是否有早产、窒息、受寒、感染等因素存在；评估本次妊娠及分娩过程中的母亲情况；评估患儿一般状况、体温、反应、睡眠、皮肤及喂养等情况。

（二）身体状况

症状多出现于生后 5 ～ 10 天。主要表现为呼吸暂停、激惹、烦躁不安、肌肉抽动及震颤、惊跳，重者发生惊厥，手足搐搦和喉痉挛在新生儿少见。惊厥发作时常伴有呼吸暂停和发绀。发作间期神志清楚、一般情况良好。

（三）社会 – 心理状况

患儿家长缺乏新生儿低钙血症有关知识，在早期忽视病情，在病情较重时会使家长产生自责、焦虑。

（四）辅助检查

1. 血清学检查　血清总钙＜ 1.75mmol/L（7.0mg/dl），游离钙＜ 0.9mmol/L（3.5mg/dl），血磷＞ 2.6mmol/L（8mg/dl），碱性磷酸酶多正常。

2. 心电图检查　可见 QT 间期延长，早产儿＞ 0.2 秒，足月儿＞ 0.19 秒提示低钙血症。

三、治疗要点

1. 静脉补钙，甲状旁腺功能不全者除补钙外，同时给予维生素 D。

2. 调整饮食，停喂含磷过高的牛乳，改用母乳或钙磷比例适当的配方乳。

四、主要护理诊断 / 问题

1. 营养失调：低于机体需要量　与钙的吸收不良、血磷浓度过高等有关。

2. 有窒息的危险　与惊厥、喉痉挛有关。

五、护理措施

（一）维持血钙浓度正常

1. 补充钙剂　遵医嘱静脉使用 10% 葡萄糖酸钙，用 5% ～ 10% 葡萄糖溶液稀释至少 1 倍；推注要缓慢（＞ 10 分钟），经稀释后药液推注速度＜ 1ml/min，并予以心电监护；当患儿心率小于 80 次 / 分时，应停止用药；静脉用药应防止药液外渗，一旦外渗应立即更换注射部位，并用 25% ～ 50% 硫酸镁湿敷或用 2% 普鲁卡因局部封闭。口服葡萄糖酸钙在两次喂奶间给药，禁忌与牛奶搅拌在一起，影响钙吸收。

2. 鼓励母乳喂养，无条件母乳喂养者，应予新生儿配方奶喂养。

（二）观察病情

加强巡视，备好吸引器、氧气、气管插管、气管切开等急救用品，一旦发生喉痉挛、呼吸暂停应立即抢救。

六、健康教育

1. 向家长解释本病的病因及预后，鼓励母乳喂养或应用钙磷比例适当的配方乳。

2. 新生儿应于生后 1 周开始补充钙剂和维生素 D，牛奶喂养的新生儿和患病的新生儿提早补充。多晒太阳。

考点 补钙的护理

自 测 题

A_1/A_2 型题

1. 属于正常足月儿指标的一项是
   A. 胎龄＜ 37 周
   B. 体重在 2500 ～ 4000g
   C. 身高＜ 47cm
   D. 器官功能未成熟
   E. 有高危因素的活产婴儿

2. 不属于高危儿的一项是
   A. 高危妊娠孕妇分娩的新生儿
   B. 异常分娩出生的新生儿
   C. 有疾病或畸形的新生
   D. Apgar 评分低于 10 分的新生儿
   E. 其兄姐在新生儿期有异常死亡者

3. 早产儿的外观特点有
   A. 肤色红润，毳毛少
   B. 头发分条清楚
   C. 乳晕明显
   D. 足底纹少
   E. 耳舟直挺

4. 新生儿体温调节的特点中不包括
   A. 体温调节中枢发育不成熟
   B. 皮肤体表面积小不易散热
   C. 皮下脂肪薄易于散热
   D. 棕色脂肪能量储备少
   E. 能通过皮肤出汗散热

5. 早产儿时有呼吸暂停现象是由于
   A. 肺泡数量相对较少
   B. 呼吸中枢发育不成熟
   C. 缺乏肺泡表面活性物质
   D. 肋间肌薄弱

E. 膈肌位置高

6. 下列早产儿的护理措施中不正确的是

A. 按出生体重保暖

B. 合理喂养

C. 出现青紫即持续高流量吸氧

D. 预防感染

E. 加强皮肤黏膜脐带的护理

7. 为预防早产儿出血，出生后应给予

A. 维生素 A　B. 维生素 B

C. 维生素 C　D. 维生素 D

E. 维生素 K

8. 不属于新生儿生理性体重下降的原因是

A. 摄入不足　B. 皮肤蒸发

C. 胎粪排出　D. 小便排出

E. 出生体重低

9. 一新生儿，女性，日龄 3 天。洗澡时母亲发现其两侧乳腺均有蚕豆大小肿块，轻挤有乳白色液体流出。正确的处理方法是

A. 用手挤压　B. 挑割肿块

C. 手术切除　D. 使用抗菌素

E. 无须处理

10. 一胎龄 35 周的新生儿，出生体重 2500g，身长 47cm，皮肤红嫩，胎毛多，头发细软，足底纹少。该新生儿属于

A. 足月儿　B. 足月小样儿

C. 早产儿　D. 低出生体重儿

E. 小于胎龄儿

11. 与新生儿 Apgar 评分标准无关的是

A. 体温　B. 心率

C. 呼吸　D. 肌张力

E. 皮肤颜色

12. 新生儿窒息时首选的护理措施是

A. 给氧　B. 刺激呼吸

C. 清理呼吸道　D. 纠正酸中毒

E. 注射强心剂

13. 新生儿缺氧缺血性脑病最主要的病因是

A. 围生期窒息　B. 肺炎

C. 病理性黄疸　D. 败血症

E. 硬肿症

14. 不属于新生儿颅内出血病情观察的主要内容是

A. 神志状态　B. 瞳孔大小

C. 囟门状态　D. 各种反射

E. 饮食情况

15. 新生儿颅内出血的护理措施中错误的一项是

A. 保持安静，避免各种惊扰

B. 头肩部抬高 25° ～ 30°

C. 注意保暖，必要时给氧

D. 经常翻身，防止肺部淤血

E. 喂乳时应卧在床上，不要抱起患儿

16. 新生儿生理性黄疸最主要的原因是

A. 大量红细胞破坏，胆红素产生过多

B. 肝 Y、Z 蛋白缺如，摄取胆红素不足

C. 肝酶水平低，结合胆红素能力不足

D. 易致胆汁淤积，排泄胆红素能力不足

E. 新生儿肠肝循环的胆红素增加

17. 属于新生儿生理性黄疸的表现是

A. 黄疸出现过早　B. 黄疸程度过重

C. 黄疸退而复现　D. 黄疸消退延迟

E. 一般预后良好

18. 与母乳性黄疸无关的表现是

A. 一般在母乳喂养后 4 ～ 5 天出现

B. 2 ～ 3 周达到高峰

C. 4 ～ 12 周后降至正常

D. 有发生胆红素脑病的可能

E. 停止母乳喂养 24 ～ 72 小时后黄疸下降

19. 未成熟儿易出现低体温的主要原因是

A. 代谢率高，产热少

B. 体表面积相对较大，散热快

C. 棕色脂肪多，产热少

D. 肌肉发育差，产热少

E. 体温调节功能强，散热快

20. 新生儿寒冷损伤综合征皮肤硬肿症状发生的顺序是

A. 四肢、臀部、躯干、面颊、腹部

B. 下肢、臀部、面颊、上肢、躯干
C. 下肢、上肢、臀部、躯干、面颊
D. 腹部、躯干、臀部、四肢、面颊
E. 下肢、臀部、躯干、上肢、面颊

A_3/A_4 型题

（21 ～ 23 题共用题干）

一足月新生儿，第 1 胎第 1 产，顺产，生后 18 小时出现黄疸，肝肋下 2cm，胎便已排空。血总胆红素 258μmol/L，子血型 A，Rh 阳性；母血型 O，Rh 阳性。

21. 导致该患儿黄疸最可能的原因是
A. 生理性黄疸
B. 新生儿败血症
C. 新生儿 ABO 溶血症
D. 新生儿 Rh 溶血症
E. 先天性胆道梗阻

22. 对该患儿除换血疗法外宜尽快采取的护理措施是
A. 蓝光疗法　B. 肝酶诱导剂
C. 手术治疗　D. 抗菌治疗
E. 密切观察

23. 对该患儿病情观察的重点是
A. 黄疸程度　B. 肝脾大小
C. 反射肌张力　D. 大便颜色
E. 体温高低

（24 ～ 26 题共用题干）

患儿，女性，32 周早产。小于胎龄儿，出生后出现哭声异常、阵发性青紫、肢体抖动，实验室检查：血糖 1.7mmol/L。诊断为新生儿低血糖。

24. 常见病因是
A. 足月儿　B. 巨大儿
C. 早产儿　D. 过渡期新生儿
E. 过期产新生儿

25. 如果患儿不能经口进食、需要静脉补充葡萄糖，其速度是
A. 1 ～ 2mg/（kg · min）
B. 3 ～ 4mg（kg · min）
C. 4 ～ 5mg（kg · min）
D. 6 ～ 8mg（kg · min）
E. 9 ～ 10mg（kg · min）

26. 输入葡萄糖时，主要的护理措施是
A. 给予高糖饮食　B. 给予高蛋白饮食
C. 监测血糖变化　D. 防止外伤
E. 注意保暖

（茹建萍）

第8章
消化系统疾病患儿的护理

第1节　小儿消化系统解剖、生理特点

（一）口腔

口腔具有吸吮、咀嚼、吞咽、味觉等多种功能。足月新生儿在出生时已具有较好的吸吮、吞咽功能，早产儿则较差。新生儿出生时口腔黏膜薄嫩，血管丰富，唾液腺发育不够完善，导致口腔黏膜干燥，因此易受损伤和局部感染。3个月以下小儿唾液中淀粉酶分泌不足，故不宜喂淀粉类食物。3～4个月时唾液分泌开始增多，5～6个月时明显增多，但小儿口底浅，尚不能吞咽全部唾液，可出现生理性流涎。

（二）食管和胃

新生儿及婴儿食管呈漏斗状。食管长度在新生儿为8～10cm，1岁时约12cm，5岁时约16cm，学龄期为20～25cm，新生儿食管下端贲门括约肌发育不成熟，控制能力差，常发生胃食管反流。一般在8～10个月左右症状消失。

婴儿胃呈水平位，贲门括约肌发育不成熟，幽门括约肌发育良好，故易导致溢乳和呕吐。胃容量在新生儿30～60ml，1～3月时90～150ml，1岁时250～300ml，5岁时700～850ml。婴儿胃排空时间随食物种类不同而异，稠厚而乳凝块大的乳汁排空慢，如水为1.5～2小时，母乳为2～3小时，牛乳为3～4小时。早产儿胃排空更慢，易发生胃潴留。

考点 小儿溢乳原因

（三）肠及肠道菌群

婴儿肠道相对较长，一般为身长的5～7倍。肠黏膜血管丰富，有利于消化吸收。但肠系膜长而柔软，固定差、活动度大，易发生肠扭转和肠套叠。婴儿肠壁薄，屏障功能差，毒素及细菌等可经肠黏膜吸收引起全身性感染。

胎儿消化道内无细菌，生后数小时细菌即经口、鼻、肛门入侵至肠道，主要分布在结肠和直肠。肠道菌群受食物成分影响，母乳喂养者以双歧杆菌为主，人工喂养及混合喂养者以大肠埃希菌、嗜酸乳杆菌、双歧杆菌、肠球菌为主。正常肠道菌群对侵入肠道的致病菌有一定拮抗作用，婴幼儿不能完全建立正常菌群，易导致消化道功能紊乱，肠道细菌大量繁殖可进入小肠甚至胃而致病。

（四）肝

年龄越小肝脏相对越大，但肝细胞发育尚不成熟，肝功能亦不成熟，解毒能力差。婴幼儿肝脏可在右肋下触及，6～7岁后不易触及，在感染性疾病、心力衰竭、中毒等情况下易发生肝大和变性。婴儿期胆汁分泌较少，影响脂肪的消化和吸收。

（五）胰腺

胰腺分泌胰液和胰岛素、胰高血糖素等激素。出生时可分泌少量胰液，3～4 个月后胰液分泌随年龄生长而增加。6 个月以内婴儿胰淀粉酶水平较低，1 岁后才接近成人。新生儿及婴幼儿胰脂肪酶和胰蛋白酶的活性都较低，故对脂肪和蛋白质的消化和吸收都不够完善，易发生消化不良。

（六）健康小儿粪便

1. 胎粪由胎儿肠道脱落的上皮细胞、消化液及吞下的羊水组成，呈深墨绿色、黏稠、无臭味，多在生后 12 小时内开始排便。小儿大脑皮质功能发育不完善，进食引起胃–结肠反射，产生便意，排便次数多于成人。

2. 母乳喂养儿的粪便为金黄色，糊状，不臭，呈酸性反应，每日 2～4 次。

3. 牛、羊乳喂养儿粪便为淡黄色或灰黄色，较干稠，有臭味，呈中性或碱性反应，每日 1～2 次。易发生便秘。

4. 混合喂养儿粪便较人工喂养儿更软、黄，添加谷类、蛋、肉、蔬菜等辅食后，粪便性状接近成人，呈暗褐色，臭味加重，每日 1 次。

考点 健康小儿粪便

第 2 节　口　　炎

案例 8-1

患儿，男性，10 个月，因发热 3 天就诊，患儿一周前患感冒，在家自行使用头孢克洛 3 天，阿奇霉素 3 天效果不佳，且发热就诊，检查发现口腔左侧颊黏膜有一白色乳凝块，不容易擦拭去，诊断为：鹅口疮。

问题： 1. 患儿患病的病因是什么？

2. 如何为患儿做口腔护理？

3. 如何向家长进行口炎的健康指导？

一、概　　述

口炎指口腔黏膜各种感染引起的炎症。病变限于局部如舌、齿龈、口角，亦可称舌炎、牙龈炎或口角炎等。本病在婴幼儿时期较为多见。

口炎的常见病因：婴幼儿口腔黏膜薄嫩，血管丰富，易发生细菌、病毒、真菌等感染；食具不洁、口腔卫生不良或机体抵抗力下降等因素均可导致口炎的发生；继发于全身性疾病如急性感染、营养不良、长期使用广谱抗生素等。

考点 小儿口炎的病因

二、护理评估

（一）健康史

向家长询问患儿喂养方式、有无不洁饮食史、有无感染、腹泻及长期使用抗生素等。

（二）身体状况

1. 鹅口疮　又名雪口病，为白色念珠菌感染所致，多见于新生儿，以及营养不良、腹泻、

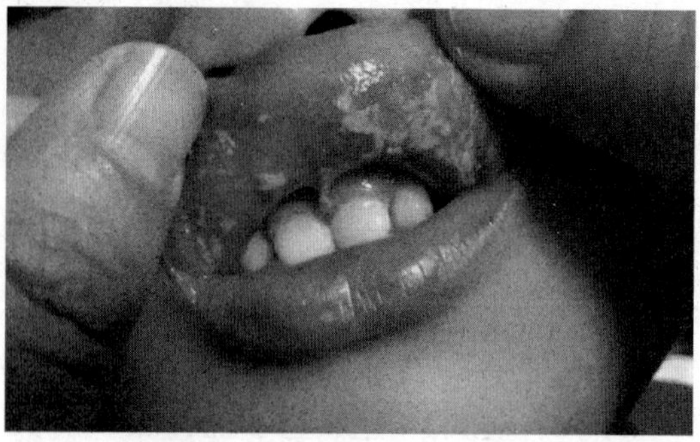
图 8-1 鹅口疮的临床表现

长期使用广谱抗生素或激素的患儿。常通过污染的乳具感染，新生儿亦可在出生时经产道感染。

本病特征是在口腔黏膜表面出现白色或灰白色乳凝块样小点或小片状物，可逐渐融合成片，不易拭去，若强行擦拭剥离后，局部黏膜潮红、粗糙、可有溢血（图 8-1）。患处不痛、不流涎、不影响吃奶，一般无全身症状。以颊黏膜最常见，其次是舌、齿龈及上腭，重者整个口腔均被白色膜覆盖，甚至可蔓延至咽、喉、食管、气管、肺等处，出现呕吐、吞咽困难、声音嘶哑或呼吸困难。

2. 疱疹性口炎　由单纯疱疹病毒 I 型感染所致，多见于婴幼儿。传染性强，终年可发生。

本病特征是起病时发热，达 38 ～ 40℃，常有上呼吸道感染症状。在齿龈、舌、唇内、颊黏膜处出现散在或成簇的黄白色小水疱，直径 2 ～ 3mm，迅速破溃后形成浅溃疡，上面覆盖黄白色纤维渗出物，绕以红晕，有时累及上腭及咽部。口角及唇周皮肤亦可发生疱疹。局部疼痛明显，拒食、流涎、烦躁，颌下淋巴结肿大。病程 1 ～ 2 周。

本病应与由柯萨奇病毒引起的疱疹性咽峡炎相鉴别。后者疱疹主要在咽部和软腭，有时见于舌，但不累及齿龈和颊黏膜，颌下淋巴结不肿大，多发生于夏秋季。

3. 溃疡性口炎　由链球菌、金黄色葡萄球菌、肺炎链球菌等引起。多见于婴幼儿。常发生于急性感染、口腔不洁、长期腹泻等抵抗力低下时。

本病常见于舌、唇内、颊黏膜等处，口腔的各部位也可发生。初起充血水肿，以后发生糜烂或溃疡，散在或融合成片，上有纤维素性炎性渗出物形成的假膜，呈灰白色，边界清楚，易拭去而遗留溢血创面，不久又被假膜覆盖，涂片染色可见大量细菌。局部疼痛、流涎、拒食、烦躁，常发热，局部淋巴结肿大。重者由于进食过少可出现脱水和酸中毒。

考点 小儿口炎的临床特征

（三）心理－社会状况

评估家长对口炎的认知程度，了解患儿家庭状况，卫生习惯。了解患儿是否因疾病产生焦虑。

（四）辅助检查

鹅口疮患儿取白膜涂片加 10% 氢氧化钠 1 滴，镜检可见真菌的菌丝和孢子；疱疹性口炎外周血白细胞正常或偏低；溃疡性口炎外周血白细胞总数和中性粒细胞增高，涂片染色可见大量细菌。

三、治疗要点

保持口腔清洁，局部涂药，对症处理，高热者用物理或者药物退热，补充足够的水分和营养。

四、主要护理诊断 / 问题

1. 口腔黏膜受损　与口腔感染有关。

2. 疼痛　与口腔黏膜糜烂、溃疡有关。

3. 体温过高　与感染有关。

五、护理措施

1. 口腔护理　口炎患儿鼓励多饮水，保持口腔黏膜湿润和清洁。鹅口疮可用 2% 碳酸氢钠溶液于哺乳前后清洁口腔，疱疹性口炎及溃疡性口炎可用 3% 过氧化氢溶液或 0.1% 依沙吖啶（利凡诺）溶液清洗溃疡面，每日 2 ～ 4 次，以餐后 1 小时左右为宜。及时清除分泌物，保持干燥，避免引起皮肤湿疹和糜烂。

2. 正确涂药　涂药前先清洁口腔，然后用干棉球放在颊黏膜腮腺管口处或舌系带两侧，以隔断唾液，防止药物被冲掉，然后把病变表面水分吸干再涂药。涂药后协助患儿闭口 10 分钟左右再取出棉球或纱布，勿立即饮水或进食。在清洁口腔及局部涂药时，动作要轻、快、准，用棉签在溃疡面上滚动式涂药，不可摩擦，减轻患儿疼痛。婴儿不易配合者可直接涂药。

3. 发热护理　监测体温，体温超过 38.5℃时，给予物理或药物降温。

4. 饮食护理　以高能量、高蛋白、含丰富维生素的温凉流质或半流质食物为宜。同时避免摄入酸、辣、粗、硬等刺激性的食物。疼痛者进食前涂 2% 利多卡因。不能进食者可静脉补充足够的液体和热量。

5. 防止继发感染及交叉感染　患儿的玩具、食具等要及时消毒，鹅口疮患儿使用过的奶瓶、水杯、奶头应放入 5% 碳酸氢钠溶液中浸泡 30 分钟后洗净，再煮沸消毒。

考点　小儿口炎的口腔护理及用药护理

六、健康教育

给家长讲解口炎发生的原因，指导家长培养儿童养成进食后漱口、正确刷牙，不吮指等良好的卫生习惯；食物要新鲜，食具、奶具专用并定时煮沸消毒；指导家长口炎时饮水、饮食及局部涂药的护理方法；宣传营养均衡供给，避免偏食、挑食，培养良好的饮食习惯。

第 3 节　小儿腹泻病

案例 8-2

患儿，男性，1 岁，因“腹泻 4 天，呕吐 2 次”入院。患儿一周前曾患感冒，后出现腹泻，大便每日 10 ～ 15 次，量多，为蛋花样便。今天呕吐 2 次，为非喷射性。尿量减少，近 6 小时无尿。查体：体温 38.2℃，脉搏 115 次 / 分，呼吸 26 次 / 分，口唇干燥呈樱红色，泪少，前囟凹陷，皮肤弹性差，四肢冰凉。心肺未见异常。肛周皮肤发红。大便镜检示：白细胞 0 ～ 2 个 /HP。血生化检查：K^+ 3.3mmol/L，Na^+ 138mmol/L，Cl^- 107mmol/L，HCO_3^- 16mmol/L。

问题：1. 该患儿腹泻的病因可能是什么？

2. 请判定患儿脱水程度及性质。

3. 根据你所学知识，运用护理程序，对患儿实施整体护理，并对患儿家长进行健康指导。

一、概　述

小儿腹泻病是由多种因素及多种病原引起的以大便次数增多和性状改变为特点的消化道综合征，严重者可引起脱水和电解质及酸碱平衡紊乱。本病发病年龄多在6个月至2岁，1岁以内者约占50%，是我国儿童保健重点防治的“四病”之一。

（一）病因

1. 易感因素

（1）消化系统发育不成熟：婴幼儿由于生长发育快，对营养物质需求量相对较多，消化道的负担较重。同时胃酸和消化酶分泌不足，消化酶活性低，不能适应食物质和量的较大变化，易发生消化功能紊乱。

（2）机体防御功能差：婴幼儿胃内酸度低，胃排空较快，对进入胃内的细菌杀灭能力弱。血液中免疫球蛋白和肠道分泌型IgA（SIgA）均较低，对感染的防御能力差。

（3）肠道菌群失调：新生儿正常肠道菌群尚未建立，或使用抗生素等因素引起肠道菌群失调，导致肠道正常菌群对入侵的病原体丧失拮抗作用，引起肠道感染。

（4）人工喂养：由于不能从母乳中获得大量体液因子（SIgA、乳铁蛋白等）、巨噬细胞和粒细胞等成分，牛乳等乳类在加热过程中上述成分易破坏，加上食物、食具易污染，故人工喂养儿肠道感染发病率明显高于母乳喂养儿。

2. 感染因素

（1）肠道内感染：可由病毒、细菌、真菌、寄生虫引起。病毒感染以轮状病毒引起的秋冬季腹泻最常见，其次是腺病毒、埃可病毒和柯萨奇病毒等。细菌感染（不包括法定传染病）以致泻性大肠埃希菌为主，其次为空肠弯曲菌、耶尔森菌、鼠伤寒沙门菌等。真菌和寄生虫也可引起急、慢性肠炎。

（2）肠道外感染：由于发热及病原体的毒素作用可使消化功能紊乱，故患中耳炎、上呼吸道感染、肺炎、肾盂肾炎、皮肤感染及急性传染病时可伴腹泻。

3. 非感染因素

（1）饮食因素：多见于人工喂养儿。由于喂养不当，量过多或过少，或食物成分不适宜等，引起腹泻，如含高果糖或山梨醇的果汁，可产生高渗性腹泻；个别婴儿对牛奶或大豆过敏引起腹泻；原发性或继发性双糖酶缺乏，肠道对糖的消化吸收不良而引起腹泻。

（2）气候因素：腹部受凉使肠蠕动增加；天气过热使消化液分泌减少，加之口渴，吃奶过多，增加消化道负担而致腹泻。

考点 小儿腹泻的病因

（二）分类

1. 根据腹泻的病因　分为感染性腹泻和非感染性腹泻。

2. 根据病程　分为急性腹泻（病程＜2周）、迁延性腹泻（病程2周至2个月）、慢性腹泻（病程＞2个月）。

3. 根据病情　分为轻型腹泻、中型腹泻及重型腹泻。

（三）发病机制

1. 非感染性腹泻　主要由饮食不当引起。当进食过量或食物成分不恰当时，消化、吸收不良的食物积滞于小肠上部，使肠内的酸度减低，肠道下部细菌上移并繁殖，产生内源性感染，使消化功能更加紊乱。加之食物分解后腐败性毒性产物刺激肠道，使肠蠕动增加，引起腹泻，进而发生脱水、电解质紊乱。

2. 感染性腹泻　病原微生物多随污染的食物、手、水进入消化道，当机体防御功能下降时，可引起腹泻。

（1）病毒性肠炎：各种病毒侵入肠道后，可侵袭小肠绒毛的上皮细胞，使之变性坏死，吸收面积减少，引起水、电解质吸收减少；同时食物中糖类消化不全，使肠液的渗透压增高；微绒毛破坏也造成载体减少，上皮细胞钠转运功能障碍，进一步造成水和电解质的丧失，从而引起腹泻。

（2）细菌性肠炎：肠道感染的病原菌不同，发病机制也不同，各种可产生肠毒素的细菌可引起分泌性腹泻，排出大量水样便，如产毒性大肠埃希菌的感染等。各种侵袭性的细菌侵入小肠或结肠肠壁，引起肠黏膜充血、水肿、炎症细胞浸润、溃疡和渗出等病变，引起渗出性腹泻，粪便中可有大量的白细胞和红细胞，如侵袭性大肠埃希菌、空肠弯曲菌感染等。

二、护理评估

（一）健康史

询问腹泻患儿的喂养史包括喂养次数、喂养量，添加辅食情况及断奶情况；有无不洁饮食及食物过敏史；大便次数、颜色、性状、量、气味；有无发热、呕吐、腹胀、腹痛、里急后重等不适；既往有无腹泻史，有无其他疾病及长期使用抗生素、糖皮质激素的用药史。

（二）身体状况

1. 急性腹泻

（1）急性腹泻共同的临床表现

1）消化道症状：大便性状改变，如稀糊便、水样便、黏液便、脓血便；大便次数增多，每日 3 次以上，甚至 10 ～ 20 次 / 日；可有恶心、呕吐、腹痛、腹胀、食欲不振等。

2）全身症状：如发热、烦躁、精神萎靡、嗜睡，甚至惊厥、昏迷、休克，可伴有心、脑、肝、肾等其他器官系统受累表现。

3）水、电解质及酸碱平衡紊乱：包括不同程度的脱水、代谢性酸中毒、低钾血症、低钠或高钠血症，也可有低钙血症、低镁血症（详见本章第 4 节）。

急性腹泻根据病情严重程度可分为轻型、中型、重型。①轻型：以胃肠道症状为主，无脱水及明显全身中毒症状。②中型：胃肠道症状较重，并出现轻、中度脱水和（或）有全身中毒症状。③重型：胃肠道症状重，重度脱水和（或）有明显的全身中毒症状。

（2）不同病原体所致急性腹泻的临床特点：病毒、细菌、真菌等都可引起腹泻，在感染性腹泻中病毒感染尤其多见。几种常见不同病原体所致急性腹泻的临床特点详见表 8-1。

表 8-1 几种常见不同病原体所致急性腹泻的临床特点

腹泻症状	病原体	临床特点
水样便：水样便或稀便，可含少量黏液；大便镜检无白细胞或偶见少量白细胞	轮状病毒	是 2 岁以下儿童腹泻的主要病因。起病急，呕吐常先于腹泻出现，腹泻频繁，可伴脱水和酸中毒；部分有发热和上呼吸道感染症状。自限性疾病，自然病程多在 7 天左右
	诺如病毒	易聚集性发病，起病急，儿童以呕吐更为突出，常伴有腹痛、发热、乏力等，可有呼吸道症状，可伴脱水。自限性疾病，自然病程 3 ～ 7 天
	产毒性大肠埃希菌（ETEC）	夏季多见，多有不洁饮食史，可有呕吐、脱水、电解质和酸碱平衡紊乱。自限性疾病，自然病程 3 ～ 7 天
	霍乱弧菌 O1 和 O139	多有流行病学史。呕吐、腹泻严重，便前腹痛明显，大量“米泔水样便”
黏液脓血便：黏液便和（或）脓血便；大便镜检可见大量白细胞和数量不等的红细胞	志贺菌	志贺菌是侵袭性腹泻的主要病原体。起病急，高热等中毒症状明显，严重者可发生脓毒性休克
	非伤寒沙门菌	婴儿常见，易发生院内感染，大便性状多变
	空肠弯曲菌	腹痛剧烈，易被误诊为阑尾炎；可引起吉兰 – 巴雷综合征
	小肠结肠炎耶尔森菌	人畜共患疾病，临床表现较复杂，多数以呕吐、腹泻为主要表现，部分表现为脓毒症，可合并关节炎、淋巴结炎和结节性红斑
	侵袭性大肠埃希菌（EIEC）	疾病特点与志贺菌相似
	出血性大肠埃希菌（EHEC）	初为黄色水样便，后转为血水便，有特殊臭味。大便镜检有大量红细胞，常无白细胞，伴腹痛，可并发溶血尿毒综合征、血小板减少性紫癜
	溶组织内阿米巴	大便呈果酱样，腥臭，镜下可见大量红细胞、少量白细胞，可找到溶组织阿米巴滋养体；肠外感染以肝脓肿最常见

考点 小儿各类腹泻的临床特点

2. 迁延性腹泻和慢性腹泻　多与营养不良和急性感染未彻底治疗有关，以人工喂养儿多见。病情时轻时重，迁延不愈。

3. 生理性腹泻　多见于出生 6 个月以内的婴儿，外观虚胖，常有湿疹。生后不久即腹泻，但除大便次数增多外，精神、食欲及体重增长好，不影响生长发育。研究发现生理性腹泻发生与婴儿乳糖不耐受有关。添加辅食后，大便即逐渐转为正常。

（三）心理 – 社会状况

评估患儿家庭的经济状况、生活环境、卫生习惯、家长的文化程度及家长对病因、护理知识的了解程度。

（四）辅助检查

1. 血常规　白细胞总数及中性粒细胞增多提示细菌感染，白细胞正常或降低则提示病毒感染，寄生虫感染或过敏性病变时可见嗜酸性粒细胞增多。

2. 大便常规及病原学检查　大便常规无或偶见白细胞者为侵袭性细菌以外的病原体感染引起；大便有较多的白细胞常由各种侵袭性细菌感染引起。大便培养可检出致病菌。真菌性肠炎，大便涂片发现念珠菌孢子及假菌丝有助于诊断。疑为病毒感染者应做病毒分离检查。

3. 血液生化检查　血钠测定可提示脱水性质；血钾测定可反映有无低血钾。血气分析可了解体内酸碱平衡程度和性质。重症患儿同时测尿素氮，必要时查血钙和血镁水平。

三、治疗要点

1. 调整饮食　强调继续进食，满足生理需要，但应根据疾病的特殊病理生理状况、个体消化吸收功能和平时饮食习惯进行合理调整。

2. 药物治疗

（1）控制感染：对病毒及非侵袭性细菌所致的水样便腹泻，一般不用抗生素，对侵袭性细菌性肠炎及新生儿、婴幼儿、免疫功能低下者可针对病原体选用抗生素，如大肠埃希菌、空肠弯曲菌感染等选用抗革兰氏阴性杆菌抗生素；金黄色葡萄球菌选用苯唑西林钠；寄生虫感染选用甲硝唑等。

（2）肠道微生态疗法：有助于恢复肠道正常菌群生态平衡，常用双歧杆菌、嗜乳酸杆菌、酪酸梭状芽孢杆菌等。

（3）肠黏膜保护剂：吸附病原体和毒素，促进肠道黏膜修复，如蒙脱石散。

（4）补锌治疗：给予元素锌可缩短病程，疗程 10 ～ 14 天。＜ 6 个月婴儿每日 10mg，＞ 6 个月给予每日 20mg。

3. 纠正水和电解质紊乱　见本章第 4 节。

4. 对症治疗　高热者给予物理降温或退热药物。迁延性和慢性腹泻针对病因进行治疗。

四、主要护理诊断 / 问题

1. 腹泻　与感染、喂养不当、肠道功能紊乱有关。

2. 体液不足　与体液丢失过多和摄入量不足有关。

3. 营养失调：低于机体需要量　与腹泻、呕吐体液丢失过多和摄入量不足有关。

4. 体温过高　与肠道感染有关。

5. 有皮肤完整性受损的危险　与大便次数增多刺激臀部皮肤、尿布使用不当有关。

五、护理措施

1. 调整饮食　母乳喂养者继续哺乳，暂停辅食；人工喂养儿应加米汤或水稀释，也可用发酵奶（酸奶）或脱脂奶等。腹泻减轻后可选用流质或半流质饮食如粥、烂面等，但需少量多餐，逐渐过渡到正常饮食。呕吐严重者可暂时禁食 4 ～ 6 小时（不禁水），好转后由少到多，由稀到稠，继续喂养。病毒性肠炎患儿可暂停进食乳类，改喂豆浆或用去乳糖配方奶喂养。腹泻停止后逐渐恢复营养丰富的饮食，每日加餐一次，共 2 周。

考点 小儿腹泻饮食的护理

2. 补充液体　纠正水、电解质紊乱及酸碱平衡失衡（详见本章第 4 节）。

3. 监测体温，控制感染　感染是引起腹泻的重要原因，细菌性肠炎需用抗生素治疗。病毒性肠炎用饮食疗法和支持疗法常可痊愈。监测体温，体温过高时应采用物理降温，遵医嘱给予药物降温。鼓励多饮水，做好口腔及皮肤护理。

4. 严密观察病情　观察生命体征，注意排便的情况，观察并记录大便次数、颜色、性状、量，及时送检，并注意采集黏液脓血部分。观察患儿脱水及电解质紊乱情况，为调控治疗和输液方案提供依据。

5. 保持皮肤完整性护理　保持臀部皮肤清洁干燥，每次便后须用温水清洗臀部并吸干水分，勤换尿布，选用吸水性强的布质或纸质尿布，避免使用不透气的塑料布或橡皮布。局部皮肤发红处涂以 5% 鞣酸软膏或 40% 氧化锌油并按摩片刻，促进血液循环。严重臀红有糜烂可采用暴露法或用灯泡局部照射。

考点 小儿腹泻臀红的护理

六、健康教育

1. 指导家长认识本病的病因、病情及相关治疗护理措施　指导家长正确洗手，食具、奶具应及时煮沸消毒，做好污染尿布和衣物的处理。指导患儿家长监测出入量及观察脱水的表现。指导家长准确配制和使用 ORS 溶液，强调少量多次饮用，呕吐不是禁忌证。

2. 合理营养　提倡母乳喂养，人工喂养者应根据具体情况选择合适的代乳品，介绍乳品及乳制品的调剂方法、辅食添加方法、断奶时间选择及方法。

3. 做好预防　培养良好的饮食、卫生习惯；适当户外活动，加强锻炼；避免长期滥用广谱抗生素；及时接种轮状病毒疫苗。

第 4 节　小儿液体疗法

一、小儿体液平衡的特点

（一）体液的总量和分布

体液的分布可分为两大部分：细胞内液与细胞外液。细胞内液体又称为细胞内液，细胞外液包括血浆和间质液。细胞内液和血浆液量相对固定，间质液量变化较大。年龄越小，体液总量相对越多，间质液量所占的比例也越大（表 8-2）。

表 8-2　不同年龄儿童的体液分布（占体重的 %）

年龄	细胞内液	细胞外液		体液总量
		间质液	血浆	
新生儿	35	37	6	78
0～1 岁	40	25	5	70
2～14 岁	40	20	5	65
成人	40～45	10～15	5	55～60

（二）体液的电解质组成

细胞外液中主要阳离子是 Na^+，主要阴离子是 Cl^- 和 HCO_3^-，血浆渗透压即是由以上离子所维持。细胞内液中主要阳离子是 K^+，主要阴离子是 Cl^- 和 HPO_4^{2-}。小儿与成人相似，但生后数日的新生儿血钾、氯、磷水平和乳酸水平偏高，血钠、钙水平和碳酸氢盐水平偏低。

（三）水的交换

每日所需水量与热量消耗成正比。小儿代谢旺盛，需热量多，需水量亦多。年龄越小，出入水量相对越多，所以婴儿对缺水的耐受力比成人差。在病理情况下，较成人更易发生脱水。

（四）体液调节

体液调节主要靠肾脏、肺脏、神经和内分泌系统的调节功能以及血浆中的缓冲系统。而小儿的体液调节功能较成人差，所以易出现水和电解质代谢紊乱。

二、液体疗法时常用的溶液及其配制

等渗液是液体渗透压与血浆渗透压相等，范围在 280 ～ 320mOsm/L 即为等渗液。等张液是指液体与红细胞张力相等。

（一）非电解质溶液

5% 葡萄糖溶液为等渗液，10% 葡萄糖溶液为高渗液。葡萄糖输入体内后，很快被氧化成二氧化碳和水，或转变成糖原而储存于体内，失去其渗透压的作用，故输入葡萄糖溶液，主要用以补充水分和部分热量，因此，葡萄糖可视为无张力液。

（二）电解质溶液

主要用以补充所丢失的体液、所需的电解质，纠正体液的酸碱平衡失调。

1. 0.9% 氯化钠溶液（生理盐水） 生理盐水中含 Na^+（154mmol/L）和 Cl^-（154mmol/L），与血浆离子渗透压近似，为等渗液，亦为等张（1 张）液。但与血浆中的 Cl^-（103mmol/L）相比，含量相对高 1/3，故大量输入体内可致血氯升高，造成高氯性酸中毒。

2. 复方氯化钠溶液（林格液） 内含 0.86% 氯化钠、0.03% 氯化钾和 0.03% 氯化钙，亦是等渗溶液，其作用与 0.9% 氯化钠基本相似，且不会因输液而发生低血钾和低血钙。但缺点仍是含氯较高，婴儿不宜大量使用。

3. 碱性溶液 主要用于纠正酸中毒，常用的有以下溶液。

（1）碳酸氢钠溶液：可直接增加缓冲碱，纠正酸中毒的作用迅速。1.4% 碳酸氢钠为等渗溶液，亦为等张液。市售为 5% 碳酸氢钠高渗溶液，为高张（3.5 张）液。可用 5% 或 10% 葡萄糖稀释 3.5 倍，即为等渗液。

（2）乳酸钠溶液：需在有氧条件下，经肝脏代谢产生 HCO_3^- 而起作用，显效较缓慢。因此在肝功能不全、缺氧、休克、新生儿期以及乳酸潴留性酸中毒时，不宜使用。1.87% 乳酸钠为等渗溶液，市售为 11.2% 乳酸钠溶液，稀释 6 倍即为等渗液。

4. 氯化钾溶液 用于纠正低钾血症。常用 10% 氯化钾溶液，含 K^+（1342mmol/L）和 Cl^-（1342mmol/L），为高渗溶液，为高张（9 张）液。不可直接静脉推注，故静脉滴注时稀释成 0.2% ～ 0.3% 浓度。

考点 小儿常用液体种类、成分及配制

（三）混合溶液

婴儿发生腹泻时，重症可出现脱水、电解质紊乱及酸碱失衡。补液时不能单补某种液体，以免导致电解质紊乱加剧，如单补 0.9% 氯化钠溶液可造成高氯性酸中毒，单补葡萄糖可加

剧低血钠、低血钾、低血钙等。故需要将各种溶液按不同比例配成混合溶液，从而更适合于不同液体疗法的需要（表 8-3）。

表 8-3　常用混合溶液的成分及应用

溶液种类	0.9% 氯化钠（份）	5% 葡萄糖（份）	1.4% 碳酸氢钠（份）	张力	应用
1 ∶ 1 液	1	1	—	1/2	等渗性脱水
1 ∶ 2 液	1	2	—	1/3	高渗性脱水
1 ∶ 4 液	1	4	—	1/5	生理需要液
2 ∶ 1 液	2	—	1	1（等张）	重度脱水扩容
2 ∶ 3 ∶ 1 液	2	3	1	1/2	等渗性脱水
4 ∶ 3 ∶ 2 液	4	3	2	2/3	低渗性脱水

（四）口服补液盐溶液（简称 ORS 溶液）

世界卫生组织推荐口服补液盐溶液（ORS 溶液）可用于腹泻时脱水的预防及轻中度脱水而无明显周围循环障碍的患儿。其配方有多种，目前推荐使用低渗性口服补液盐（ORS-Ⅲ）配方：氯化钠 0.65g，枸橼酸钠 0.725g，氯化钾 0.375g，无水葡萄糖 3.375g。临用前每袋以温开水 250ml 溶解之。

考点 小儿常用混合溶液种类、成分及张力计算

三、小儿常见水、电解质和酸碱平衡紊乱

（一）脱水

吐泻导致体内体液丢失和摄入量不足使体液总量尤其是细胞外液量减少，导致不同程度的脱水。由于腹泻时水和电解质丧失的比例不同，从而引起体液渗透压的变化而造成不同性质的脱水。

1. 脱水程度　即患病以来累积的体液损失量，可根据病史和临床表现综合判定。一般将脱水分为 3 度，即轻度脱水，中度脱水和重度脱水（表 8-4，图 8-2）。

表 8-4　不同程度脱水的临床表现

	轻度	中度	重度
精神状态	稍差或略烦躁	烦躁不安或萎靡	淡漠或昏迷
皮肤	弹性稍差	弹性差	弹性极差
黏膜	稍干燥	干燥	极干燥
眼窝及前囟凹陷	轻度凹陷	凹陷	明显凹陷
眼泪	有	少	无
尿量	略减少	明显减少	少尿或无尿
周围循环衰竭	无	不明	明显
失水占体重百分比	≤ 5%	5% ～ 10%	≥ 10%
累计损失液量	30 ～ 50ml/kg	50 ～ 100 ml/kg	100 ～ 120ml/kg

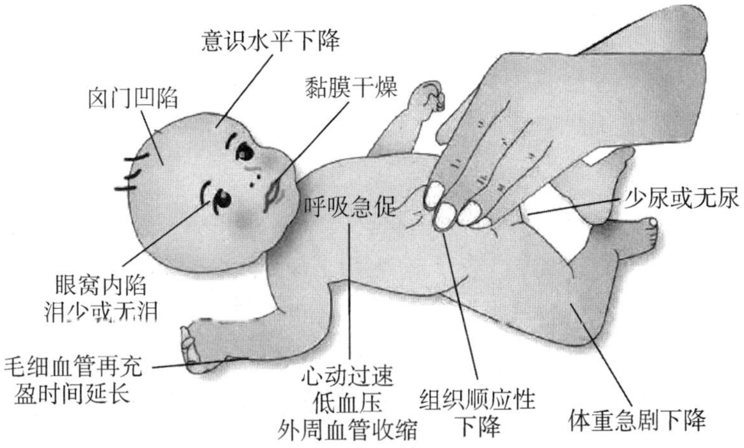

图 8-2　重度脱水的表现

营养不良患儿因皮下脂肪少，皮肤弹性较差，容易把脱水程度估计过高；而肥胖小儿皮下脂肪多，脱水程度常易估计过低，临床应予以注意。

2. 脱水性质　脱水的同时亦伴有电解质的损失，根据水与电解质丢失比例的不同，可分为 3 种性质不同的脱水，即低渗性脱水、等渗性脱水和高渗性脱水，其中以等渗性脱水最常见，其次为低渗性脱水，高渗性脱水少见（表 8-5）。

表 8-5　不同性质脱水的临床表现

	低渗性	等渗性	高渗性
血钠浓度	＜ 130mmol/L	130 ～ 150mmol/L	＞ 150mmol/L
原因及诱因	以失盐为主，补充非电解质过多，常见病程较长、营养不良和重度脱水者	水与电解质丢失大致相同，常见病程较短、营养状况较好	以失水为主，补充电解质过多
口渴	不明显	明显	极明显
皮肤弹性	极差	稍差	尚可
血压	很低	低	正常或稍低
神志	嗜睡或昏迷	精神萎靡	烦躁易激惹
补液	4 ∶ 3 ∶ 2 液 2/3 张	1 ∶ 1 液　2 ∶ 3 ∶ 1 液 1/2 张	1 ∶ 2 液　1 ∶ 4 液 1/3 ～ 1/5 张

（二）代谢性酸中毒

由于腹泻丢失大量碱性物质；进食少和肠吸收不良，摄入热量不足，体内脂肪氧化增加，酮体生成增多；血容量减少，血液浓缩，循环减慢，组织缺氧，乳酸堆积；肾血流量不足，尿量减少，酸性代谢产物堆积于体内，故中、重度脱水多有不同程度的酸中毒。根据 HCO_3^- 测定值可将酸中毒分为轻度、中度、重度（表 8-6）。

（三）低血钾症

呕吐、腹泻可致钾大量丢失；进食少，钾的入量不足；肾保留钾的功能比保留钠功能差，血钾虽低，而尿中仍有一定量的钾继续排出导致低钾；输入不含钾的溶液时，随着脱水的纠正、血钾被稀释，血清钾浓度迅速降低。当血清钾浓度低于 3.5mmol/L 时为低钾血症，表现为神经肌肉兴奋性减低，精神萎靡、反应低下、全身无力、腱反射减弱、腹胀、便秘、肠鸣音减弱。严重者出现肠和膀胱麻痹、呼吸肌麻痹、腱反射消失、心率增快、心音低钝、心脏扩大、心电图出现U波等可危及生命。

表 8-6 代谢性酸中毒的临床表现

	轻度	中度	重度
二氧化碳结合力（CO_2CP）	13 ～ 18mmol/L	9 ～ 13mmol/L	＜ 9mmol/L
症状体征	症状不明显，仅有呼吸稍快	呼吸深快、心率加快、口唇樱桃红色、疲乏无力、精神萎靡、烦躁不安	心率变慢、呼吸深快、发绀、嗜睡、昏迷。可发生低血压和心力衰竭

（四）低钙血症和低镁血症

腹泻患儿进食少，吸收不良，从大便丢失钙、镁，可使体内钙、镁减少；腹泻较久或有活动性佝偻病的患儿血钙较低；输液后血钙被稀释和酸中毒被纠正后，离子钙减少，可出现低钙症状如手足搐搦或惊厥。经补钙后症状仍不见好转时，应考虑可能有低镁血症。

考点 小儿水电解质紊乱的判断

四、液体疗法

液体疗法是儿科护理的重要环节。其目的是通过补充不同种类的液体来纠正脱水和电解质平衡紊乱，以恢复机体的正常生理功能。补液时需考虑输液总量、脱水性质（等渗、低渗或高渗）和速度，即做到三定（定量、定性、定速）；应遵循三先（先快后慢、先盐后糖、先浓后淡）及三补（见尿补钾、见惊补钙、见酸补碱）原则。

（一）口服补液

患儿自腹泻开始就应口服足够的液体以预防脱水，可予 ORS-Ⅲ或米汤加盐溶液 [每 500ml 加细盐 1.75g（约为 1/2 啤酒瓶盖）]。每次稀便后补充一定量的液体（＜ 6 月 50ml，6 月～ 2 岁 100ml，2 ～ 10 岁 150ml，10 岁以上儿童按需随意饮用），直至腹泻停止。

轻至中度脱水：口服补液用量（ml）= 体重（kg）×（50 ～ 75），4 小时内分次服完。4 小时后再次评估脱水情况。有明显腹胀、休克、心肾功能不全或其他严重并发症者及新生儿不宜口服补液。在口服补液过程中，如呕吐频繁或腹泻、脱水加重者，应及时改为静脉补液。

（二）静脉补液

第一天补液总量包括累积损失量、继续损失量和生理需要量 3 部分（表 8-7）。

1. 累积损失量　即发病后到输液前水和电解质总的损失量。

（1）定量（补液多少）：按脱水程度估计。轻度脱水 30 ～ 50ml/kg，中度脱水 50 ～ 100ml/kg，重度脱水 100 ～ 150ml/kg。

（2）定性（补液种类）：根据脱水性质决定。等渗性脱水补 1/2 张含钠液，低渗性脱水补 2/3 张含钠液，高渗性脱水补 1/3 张～ 1/5 张含钠液。对暂不能确诊脱水性质的患儿，先按等渗性脱水给予补充，待检验得出结果，再行调整。

（3）定速：取决于脱水的程度，原则上先快后慢。累积损失量应于 8 ～ 12 小时补足，每小时 8 ～ 10ml/kg。对伴有休克的重度脱水患儿需迅速补充血容量，在输液开始，先从补液总量中按 20ml/kg（总量最多不超过 300ml）给予等张含钠液（2 ∶ 1 液），于 30 ～ 60 分钟快速静脉输入。

2. 继续损失量　指在液体疗法实施过程中，因呕吐、腹泻等继续损失的液体量。

（1）定量：腹泻患儿一般按每天 10 ～ 40ml/kg 计算。

（2）定性：一般常用 1/3 ～ 1/2 张含钠液，同时应注意钾的补充。

（3）定速：继续损失量和生理需要量可在 12 ～ 16 小时内输入，一般为每小时 5ml/kg。

3. 生理需要量　主要供给基础代谢所需的液量，根据体重不同进行估算。一般尽量口服，如仍需静脉补充，可用 1/4 ～ 1/5 张含钠液。

以上三部分液体量合计，第一天（24 小时）应供给的液体总量为：轻度脱水 90 ～ 120ml/kg，中度脱水 120 ～ 150ml/kg，重度脱水 150 ～ 180ml/kg。

第二天仍需静脉补充，只需补充继续损失量和生理需要量，以均匀的速度补给。

表 8-7　液体疗法方法

	定量 ml/kg			定性（张）	定速
	轻度	中度	重度		
累积损失量	30 ～ 50	50 ～ 100	100 ～ 150 （首先 2 ∶ 1 液 20ml/kg 于 30 ～ 60 分钟快速静脉输入）	血 Na^+ < 130mmol/L 2/3 血 Na^+130 ～ 150 1/2 血 Na^+ > 150mmol/L 1/3	8 ～ 12 小时 8 ～ 10ml/（kg · h）
继续损失量	10 ～ 40			1/2 ～ 2/3	12 ～ 16 小时 5ml/（kg · h）
生理需要量	体重 < 10kg，100 体重 11 ～ 20kg，1000+〔体重（kg）-10〕×50 体重 > 20kg，1500+〔体重（kg）-20〕×20			1/4 ～ 1/5	
总量	90 ～ 120	120 ～ 150	150 ～ 180		

4. 纠正酸中毒　重度酸中毒可用 5% 碳酸氢钠溶液纠正。5% 碳酸氢钠的毫升数 = 剩余碱负值（-BE）×0.5× 体重（kg）；得出计算结果后，配成 1.4% 浓度，先给总量的 1/2，再根据病情变化、治疗后的反应等调整剂量。

5. 纠正低血钾、低血钙　补充氯化钾，一般按每日 3 ～ 4mmol/kg（相当于氯化钾 200 ～ 300mg/kg）补充，补钾原则：①禁止静脉推注；②见尿补钾的原则；③静脉滴注浓度不宜超过 0.3%（0.15% ～ 0.30%）；④每日总量滴注时间不少于 8 小时。治疗低钾血症须持续补钾 4 ～ 6 日，甚至更长。如出现低钙与低镁血症，则相应静脉补充 10% 葡萄糖酸钙或深部肌内注射 25% 硫酸镁。

考点　静脉补液要点、补钾注意事项

（三）几种特殊情况的静脉液体疗法

1. 婴幼儿肺炎伴腹泻的液体疗法　婴幼儿轻型肺炎，多数无明显的脱水与电解质紊乱。

但重症肺炎因病程长，进食少，体温高，呼吸快，若伴有腹泻、呕吐，则可有脱水、酸中毒电解质紊乱。补液时总量及钠量要相应减少约 1/3，速度要适当放慢。在输液过程中，要注意观察患儿的病情表现，随时进行调整。

2. 营养不良伴腹泻的液体疗法　婴幼儿营养不良时，因长期摄食不足或摄入食物不能充分被吸收利用等原因，常并发营养不良性贫血和水肿，也易并发腹泻。故营养不良伴腹泻时，多为低渗性脱水，补液总量比一般腹泻减少 1/3，含钠量应高些，以 2/3 张溶液为宜，输液速度应慢，以在 24 小时内匀速输完为妥，一般每小时为 3 ～ 5ml/kg。

3. 新生儿疾病的液体疗法　新生儿心、肺功能差，肾脏对水、电解质和酸碱平衡的调节功能差，因此，补液总量与速度均应控制。补液种类以 1/5 张含钠液为宜。除急需扩充血容量者外，全日总量应在24小时内匀速滴注。由于生理性黄疸，新生儿血钾偏高，如无明显缺钾，通常不必补钾。

（四）液体疗法的护理

1. 补液前准备阶段　全面评估患儿病情及补液目的，熟悉所输液体的组成、性质、用途、配制及配伍禁忌。做好家长解释工作，取得家长配合。对年长儿应予以解释和鼓励，消除患儿恐惧心理，对不合作患儿可适当约束或给予镇静剂。

2. 输液过程的护理

（1）按医嘱要求全面安排 24 小时的液体总量，并遵循“补液原则”分期分批输入。

（2）严格掌握输液速度，明确每小时输入量，计算每分钟滴数，随时检查防止输液速度过快或过慢。有条件可使用输液泵，更精确地控制输液速度。

3. 密切观察病情

（1）观察生命体征及一般情况：观察静脉点滴是否通畅，有无堵、肿、漏。

（2）观察脱水情况：记录 24 小时出入量，注意脱水是否改善及尿量情况，观察输液效果。注意患儿的神志状态，有无口渴，皮肤、黏膜干燥程度，眼窝及前囟凹陷程度，尿量多少等。如补液合理，一般于补液后 3 ～ 4 小时应该排尿，此时说明血容量恢复，所以应注意观察和记录输液后首次排尿的时间、尿量。补液后 24 小时皮肤弹性恢复，眼窝凹陷消失，则表明脱水已被纠正。补液后眼睑出现水肿，可能是钠盐补入过多；补液后尿多而脱水未能纠正，则可能是葡萄糖液补入过多，宜调控溶液中电解质比例。

（3）观察酸中毒表现：注意观察患儿面色、呼吸改变，小婴儿有无精神萎靡。

（4）观察低血钾表现：注意观察患儿面色及肌张力改变，有无心音低钝或心律不齐、腹胀、腱反射减弱或消失等。补充钾时应按照补钾的原则，严格掌握补钾的浓度和速度。

考点 小儿液体疗法的原则及护理

第 5 节　小儿肠套叠

一、概　　述

肠套叠是指部分肠管及其肠系膜套入邻近肠腔内造成的一种肠梗阻，是婴幼儿时期常见急腹症之一，尤其见于 2 岁内儿童，男孩发病率多于女孩，健康肥胖儿多见。

（一）病因

肠套叠分为原发性和继发性两种。95% 为原发性，多见于婴幼儿，5% 为继发性，多为年长儿。病因尚不清楚，目前认为与以下因素有关：婴幼儿回盲部系膜未完全固定、活动度较大；饮食改变后婴儿肠道不能立即适应所改变食物的刺激，导致肠道功能紊乱，引起肠套叠；机械原因，如梅克尔憩室、肠息肉、腹型紫癜致肠壁肿胀增厚后蠕动增强等牵拉肠壁；上呼吸道或胃肠道病毒感染，常合并肠系膜淋巴结的肿大、腹泻等致肠蠕动节律发生紊乱，诱发肠套叠；其他因素如肠痉挛及自主神经失调、遗传因素等。

（二）病理生理

肠套叠多为近端肠管套入远端肠腔内，一般为顺行的。依据套入部位不同分为回盲型、回结型、回回结型、小肠型、结肠型和多发型。其中回盲型（回肠套盲肠）最常见，占总数 50% ～ 60%，其次为回结型（回肠套结肠），占 30%。肠套叠一旦形成，仅有很少部分的小肠套叠可以自行复位（暂时性小肠套叠），而对于套入结肠的或复套的一般不能自行复位，由于鞘层肠管持续痉挛，套入部肠管发生循环障碍。初期静脉回流受阻，组织充血、水肿、静脉曲张，细胞分泌大量黏液，进入肠腔内，与血液及粪质混合成果酱样大便排出。肠壁水肿、静脉回流障碍，使动脉供血不足，导致肠壁坏死并出现全身中毒症状，严重者可并发肠穿孔和腹膜炎。

二、护理评估

（一）健康史

评估患儿的喂养史及添加辅食情况，有无上呼吸道或胃肠道感染，有无腹痛、呕吐、血便等。

（二）身体状况

1. 急性肠套叠

（1）腹痛：多为阵发性规律发作，患儿突然发生剧烈的阵发性绞痛，哭闹不安，屈膝缩腹，面色苍白，出汗，拒食。持续数分钟后腹痛缓解，可安静或入睡，间歇 10 ～ 20 分钟又反复发作。

（2）呕吐：早期为反射性呕吐，呕吐物为胃内容物，初为乳汁、乳块或食物残渣，后可含胆汁，晚期为梗阻性呕吐，可吐出粪便样液体。

（3）血便：为重要症状，约 85% 病例在发病后 6 ～ 12 小时排出果酱样黏液血便，或做直肠指检时发现血便。

（4）腹部包块：多数病例在右上腹部触及腊肠样肿块，表面光滑，稍可移动。晚期发生肠坏死或腹膜炎时，可出现腹胀、腹水、腹肌紧张及压痛，不易扪及肿块。

（5）全身情况：患儿在早期一般状况尚好，体温正常，无全身中毒症状。随着病程延长，病情加重，并发肠坏死或腹膜炎时，全身情况恶化，常有严重脱水、高热、嗜睡、昏迷及休克等中毒症状。

考点　肠套叠的临床特点

2. 慢性肠套叠　主要表现为阵发性腹痛，腹痛时上腹或脐周可触及肿块，缓解期腹部平坦无包块，病程有时长达十余日。年长儿肠腔较宽阔可无梗阻现象，肠管不易坏死。呕吐少见，血便发生也较晚。

（三）心理－社会状况

患儿因疾病不适常有哭闹、不安及恐惧，家长因担心而产生焦虑紧张。

（四）辅助检查

1. 腹部B超　在套叠部位横断扫描可见“同心圆”或环状块图像，纵断扫描可见“套筒征”。

2. B超监视下水压灌肠　可见环状块影退至回盲部，“半岛征”由大到小，最后消失，诊断治疗同时完成。

3. 空气灌肠　X线透视下可见杯口阴影，能清楚看见套叠头的块影，并可同时进行复位治疗。

4. 钡剂灌肠　可见套叠部位充盈缺损和钡剂前端的杯口影，以及钡剂进入部与套入部之间呈现的线条状或弹簧状阴影。只用于慢性肠套叠的疑难病例。

三、治疗要点

1. 非手术治疗　灌肠疗法适用于病程在48小时以内，全身情况良好，无腹胀、明显脱水及电解质紊乱者。包括B超监视下水压灌肠、空气灌肠、钡剂灌肠复位三种方法。首选空气灌肠。

2. 手术疗法　用于灌肠不能复位的失败病例、肠套叠超过48～72小时、疑有肠坏死或肠穿孔以及小肠型肠套叠的病例。手术方法包括单纯手法复位、肠切除吻合术或肠造瘘术等。

考点 肠套叠的非手术治疗

四、主要护理诊断/问题

1. 疼痛　与肠系膜受牵拉和肠管强烈收缩有关。

2. 体液不足　与呕吐、拒食、体液丧失有关。

3. 知识缺乏：家长缺乏有关疾病的护理知识。

五、护理措施

1. 密切观察病情　健康婴幼儿突然发生阵发性腹痛、呕吐、便血和腹部扪及腊肠样肿块时可确诊肠套叠，应密切观察腹痛的特点及部位，以助于诊断。

2. 液体支持　及时纠正患儿脱水、电解质紊乱。

3. 非手术治疗效果观察　密切观察患儿腹痛、呕吐、腹部包块情况。灌肠复位成功的表现：①拔出肛管后排出大量带臭味的黏液血便或黄色粪水；②患儿安静入睡，不再哭闹及呕吐；③腹部平软，触不到原有的包块；④复位后给口服0.5～1.0g活性炭，6～8小时后可见大便内炭末排出。如患儿仍然烦躁不安，阵发性哭闹，腹部包块仍存，应怀疑是否套叠还未复位或又重新发生套叠，应立即通知医生进行进一步处理。

4. 饮食指导　复位成功6小时后可实验性给水，无呕吐可进少量流食，如发生呕吐，立即暂停进食、及时报告医生。

5. 手术护理　术前密切观察生命体征、意识状态，特别注意有无水电解质紊乱、出血及腹膜炎等征象，做好术前准备。向家长说明选择治疗方法的目的，消除其心理负担，争取对治疗和护理的支持与配合。对于术后患儿，禁食期间按医嘱补液，给予营养支持治疗；注意维持胃肠减压，保持胃肠道通畅；预防感染及吻合口瘘。患儿排气、排便后可拔除胃肠引流管，逐渐恢复由口进食。

六、健康教育

婴幼儿要科学喂养，不要过饥过饱，添加辅食要循序渐进，不要操之过急；要注意气候的变化，随时增减衣服；避免各种容易诱发肠蠕动紊乱的不良因素；曾患过肠套叠的婴幼儿，如遇不良因素作用，还有可能旧病复发。如果出现肠套叠的先兆症状，应立即就医。

自测题

A_1/A_2 型题

1. 母乳喂养儿粪便的特点是
   A. 黏冻状、深绿色、无臭味
   B. 软膏状、金黄色、无臭味
   C. 成形、淡黄色、有臭味
   D. 稀糊状、黄绿色、每日 4 ～ 5 次
   E. 成形、白陶土色、无臭味
2. 引起小儿腹泻病常见的病原体是
   A. 腺病毒　B. 柯萨奇病毒
   C. 轮状病毒　D. 合胞病毒
   E. 流感病毒
3. 小儿发生肠套叠的粪便性状为
   A. 蛋花汤样便　B. 黏液脓血便
   C. 海水样粪便　D. 豆腐渣样便
   E. 果酱样粪便
4. 患儿，女性，4 个月，生后母乳喂养。腹泻两个半月，大便 4 ～ 6 次 / 天，稀糊状，无脓血。体重 6.2kg，食欲好，面有湿疹。最可能的诊断是
   A. 过敏性腹泻　B. 生理性腹泻
   C. 慢性腹泻　D. 迁延性腹泻
   E. 感染性腹泻
5. 患儿，男性，8 个月。因呼吸道感染使用抗生素治疗，今日发现口腔内有乳凝块样附着物，诊断为鹅口疮。在清洁口腔时应选用
   A. 温开水
   B. 生理盐水
   C. 2% 碳酸氢钠溶液
   D. 3% 过氧化氢溶液
   E. 0.1% 依沙吖啶溶液
6. 下列婴幼儿腹泻护理措施中错误的一项是
   A. 调整饮食
   B. 加强臀红护理
   C. 纠正水、电解质、酸碱平衡紊乱
   D. 早期使用止泻剂
   E. 做好健康宣教
7. 对于腹泻患儿，预防臀红最主要的护理措施是
   A. 勤换尿布
   B. 使用塑料布
   C. 大便后及时清洗臀部
   D. 暴露臀部皮肤
   E. 臀部涂爽身粉
8. 9 个月婴儿稀水便 3 天，每天约 10 余次伴呕吐，尿少，前囟凹陷，精神萎靡，呼吸深快，口唇樱桃红色。该患儿应考虑腹泻伴有
   A. 休克　B. 酸中毒

C. 中毒性脑病　　D. 低钾血症
E. 低钙血症

9. 口服补液盐溶液在治疗腹泻患儿时适用于
A. 频繁呕吐者　　B. 新生儿腹泻
C. 腹胀明显者　　D. 重度脱水者
E. 轻、中度脱水者

10. 小儿腹泻，严重脱水，伴有明显的周围循环障碍者，扩容应首选
A. 2 ∶ 1 等张含钠液
B. 2 ∶ 3 ∶ 1 液
C. 4 ∶ 3 ∶ 2 液
D. 口服补液盐溶液
E. 生理盐水

A_3/A_4 题型

（11 ～ 13 题共用题干）

患儿，男性，9 个月。体重 8kg，腹泻 3 天，每日 7 ～ 10 次，蛋花汤样，无腥臭，喂奶后呕吐 2 次，面色稍苍白，精神萎靡，皮肤弹性差，眼窝及前囟凹陷，哭时泪少。血清钠 128mmol/L。

11. 该患儿的脱水程度及性质是
A. 轻度等渗性脱水　B. 中度等渗性脱水
C. 轻度低渗性脱水　D. 中度低渗性脱水
E. 重度等渗性脱水

12. 第 1 天补液总量应为每千克体重
A. 60 ～ 80ml　　B. 80 ～ 100ml
C. 90 ～ 120ml　　D. 120 ～ 150ml
E. 150 ～ 180ml

13. 如患儿需要补钾，应把氯化钾溶液稀释至何种浓度后静脉缓慢点滴
A. 0.15% ～ 0.30%　B. 0.3% ～ 0.5%
C. 0.5% ～ 1.0 %　D. 1.0% ～ 1.5%
E. 1.5% ～ 3.0%

（侯军玲）

第9章 呼吸系统疾病患儿的护理

第1节　小儿呼吸系统解剖、生理及免疫特点

呼吸系统以环状软骨下缘为界划分为上、下呼吸道。上呼吸道包括鼻、鼻窦、咽、咽鼓管、会厌及喉；下呼吸道包括气管、支气管、毛细支气管、呼吸性细支气管、肺泡管及肺泡。

一、解剖特点

（一）上呼吸道

1. 鼻、鼻窦、鼻泪管　婴幼儿鼻腔相对短小，无鼻毛，后鼻道狭窄，黏膜柔嫩，血管丰富，易受感染，且感染时黏膜易充血、肿胀，造成鼻塞而致呼吸困难或张口呼吸，影响吮乳。婴幼儿鼻泪管较短，开口处瓣膜发育不全，上呼吸道感染时易引起结膜炎。婴儿鼻腔黏膜与鼻窦黏膜相连续，急性鼻炎时易致鼻窦炎，以上颌窦炎及筛窦炎最常见。

2. 咽、咽鼓管、扁桃体　婴幼儿的咽鼓管宽、短、直，且呈水平位，故鼻咽炎时易致中耳炎。腭扁桃体在1岁以后发育增快，4～10岁时发育达高峰，此期可见扁桃体肥大，如无充血、水肿、炎性分泌物属生理现象，14～15岁后逐渐退化，故扁桃体炎常见于年长儿，婴儿少见。

3. 喉部　小儿喉部呈漏斗形，喉腔及声门较窄、较长，软骨柔软，黏膜柔嫩而富有血管及淋巴组织，轻微炎症即可引起局部水肿，导致声音嘶哑和吸气性呼吸困难。

（二）下呼吸道

1. 气管、支气管　婴幼儿气管、支气管管腔相对狭窄，黏膜柔嫩，血管丰富，软骨柔软，缺乏弹力组织，支撑作用薄弱；黏液腺分泌不足，气道较干燥，纤毛运动差，不能有效地清除吸入的微生物，故不仅易感染且易导致呼吸道阻塞。由于右支气管粗短，为气管直接延伸，因此异物易进入右支气管，引起右侧肺段不张或肺气肿。

2. 肺　小儿肺的弹力纤维发育差，血管丰富，间质发育旺盛，间隙较成人宽，肺泡小、数量较少，肺的含血量相对多而含气量少，故易感染，易引起间质性炎症、肺不张或肺气肿等。

（三）胸廓

婴幼儿胸廓较短呈桶状，肋骨呈水平位，膈肌位置较高，纵隔相对较大，胸腔较小而肺相对较大，小儿呼吸肌发育差，呼吸时胸廓运动不充分，肺的扩张受到限制，不能充分通气及换气，当肺部病变时，易发生缺氧和二氧化碳潴留。

二、生理特点

1. 呼吸频率和节律　小儿代谢旺盛，需氧量高，因呼吸系统发育不完善，呼吸运动较弱，

调节能力差，为满足生理需要，只有加快呼吸频率，故小儿年龄越小，呼吸频率相对越快。婴幼儿由于呼吸中枢发育未成熟，易出现呼吸节律不齐，新生儿尤其是早产儿最明显。不同年龄小儿呼吸频率见表 9-1。

表 9-1　各年龄小儿呼吸频率

年龄	新生儿	1 岁以内	1～3 岁	4～7 岁	8～14 岁
呼吸频率（次 / 分）	40～44	30	24	22	20

2. 呼吸类型　婴幼儿呼吸肌发育差，呼吸时胸廓活动范围小而膈肌活动明显，呈腹式呼吸；随着小儿年龄增长，呼吸肌逐渐发育，膈肌下降，肋骨由水平位逐渐倾斜，胸廓前后径和横径增大，出现胸腹式呼吸。7 岁以后逐渐接近成人。

3. 呼吸功能的特点　小儿肺活量、潮气量较成人小，每分通气量和气体弥散量与成人相近，而气道阻力较成人大，故小儿各项呼吸功能的储备能力均较低，当患呼吸道疾病时，易发生呼吸衰竭。

三、免疫特点

婴幼儿呼吸道的非特异性和特异性免疫功能均较差。新生儿、婴幼儿的咳嗽反射和气道平滑肌收缩功能差，纤毛运动功能亦差，难以有效地清除吸入呼吸道的尘埃及异物颗粒。婴幼儿体内免疫球蛋白含量低，尤以分泌型 IgA（SIgA）为低，且肺泡巨噬细胞功能不足，乳铁蛋白、溶菌酶、干扰素、补体等的数量和活性不足，故易患呼吸道感染。

第 2 节　急性上呼吸道感染

案例 9-1

患儿，女性，3 岁。发热、咳嗽 2 天，家长自行给患儿服用了头孢菌素、阿莫西林、阿奇霉素、蒲地蓝等多种药物。体检：体温 39.5℃，脉搏 120 次 / 分，呼吸 35 次 / 分，扁桃体红肿。医生诊断为急性上呼吸道感染。

问题： 1. 该患儿的主要护理诊断是什么？

2. 护士应为患儿实施哪些护理措施？

3. 护士对患儿家长如何进行健康指导？

一、概　　述

急性上呼吸道感染简称上感，俗称“感冒”，是婴幼儿最常见的急性呼吸道感染性疾病，是包括鼻腔、咽或喉部急性炎症的总称。广义的上感是一组疾病，包括普通感冒、病毒性咽炎、喉炎、疱疹性咽峡炎、咽结膜热、细菌性咽 – 扁桃体炎等。狭义的上感又称普通感冒。

急性上呼吸道感染有 90% 以上由病毒感染引起。主要有呼吸道合胞病毒、流感和副流感病毒、鼻病毒、腺病毒、埃可病毒、冠状病毒、柯萨奇病毒等。细菌可直接感染或继发于病毒感染之后，以溶血性链球菌为最常见，其次为流感嗜血杆菌、葡萄球菌、肺炎链球菌等。

由于上呼吸道的解剖生理特点和免疫特点，婴幼儿易患上呼吸道感染。如患儿原有佝偻病、营养不良、先天性心脏病等，由于机体免疫力低下，更容易患本病。此外，气候变化、着凉、空气污浊、护理不当等为本病诱因。

考点 急性上呼吸道感染的病原体主要是病毒

二、护理评估

（一）健康史

询问患儿发病前是否有诱因，如受凉、淋雨、气候突变、过度疲劳等可使全身或呼吸道局部防御功能降低，原已存在于上呼吸道或从外界侵入的病毒或细菌迅速繁殖，从而诱发本病；有无佝偻病、营养不良、先天性心脏病、贫血等疾病史；有无居室通风不良或上感接触史。

（二）身体状况

1. 临床表现

（1）一般类型急性上呼吸道感染：常于受凉后 1 ～ 3 天出现症状，多于 3 ～ 5 天内自然痊愈。

1）症状：年长儿症状相对较轻，且以局部症状为主，婴幼儿则多局部症状不显著而全身症状相对较重。局部症状有流涕、鼻塞、打喷嚏、干咳、咽部不适或咽部疼痛等，全身症状有发热、头痛、烦躁不安、全身不适、乏力等，婴幼儿可出现高热，甚至引起热性惊厥。部分患儿可伴有食欲不振、呕吐、腹泻、腹痛等消化道症状，腹痛多为脐周阵发性疼痛，无压痛，可能为肠痉挛所致；如腹痛持续存在，可能并发急性肠系膜淋巴结炎。

2）体征：可见咽部充血、扁桃体肿大及表面可有炎性渗出物，颌下和颈淋巴结肿大。肺部听诊一般无异常。部分肠道病毒感染者可见不同形态的皮疹。

（2）两种特殊类型的急性上呼吸道感染

1）疱疹性咽峡炎：系柯萨奇 A 组病毒感染所致，好发于夏秋季，儿童多见，表现为急起高热、明显咽痛、流涎、厌食、呕吐等，患儿可因疼痛而影响吞咽和进食。体检可见咽充血，咽腭弓、腭垂、软腭、咽及扁桃体表面等处有 2 ～ 4mm 大小的疱疹，周围有红晕，疱疹破溃后形成小溃疡。病程 1 周左右。

2）咽结膜热：由腺病毒所致，常发生于春夏，可在集体儿童机构中流行，游泳者易于传播。临床以发热、咽炎、眼结膜炎为特征。多呈高热、咽痛、咽部充血，一侧或双侧滤泡性眼结合膜炎、眼部刺痛、流泪、结膜充血，颈部、耳后淋巴结肿大，有时伴胃肠道症状。病程 1 ～ 2 周。

考点 年长儿以局部症状为主，婴幼儿以全身症状为主

2. 并发症　婴幼儿多见，向邻近组织蔓延可并发中耳炎、鼻窦炎、咽后壁脓肿、颈淋巴结炎；向下蔓延可并发支气管炎、肺炎等，其中肺炎是婴幼儿最严重的并发症。年长儿若患 A 组溶血性链球菌性咽峡炎，可引起急性肾炎、风湿热。

（三）心理 – 社会状况

患儿常因发热、咳嗽等不适引起烦躁、哭闹。家长因缺乏本病的知识，担心热性惊厥，而产生焦虑、恐惧等情绪反应。

（四）辅助检查

1. 血常规　病毒性感染时，白细胞计数多正常或偏低，淋巴细胞比例升高；细菌感染时，白细胞计数常增多，中性粒细胞增高。

2. 病原学检查　因病毒类型繁多，且明确病原对治疗无明显影响，一般无须明确病原学检查。细菌培养可判断细菌类型并做药物敏感试验以指导临床用药。

三、治疗要点

1. 对症治疗　休息，使用解热镇痛或抗组胺药。

2. 病因治疗

（1）抗菌药物治疗：单纯病毒感染无须使用抗菌药物，有细菌感染时，可酌情使用青霉素类、头孢菌素类或大环内酯类药物。

（2）抗病毒药物治疗：目前尚无特效抗病毒药物。广谱抗病毒药物可选用利巴韦林，磷酸奥司他韦对流感病毒、副流感病毒和呼吸道合胞病毒有较强的抑制作用，可缩短病程。也可选用具有清热解毒和抗病毒作用的中药等，以利于改善症状和缩短病程。

四、主要护理诊断 / 问题

1. 体温过高　与感染引发的炎症反应有关。

2. 潜在并发症：肺炎、热性惊厥。

3. 舒适度减弱　与咽痛、鼻塞有关。

五、护理措施

（一）维持体温正常

观察体温变化，每 4 小时测体温一次，如为超高热或有热性惊厥史者须 1 ～ 2 小时测量一次。体温超过 38.5℃时给予药物降温，药物主要选择对乙酰氨基酚和布洛芬。新生儿发热时，可通过调节环境温度、松解包被和多喂水等方法降温，不宜采用退热剂、乙醇擦浴和冷盐水灌肠等刺激性强的退热方式，以免体温骤降。

（二）潜在并发症的护理

1. 密切观察有无惊厥先兆，尤其是对有热性惊厥史的患儿更应注意。若高热患儿出现兴奋、烦躁、惊跳等惊厥先兆，应立即通知医生，发生惊厥时要就地抢救，保持安静，按惊厥进行护理。

2. 如患儿病程中出现发热、皮疹、痉挛性咳嗽等应警惕麻疹、水痘、百日咳等传染性疾病。如患儿有咳嗽、咳痰、气促、唇周发绀、呼吸困难、肺部固定或不固定的干湿啰音，应警惕是否并发了支气管炎或肺炎。

（三）其他护理

1. 生活护理　保持室内温度 18 ～ 22℃，湿度 50% ～ 60%，衣服不可过厚，室内每日至少通风 2 次，每次 15 ～ 30 分钟，定期进行空气消毒。环境安静、舒适，减少不良刺激。衣被厚薄适度，出汗后及时更换衣服。症状明显者应限制活动量，避免进出公共场所，外出时宜戴口罩。注意隔离患者，以免交叉感染。

2. 饮食护理　给予患儿清淡易消化，富含维生素的流质或半流质饮食，保证其营养与水分的供给，鼓励其多饮水，必要时静脉补充营养和水分，保持口腔清洁舒适，避免摄入刺激性食物。

3. 保持呼吸道通畅　鼻塞时应及时清除患儿鼻腔分泌物，鼻塞影响婴儿吸吮或睡眠时可应用 0.5% 麻黄碱滴鼻，宜在哺乳或临睡前 15 分钟滴鼻。也可用温毛巾热敷额部以减轻鼻塞。

考点 上感鼻塞的护理

4. 防止并发症　如听力减退、外耳道流脓或头痛加重、脓涕、鼻窦有压痛等，应警惕中耳炎和鼻窦炎。发现有关症状应给予高度重视，以防迁延转为慢性疾病。既往有热性惊厥史者应及早给予降温处置。观察口腔黏膜改变及病程中有无出现皮疹，应区别是否为急性传染病的早期表现。及时观察咽部病变，以防发生咽后壁脓肿破溃导致窒息。

（四）心理护理

针对家长及患儿存在的心理问题，耐心讲解本病的有关防治知识。对于有热性惊厥史的患儿，告诉家长只要控制好体温，完全可以避免热性惊厥的发生，以消除和缓解家长的焦虑和恐惧心理。

六、健康教育

1. 指导家长掌握上呼吸道感染的预防知识和护理要点，加强体格锻炼，多进行户外活动，以增强机体抵抗力。

2. 注意保暖，保持室内空气新鲜、阳光充足；在呼吸道疾病流行期间，避免去人多拥挤的公共场所，外出时宜戴口罩。气候变化时及时增减衣服，避免过热或过冷。

3. 鼓励母乳喂养，及时添加辅食，积极防治各种慢性病如佝偻病、营养不良及贫血等；按时预防接种，提高免疫力。

4. 在集体儿童机构中，如有上感流行趋势，应早期隔离患儿，体弱儿建议注射流感疫苗增加对感染的防御能力。

第 3 节　急性感染性喉炎

案例 9-2

患儿，女性，1 岁。因“发热 1 天，烦躁不安”入院。该患儿声音嘶哑、犬吠样咳嗽、双眼圆睁、惊恐万状，体温 38.7℃。医生诊断为急性感染性喉炎。

问题： 1. 怎样评估该患儿喉梗阻的程度？

2. 该患儿的主要护理诊断是什么？

3. 护士应如何配合医生抢救患儿？

一、概　　述

急性感染性喉炎是一种常见的上呼吸道感染，是喉部黏膜急性弥漫性炎症。临床特征为犬吠样咳嗽、声音嘶哑、吸气性喉鸣、吸气性呼吸困难。好发于冬春季节，常发生于6个月至3岁婴幼儿。急性感染性喉炎由病毒或细菌感染引起，常见的病毒是流感病毒、副流感病毒和腺病毒等，常见的细菌是金黄色葡萄球菌、链球菌和肺炎链球菌等。由于小儿喉腔狭小、黏膜血管丰富、软骨柔软，炎症时易充血、水肿而出现不同程度的喉梗阻，应紧急处理。

二、护理评估

（一）健康史

询问患儿近期是否有上呼吸道感染、传染病接触史；是否有过敏史，异物吸入史；有无受凉、过度劳累、机体抵抗力下降等诱因。

（二）身体状况

1. 症状　起病急，病情重。患儿可有不同程度的发热、犬吠样咳嗽、声音嘶哑、吸气性喉鸣、吸气性呼吸困难和三凹征（胸骨上窝、肋间隙和剑突下吸气时凹陷）。一般白天症状轻，夜间入睡后加重，原因是入睡后喉肌松弛及分泌物阻塞。严重时患儿可出现烦躁不安、发绀、吸气性呼吸困难、面色苍白、心率加快等缺氧症状。

2. 体征　体格检查可见咽部充血，间接喉镜检查可见喉部及声带充血、水肿。喉梗阻若处理不当，可因窒息而死亡。按吸气性呼吸困难的轻重，将喉梗阻分为4度（表9-2）。

表9-2　喉梗阻分度

分度	症状	体征
Ⅰ度	安静时无症状，仅于活动后出现吸气性喉鸣和吸气性呼吸困难	肺呼吸音及心率无改变
Ⅱ度	安静时出现吸气性喉鸣和吸气性呼吸困难	肺部听诊可闻及喉传导音或管状呼吸音、心率加快
Ⅲ度	除吸气性喉鸣和吸气性呼吸困难外，因缺氧还可出现烦躁不安、口唇及指（趾）发绀、双眼圆睁、惊恐万状、头面出汗	肺部呼吸音明显降低，心率快，心音低钝，有明显的三凹征
Ⅳ度	呈衰竭状态，昏睡或昏迷，由于无力呼吸，三凹征可不明显，面色苍白发灰	肺呼吸音几乎消失，仅有气管传导音，心律不齐，心音低钝、弱

考点 喉梗阻的分度

（三）心理－社会状况

针对家长及患儿存在的心理问题，耐心讲解患儿目前的状况、可能采取的治疗方案及类似情况的处理效果，讲解本病的有关防治知识及预后，以消除和缓解家长的焦虑和恐惧心理。

（四）辅助检查

1. 血气分析　评估是否有缺氧。

2. 间接喉镜　可见喉部黏膜弥漫性充血、肿胀。声带呈淡红色或鲜红色，声带肿胀，游离缘变钝，发声时两侧声带不能闭紧。

三、治疗要点

1. 保持呼吸道通畅　使用肾上腺皮质激素，有抗炎和抑制变态反应等作用，可消除黏膜水肿，减轻喉头水肿，缓解症状。

2. 控制感染　选用敏感抗生素，常用青霉素类或头孢菌素类。

3. 对症治疗　缺氧者予以吸氧。烦躁不安者可用异丙嗪镇静，异丙嗪还有减轻喉头水肿的作用。痰多者可选用祛痰药。

4. 经上述处理后仍严重缺氧或有Ⅲ度或Ⅳ度喉梗阻者，应立即进行气管切开术。

考点 喉梗阻的治疗

四、主要护理诊断 / 问题

1. 有窒息的危险　与喉梗阻有关。

2. 低效性呼吸型态　与喉头水肿有关。

3. 体温过高　与感染有关。

4. 恐惧　与家长及患儿的知识缺乏有关。

五、护理措施

1. 改善呼吸功能，保持呼吸道通畅　置患儿于舒适体位，保持安静，避免哭闹。用1%～3%的麻黄碱和肾上腺皮质激素超声雾化吸入或氧气雾化吸入，促进黏膜水肿消退。呼吸困难时应及时吸氧。

2. 遵医嘱用药　给予足量抗生素和激素。轻度呼吸困难者应加用激素，以减轻喉头水肿，缓解症状，常用泼尼松，重症用地塞米松或氢化可的松静脉滴注治疗以控制感染。还可选用咽喉含片和中药缓解症状。

3. 密切观察病情变化　根据患儿三凹征、喉鸣、青紫及烦躁等的表现正确判断缺氧的程度，如激素滴注 1～2 小时无效，应考虑立即气管切开，并向患儿家长交待随时可能发生窒息，做好气管切开的思想准备。一般不用镇静剂，若患儿过于烦躁不安，可遵医嘱给予异丙嗪，避免使用氯丙嗪及吗啡，因其有抑制呼吸的作用，可使喉头肌松弛，加重呼吸困难。若出现Ⅲ度或Ⅳ度喉梗阻，及时通知医生准备气管切开。

4. 保证营养和水分　适量饮水，给予清淡易消化饮食，避免摄入辛辣刺激性食物。

六、健康教育

及时向家长解释病情发展情况和可能采取的治疗方案。指导家长正确护理患儿，如平时加强户外活动，多晒太阳，增强体质。注意气候变化，及时增减小儿衣服，避免其受热受寒。定期预防接种。预防上呼吸道感染和各种传染病。

第4节　急性支气管炎

案例 9-3

患儿，女性，7岁。发热、咳嗽、咳痰3天。痰液黏稠、不易咳出，食欲差，体温38.5℃，脉搏92次/分，呼吸25次/分，肺部听诊有少量湿啰音。医生诊断为急性支气管炎。

问题： 1. 该患儿的主要护理诊断是什么？

2. 护士应为患儿实施哪些护理措施？

一、概　　述

急性支气管炎是由各种病原体引起的支气管黏膜的急性炎症，由于气管同时受累，故又称急性气管支气管炎。常继发于上呼吸道感染后，或为某些急性传染病（如麻疹、百日咳）的临床表现。凡可引起上呼吸道感染的病毒和细菌皆可引起本病，多在病毒感染的基础上继发细菌感染。免疫力低下、营养不良、佝偻病、气候变化、空气污染、特异性体质等为本病的诱发因素。

二、护理评估

（一）健康史

询问患儿是否有上呼吸道感染病史；既往有无本病反复发作史、湿疹或其他过敏史；有无急性传染病史；有无营养不良、佝偻病、先天性心脏病等。

（二）身体状况

1. 大多先有上呼吸道感染症状，随后以咳嗽为主要症状，初为刺激性干咳，以后痰量逐渐增多。发热、咳嗽，双肺呼吸音粗糙，肺部闻及干啰音及不固定的粗湿啰音为其临床特点。婴幼儿常有乏力、食欲差、呕吐、腹胀、腹泻等全身症状，一般无气促和发绀。

考点 支气管炎肺部听诊的特点

2. 哮喘性支气管炎也称喘息性支气管炎，泛指一组以喘息为突出表现的婴幼儿急性支气管感染，是婴幼儿一种特殊类型的急性支气管炎。除上述临床表现外，还有以下特点：①多见于3岁以下，有湿疹或其他过敏史的体胖儿；②咳嗽频繁，有类似哮喘的表现，如呼气性呼吸困难伴喘息，夜间或清晨较重，或在哭闹、活动后加重，肺部叩诊呈鼓音，听诊两肺布满哮鸣音及少量粗湿啰音；③有反复发作倾向，多与感染有关，但大多数患儿随年龄增长而发作减少或停止，预后良好，少数患儿可发展为支气管哮喘。

考点 哮喘性支气管炎的特点

（三）心理–社会状况

患儿常因发热或咳嗽的不适感而烦躁、哭闹。因陌生环境、与父母分离而焦虑、恐惧。家长因知识的缺乏，担心哮喘性支气管炎会发展成支气管哮喘而产生恐惧与担忧。

（四）辅助检查

1. 血常规检查　病毒感染者外周血白细胞计数正常或偏低；细菌感染者外周血白细胞及中性粒细胞增高。

2. 胸部X线检查　多无异常改变，或仅有肺纹理增粗或肺门阴影增深改变。

三、治疗要点

1. 控制感染　细菌感染者应用抗生素，如青霉素、大环内酯类等。

2. 对症治疗　止咳、化痰、平喘等。常用口服祛痰药如*N*-乙酰半胱氨酸、氨溴索及一些中药制剂。喘憋者可用支气管扩张剂，如沙丁胺醇雾化吸入，喘憋严重时可加用泼尼松口服。一般不用镇咳剂或镇静剂，以免抑制咳嗽反射，影响痰液咳出。痰液黏稠者，可雾化吸入。

四、主要护理诊断/问题

1. 清理呼吸道无效　与气道分泌物过多，痰液黏稠不易咳出有关。

2. 体温过高　与细菌感染或病毒感染有关。

3. 知识缺乏：家长缺乏急性支气管炎的有关知识。

五、护理措施

1. 保持呼吸道通畅

（1）环境：保持室内空气新鲜，温湿度适宜，有利于呼吸道的湿化和痰液的排出。病室要注意通风换气，保持空气新鲜，并注意定期进行紫外线消毒。

（2）休息与体位：注意休息，保持患儿安静，尽量避免哭闹，以减少氧的消耗。避免患儿剧烈的活动与游戏，防止咳嗽加重。患儿取半卧位或舒适的体位，注意经常更换患儿体位，定时为患儿拍背，指导并鼓励患儿有效咳嗽，以利于呼吸道分泌物排出。

（3）雾化：痰液黏稠者可遵医嘱给予超声雾化吸入或氧气雾化吸入，每天1～2次，每次20分钟内，以湿化气道，有利于痰液排出。必要时用吸引器及时清除痰液。

（4）饮食：保证患儿充足的水分及营养的供给，少食多餐，多饮水，以稀释痰液易于咳出。保持口腔清洁。

（5）用药：遵医嘱给予患儿抗生素、抗病毒药物、化痰止咳剂与平喘剂等药物。

（6）给氧：注意观察哮喘性支气管炎者有无缺氧症状，必要时给予氧气吸入。

2. 避免惊厥　体温超过38.5℃时遵医嘱给予药物降温，以防发生惊厥。

3. 心理护理　针对患儿及家长存在的心理问题，应用和蔼的语言耐心讲解本病的有关知识，使患儿安静，消除患儿及家长的焦虑和恐惧心理。

六、健康教育

1. 向家长讲解急性支气管炎的防治知识，指导患儿及家长适当开展户外活动，进行体格锻炼，增强机体对气温变化的适应能力；根据气温变化增减衣服，避免受凉或过热；在呼吸道疾病流行期间，避免到人多拥挤的公共场所，以免交叉感染；积极预防上呼吸道感染、营养不良、佝偻病、贫血和各种传染病，按时预防接种，增强机体的免疫能力。

2. 对先天性心脏病患儿，指导其适时进行外科手术矫正。

3. 对于哮喘性支气管炎患儿，指导家长避免接触过敏原，或进行过敏原的测试，进行脱敏疗法。

第5节 肺　　炎

案例 9-4

患儿，男性，11 个月。发热、咳嗽 2 天。因“肺炎”住院，第 2 天突然出现烦躁不安、呼吸急促，体检：体温 38℃，脉搏 180 次 / 分，呼吸 65 次 / 分，心音低钝，两肺细湿啰音增多，肝右肋缘下 3.5cm 可触及。

问题： 1. 该患儿可能发生了什么问题？

2. 护士应为患儿实施哪些护理措施？

一、概　　述

肺炎是指由不同病原体或致病因素所致的肺部炎症。临床以发热、咳嗽、气促、呼吸困难和肺部固定湿啰音为特征。本病是儿科常见疾病，也是我国住院小儿死亡的第一位原因，为我国儿童保健重点防治的“四病”之一。本病一年四季均可发病，以冬、春季及气温骤变时多见。护理重点是保持患儿呼吸道通畅，帮助患儿恢复呼吸功能，密切观察病情变化。

1. 分类　肺炎目前没有统一的分类，常用的有以下几种分类方法。

（1）按病理可分为支气管肺炎（小叶性肺炎）、大叶性肺炎、间质性肺炎等，小儿以支气管肺炎最多见。

（2）按病因可分为感染性肺炎和非感染性肺炎，前者包括病毒性肺炎、细菌性肺炎、真菌性肺炎、衣原体肺炎、支原体肺炎、原虫性肺炎等，后者包括吸入性肺炎、过敏性肺炎、坠积性肺炎等。临床上若病原体明确，则以病因分类，否则常按病理分类。

（3）按病程可分为急性肺炎（病程＜ 1 个月）、迁延性肺炎（病程为 1 ～ 3 个月）和慢性肺炎（病程＞ 3 个月）。

（4）按病情可分为轻症肺炎和重症肺炎。

（5）按临床表现典型与否可分为典型性肺炎和非典型性肺炎。①典型性肺炎：由肺炎链球菌、流感嗜血杆菌、金黄色葡萄球菌、大肠埃希菌等引起的肺炎；②非典型肺炎：由肺炎支原体、军团菌、衣原体、病毒等引起的肺炎。

（6）按感染来源可分为社区获得性肺炎、院内获得性肺炎（住院 48 小时后发生的肺炎）。

考点 小儿肺炎分类

2. 病理生理　病原体侵入呼吸道后，引起支气管、肺泡、肺间质的炎症，支气管因黏膜炎症使管腔狭窄，肺泡壁因充血水肿而增厚，肺泡腔内充满炎性渗出物，最终造成通气和换气功能障碍，导致缺氧和二氧化碳潴留，从而引起一系列病理生理改变。为代偿缺氧与二氧化碳潴留，患儿出现呼吸与心率增快，由于辅助呼吸肌参与呼吸运动，出现鼻翼扇动、三凹征和点头样呼吸。由于病原体毒素的作用，重症肺炎常伴毒血症。缺氧、二氧化碳潴留与毒血症可导致循环系统、神经系统、消化系统的一系列改变，可并发呼吸衰竭、心力衰竭、中毒性脑病、中毒性肠麻痹和酸碱平衡紊乱等。

二、护理评估

（一）健康史

询问新生儿出生史，有无缺氧、羊水或胎粪吸入史。询问婴幼儿近期有无上呼吸道感染或麻疹、百日咳等呼吸道传染病接触史。询问患儿发病时间、起病急缓、病情轻重及病程长短等。了解患儿有无营养不良、佝偻病、先天性心脏病等病史。

（二）身体状况

1. 轻症肺炎　主要以呼吸系统症状为主。

（1）症状：①患儿发热，热型多为不规则（小婴儿及重度营养不良儿可不发热，甚至体温不升）；②咳嗽较频（新生儿和早产儿可仅表现为口吐白沫），初为刺激性干咳，以后有痰；③气促：呼吸频率加快，多出现在发热、咳嗽之后；④全身症状：精神不振、烦躁不安、食欲减退，轻度腹泻或呕吐。

（2）体征：①呼吸增快：40 ～ 80 次 / 分，重者可有点头呼吸、鼻翼扇动、三凹征；②发绀：口周、鼻唇沟及指（趾）端发绀；③肺部啰音：早期不明显，典型病例肺部可闻及较固定的中、细湿啰音，以背部两肺下方及脊柱两旁较多，深吸气末更为明显。

考点 肺炎患儿的肺部听诊特点

2. 重症肺炎　除呼吸系统症状和全身中毒症状外，常有循环、神经和消化系统受累的表现（表 9-3）。

表 9-3　重症肺炎累及其他系统表现

受累系统	病症	临床表现
循环系统	心肌炎	面色苍白、心音低钝、心动过速、心律不齐，心电图 ST 段下移和 T 波低平、倒置
	心力衰竭（肺动脉高压和中毒性心肌炎所致）	①呼吸加快（婴儿＞ 60 次 / 分，幼儿＞ 50 次 / 分，儿童＞ 40 次 / 分） ②心率增快（婴儿＞ 180 次 / 分，幼儿＞ 160 次 / 分，儿童＞ 140 次 / 分） ③骤发极度烦躁不安，明显发绀，面色苍白或发灰 ④心音低钝、奔马律和颈静脉怒张 ⑤肝脏迅速增大，在肋下 3cm 或短时间内增加 1.5cm ⑥尿少或无尿，颜面、眼睑或下肢水肿 具备呼吸加快等前 5 项表现即可诊断
神经系统	中毒性脑病	轻度缺氧，表现为烦躁或嗜睡，当发生中毒性脑病而致脑水肿时可出现意识障碍、惊厥、前囟隆起，瞳孔对光反射迟钝或消失，呼吸不规则，甚至停止，可有脑膜刺激征

续表

受累系统	病症	临床表现
消化系统	中毒性肠麻痹	轻症者表现为腹胀、纳差、呕吐、腹泻等；重症可引起中毒性肠麻痹，出现肠鸣音消失、严重腹胀，腹胀严重时又使呼吸困难加重
	消化道出血	呕吐咖啡样物、大便潜血试验阳性或排出柏油样便
并发症	弥散性血管内凝血（DIC）	血压下降，四肢凉，脉搏细速，皮肤、黏膜及胃肠道出血
	脓胸、脓气胸、肺大疱	体温持续不降或退而复升、剧烈咳嗽、呼吸困难、胸痛、患侧呼吸运动受限、叩诊浊音或鼓音等

考点 肺炎合并心力衰竭的表现；轻症肺炎与重症肺炎的主要区别点

3. 几种不同病原体所致肺炎的特点（表9-4）。

表9-4 几种不同病原体所致肺炎的特点

	呼吸道合胞病毒肺炎	金黄色葡萄球菌肺炎	腺病毒肺炎	肺炎支原体肺炎
年龄	2岁以下婴儿，多数发生在6个月以内	新生儿至婴幼儿多见	6个月至2岁	学龄期儿童多见，学龄前期儿童也可发生
发热	不超过38.5℃	弛张热，婴幼儿呈稽留热	稽留高热或弛张热	不规则热，热程1～3周
临床表现	喘息为突出表现。起病较急，有感冒的前期症状，如咳嗽、打喷嚏，1～2天后咳嗽加重，出现呼气性呼吸困难、喘憋、呼吸相延长伴有喘息。严重者可出现面色苍白、烦躁不安、口周和口唇发绀、心力衰竭、呼吸衰竭、缺氧性脑病以及水和电解质紊乱	起病急，病情重，进展快，中毒症状重，面色苍白，咳嗽，呻吟，呼吸困难。易复发，可并发休克、败血症、化脓病灶、多形性皮疹（如猩红热样皮疹或多形性皮疹或荨麻疹）病变，易并发脓胸和脓气胸。常合并循环、神经及消化系统功能障碍	起病急，全身中毒症状重，出现轻重不等的呼吸困难和发绀，剧烈咳嗽，喘憋重，易发生心肌炎、心力衰竭及中毒性脑病等，病死率最高	起病缓慢，病情较轻。中毒症状也不重。刺激性干咳为突出表现，有的酷似百日咳样咳嗽，痰液黏稠，可带血丝，伴咽痛、肌肉酸痛
肺部体征	肺部听诊主要为呼气相哮鸣音，喘憋缓解，继之出现中、细湿啰音，叩诊可呈过清音	出现早，有散在中、细湿啰音	出现晚，多在发热4～5日后开始出现肺部湿啰音	不明显
X线检查	小点片状薄阴影，不同程度的肺气肿及支气管周围炎	变化快，肺部有小片状阴影，持续时间长，迅速出现肺脓肿、脓胸、脓气胸和肺大疱	较啰音出现早，常有大小不等的片状阴影或融合成大病灶，肺气肿多见，病变吸收需数周或数月	改变明显，与体征不一致。4种改变：①肺门阴影增浓；②支气管肺炎改变；③间质性肺炎改变；④均一的实变影
白细胞	大多正常	明显增高，核左移	正常或偏低	正常或偏高
治疗	抗病毒药物	抗生素治疗有效	抗病毒药物	大环内酯类抗生素有效
病程	1～2周	数周至数月	数周或数月	2～4周

（三）心理－社会状况

患儿因发热、咳嗽、害怕打针等，常出现烦躁不安、哭闹、易怒及不合作等。家长则因患儿住院时间长，缺乏肺炎的预防、保健和护理知识等，担心其预后，可能出现担忧、焦虑，甚至恐惧的情绪反应。

（四）辅助检查

1. 血常规检查　细菌性肺炎白细胞总数和中性粒细胞常增高；病毒性肺炎白细胞总数大多正常或降低，有时可见异型淋巴细胞。

2. 胸部 X 线检查　早期肺纹理增粗，以后出现大小不等斑片状阴影或融合成片，以中、下肺和心膈区多见，可伴有肺不张或肺气肿。若并发脓胸，早期肋膈角变钝，积液较多时，一片致密阴影，肋间隙增大，纵隔、心脏向健侧移位。并发脓气胸时可见气液平面。

3. 病原学检查　取痰液或鼻咽拭子做病毒分离和细菌培养，可明确病原体。聚合酶链反应（PCR）或特异性基因探针检测病原体 DNA 可对多种病原体进行特异、敏感的检测；冷凝集试验可作为肺炎支原体的辅助检查，在 50% ～ 70% 的支原体肺炎中可呈阳性。

三、治疗要点

1. 控制感染　选用敏感抗生素，使用原则为早期、联合、足量、足疗程，根据不同的病原体选择抗生素，重症宜静脉用药，用至体温正常后 5 ～ 7 天，临床症状消失后 3 天。金黄色葡萄球菌肺炎体温正常后再用药 2 周。支原体肺炎要用药 2 ～ 3 周时间。抗病毒治疗可选用利巴韦林等。

2. 对症治疗　止咳、平喘，纠正水、电解质和酸碱平衡紊乱，吸氧等。

3. 并发症治疗　中毒症状明显或脑水肿、严重喘憋、感染性休克、呼吸衰竭时，可用糖皮质激素，重症用地塞米松 3 ～ 5 天。脓胸、脓气胸应穿刺引流。防治心力衰竭、中毒性脑病、呼吸衰竭、脓胸、脓气胸等并发症。

考点 小儿肺炎的抗生素治疗

四、主要护理诊断 / 问题

1. 气体交换受损　与肺部炎症造成的通气与换气功能障碍有关。

2. 清理呼吸道无效　与呼吸道分泌物过多、黏稠、不易排出有关。

3. 体温过高　与肺部感染有关。

4. 营养失调：低于机体需要量　与摄入不足、消耗增加有关。

5. 潜在并发症：心力衰竭、中毒性脑病、中毒性肠麻痹等。

考点 肺炎患儿的护理诊断

五、护理措施

（一）改善呼吸功能

遵医嘱使用抗生素或抗病毒药物，以消除肺部炎症，减少炎性分泌物，保持呼吸通畅，促进气体交换。凡有低氧血症、呼吸困难、喘憋、口唇发绀、面色苍白等情况应立即给氧。

一般可用鼻导管法，氧流量为 0.5 ～ 1.0L/min，婴幼儿或缺氧明显者可用面罩法，氧流量为 2 ～ 4L/min，氧浓度不超过 40%。给氧时氧气应湿化，以免损伤气道纤毛上皮细胞和使痰液变黏稠，阻塞呼吸道。新生儿或鼻腔分泌物多者，可用面罩、鼻塞、头罩或氧帐给氧。出现呼吸衰竭，则用人工呼吸器，并做好相应的护理。

考点 肺炎的给氧方法

（二）保持呼吸通畅

1. 及时清除患儿口鼻分泌物。重症患儿每 2 小时翻身一次，同时为患儿拍背。手叩击法为五指并拢，由下向上，由外向内轻叩患儿背部，边叩边鼓励患儿咳嗽，以促使肺泡和呼吸道的分泌物借助重力和振动而排出。

2. 痰液黏稠可用雾化吸入，必要时吸痰，吸痰宜在哺乳 1 小时后进行，以免引起呕吐，吸痰时患儿多因刺激而咳嗽、烦躁，吸痰后宜立即吸氧。对痰液黏稠不易咳出者，可给予超声雾化吸入，遵医嘱在雾化吸入器中加入庆大霉素、利巴韦林、地塞米松、糜蛋白酶等药物以消炎、分解痰液、促进痰液排出。吸痰时注意不能过频和时间过长（过频可刺激黏液产生增多，时间过长可妨碍呼吸使缺氧加重），注意抽吸时动作要轻柔、迅速。病情许可的情况下也可进行体位引流。遵医嘱给予祛痰剂，对严重喘憋者遵医嘱给予支气管解痉剂等。

考点 吸痰的注意事项

（三）降低体温

监测体温变化并警惕热性惊厥的发生。对高热者应遵医嘱给予药物降温。在采取降温措施后 30 分钟应复测体温并做好记录，同时密切观察降温效果。

（四）并发症的护理

1. 密切观察患儿呼吸、心率（律）、心音、神志、面色及肝脏增大情况，并及时报告医生。如并发心力衰竭者，让患儿取半卧位，保持安静，给予患儿氧气吸入并减慢输液速度，控制在每小时≤ 5ml/kg，按医嘱给予吸氧、强心、利尿、镇静等药物，并要观察患儿用药后的反应，及时评价用药效果。患儿口吐粉红色泡沫样痰为急性肺水肿的表现，应立即取坐位，双腿下垂，可给患儿间歇吸入 20% ～ 30% 乙醇湿化的氧气，每次吸入不宜超过 20 分钟。

考点 急性肺水肿的护理方法

2. 密切观察患儿意识、瞳孔、囟门、肌张力等变化，如出现烦躁或嗜睡、呕吐、惊厥、昏迷、呼吸不规则、肌张力增高等中毒性脑病的表现，可能发生了中毒性脑病或脑水肿，发现时立即报告医生，并配合抢救。

3. 密切观察患儿有无腹胀、呕吐、肠鸣音减弱或消失等中毒性肠麻痹的表现。发现时立即报告医生，给予禁食、腹部热敷和肛管排气等治疗，或遵医嘱给予注射新斯的明和胃肠减压等。密切观察有无呕血、便血等，以便及时发现胃肠道出血。低血钾所致的腹胀，应及时补钾。

4. 密切观察患儿有无病情突然加重，体温持续不降或退而复升，出现剧烈咳嗽、烦躁不安、呼吸困难、胸痛、面色青紫、患侧呼吸运动受限等表现，提示患儿并发了脓胸或脓气胸，可能为金黄色葡萄球菌肺炎，应及时报告医生并配合进行胸腔穿刺或胸腔闭式引流等。

（五）生活护理

1. 环境　病室要保持空气新鲜，室温 18 ～ 20℃，湿度 50% ～ 60% 为宜，有利于呼吸道湿化，促进分泌物的排出。不同病原体肺炎患儿应分室居住，以防交叉感染。病室每日应紫外线消毒 1 次。

2. 饮食护理　给予患儿营养丰富，易消化的流质、半流质饮食，少食多餐，避免过饱，耐心喂养，防止呛咳引起窒息。让患儿多饮水，保证液体摄入量，以湿润呼吸道黏膜，防止痰液黏稠不易咳出，同时可以防止发热导致的脱水。重症不能进食时，给予静脉输液，输液时严格控制输液量及滴注速度，最好使用输液泵，以免加重心脏负担，诱发心力衰竭。每次喂食需将婴儿头部抬起或抱起，以免呛入气管发生窒息。对于呼吸困难的患儿，哺乳时应给予吸氧。

3. 体位　嘱患儿安静休息，尽量避免哭闹，以减少耗氧量。可采取半卧位，或床头抬高 30° ～ 60° 。应经常帮助患儿翻身拍背或更换体位，或抱起患儿以有利于分泌物排出，减轻肺部淤血和防止肺不张。

考点 肺炎患儿的体位

（六）心理护理

针对家长及患儿存在的心理问题，耐心讲解本病的有关知识，缓解家长的紧张和担忧。对于重症有并发症的患儿，护理工作中应体贴和关爱患儿，缓解其焦虑与恐惧心理，增强其战胜疾病的信心，积极配合治疗与护理。

六、健康教育

1. 向患儿家长介绍肺炎的有关防治知识，适时进行卫生宣教工作。

2. 指导患儿适当休息，解释让患儿安静休息对疾病康复的重要性，指导家长经常翻身拍背并教会家长拍背排痰的方法。

3. 指导家长合理喂养。小儿加强体格锻炼，以改善呼吸功能。对易患呼吸道感染的患儿，在寒冷季节或气候骤变外出时，应注意保暖，避免着凉，尽量少去公共场所。小儿应定期进行健康检查，按时预防接种，提高机体免疫力。同时积极预防和治疗佝偻病、贫血、营养不良、先天性心脏病及各种急性传染病等。

自测题

A_1/A_2 型题

1. 婴幼儿上呼吸道感染易发生中耳炎的主要原因是
   A. 咽鼓管短、宽、呈水平位
   B. 缺少分泌型 IgA
   C. 鼻腔狭窄
   D. 鼻窦发育差
   E. 扁桃体感染易扩散

2. 小儿上呼吸道感染最常见的病原体是

A. 病毒　B. 真菌
C. 细菌　D. 衣原体
E. 支原体

3. 患儿，生后 3 天，发热、鼻塞。体检：体温 39.8℃，咽部充血，诊断为“上感”。对该患儿的护理措施应首选
A. 解开过厚衣被散热
B. 口服退热药
C. 用退热栓降温
D. 用 0.5% 麻黄碱滴鼻
E. 用 50% 乙醇擦浴

4. 急性上呼吸道感染患儿鼻塞影响哺乳和睡眠时滴鼻用
A. 0.1% 麻黄碱溶液　B. 0.2% 麻黄碱溶液
C. 0.3% 麻黄碱溶液　D. 0.4% 麻黄碱溶液
E. 0.5% 麻黄碱溶液

5. 患儿，男性，8 个月，1 天前出现发热，体温 38.6℃，犬吠样咳嗽、声音嘶哑，诊断为急性感染性喉炎，入院后患儿烦躁不安、双眼圆睁，惊恐万状，头面部出汗，其喉梗阻的程度为
A. Ⅰ度　B. Ⅱ度
C. Ⅲ度　D. Ⅳ度
E. Ⅴ度

6. 患儿，男性，1 岁，诊断为急性感染性喉炎，该患儿烦躁不安时，护士最好按医嘱选用
A. 异丙嗪　B. 氯丙嗪
C. 地西泮　D. 苯巴比妥
E. 水合氯醛

7. 1 岁半小儿，2 天前“感冒”后开始咳嗽，昨夜患儿突然出现呼气性呼吸困难伴哮鸣，肺部叩诊呈鼓音，听诊两肺有哮鸣音，既往有湿疹史。最可能的诊断是
A. 支气管肺炎
B. 哮喘性支气管炎
C. 上呼吸道感染
D. 支气管肺炎合并呼吸衰竭
E. 支气管肺炎合并气胸

8. 3 岁支气管炎患儿，咳嗽 5 天伴发热 2 天，不应采取的措施是
A. 多喝水　B. 经常变换体位
C. 室内湿度 60%　D. 给予雾化吸入
E. 给予镇咳剂

A_3/A_4 型题

（9～11 题共用题干）

患儿，女性，3 个月，因“咳嗽 3 天、气促伴发绀 1 小时”入院。体检：体温 39℃，呼吸 70 次 / 分，脉搏 168 次 / 分，心音低钝，肝肋下 3cm，诊断为支气管肺炎伴心力衰竭。

9. 患儿休息宜采取的体位是
A. 半卧位　B. 头低卧位
C. 侧卧位　D. 端坐位
E. 平卧位

10. 对患儿采取的护理措施不妥的是
A. 少食多餐
B. 给患儿吸氧
C. 减慢输液速度
D. 给予超声雾化吸入
E. 帮助患儿勤翻身变换体位

11. 该患儿首要的护理诊断 / 问题是
A. 心排血量减少　B. 有体液不足的危险
C. 活动无耐力　D. 体温升高
E. 低效性呼吸型态

（李　卓）

第 10 章
循环系统疾病患儿的护理

第 1 节　小儿循环系统解剖、生理特点

一、心脏的胚胎发育

胚胎第 2 周开始形成原始心脏，为一个纵直的管状结构，第 4 周起具有循环作用，第 8 周末内部分隔基本形成，成为四腔心脏。因此，心脏胚胎发育的关键期即胚胎第 2 ～ 8 周，此期也是先天性心血管畸形形成的主要时期。

考点 心脏胚胎发育的关键期

二、胎儿血液循环及出生后的改变

（一）正常胎儿血液循环

胎儿不存在有效的呼吸运动，其营养代谢和气体交换是通过脐血管、胎盘与母体之间以弥散方式完成的。血液在胎盘进行营养代谢和气体交换后，含氧量较高的动脉血经脐静脉进入胎儿体内，行至肝脏下缘分成两支，一支（约 50% 的血液）入肝与门静脉血流汇合后经由肝静脉流入下腔静脉；另一支经静脉导管直接流入下腔静脉，与来自下半身的静脉血混合，共同流入右心房。来自下腔静脉的混合血（以动脉血为主）进入右心房后，约 1/3 经卵圆孔流入左心房，再经左心室流入升主动脉，主要供应心、脑及上肢（上半身）；其余部分则流入右心室。从上腔静脉回流的、来自上半身的静脉血流入右心房后，绝大部分流入右心室，与来自下腔静脉的血混合后共同流入肺动脉。由于胎肺无呼吸功能，处于压缩状态，肺血管阻力高，因此，肺动脉内的血液的只有少量流入肺，并经肺静脉流入左心房。肺动脉内的大部分（约 80%）血液经动脉导管直接流入降主动脉，与来自升主动脉的血液混合后（以静脉血为主），供应腹腔器官及下肢（下半身），最后经脐动脉回流至胎盘，再次进行营养代谢及气体交换（图 10-1）。

综上所述，胎儿血液循环具有以下特点：①胎儿的营养代谢与气体交换是通过胎盘与脐血管以弥散方式来完成的；②胎儿体内存在有效的体循环，没有有效的肺循环；③静脉导管、卵圆孔及动脉导管是胎儿血液循环的特殊通道；④胎儿体内绝大部分是混合血；⑤胎儿时期血氧含量最高的器官是肝脏，其次为心、脑及上肢，腹腔器官及下半身血氧含量最低；⑥左、右心都向全身供血。

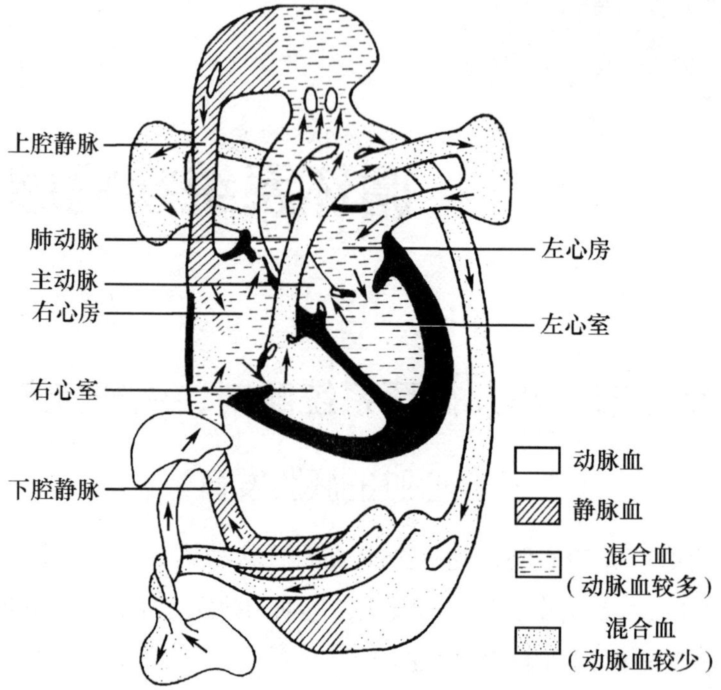

图 10-1 正常胎儿血液循环示意图

（二）出生后小儿血液循环的变化

出生后血液循环的主要变化是胎盘血液循环停止、肺循环阻力下降及肺循环的建立、体循环阻力增高，血液气体交换的场所由胎盘转移至肺。

1. 脐血管关闭　出生后脐带剪断结扎，脐血管血流停止，出生后 6 ～ 8 周完全闭锁，形成韧带。

2. 卵圆孔关闭　出生后随肺循环压力降低及肺循环的建立，肺血流量明显增加，经肺静脉流入左心房的血量增多，左心房压力增高，当左心房压力超过右心房压力时，卵圆孔瓣膜发生功能性关闭，绝大多数于出生后 5 ～ 7 个月形成解剖学关闭，遗留有卵圆窝。

3. 动脉导管关闭　出生后自主呼吸建立，血氧饱和度增高，直接促进动脉导管管壁平滑肌收缩，同时，肺循环压力降低，体循环压力增高，流经动脉导管的血流逐渐减少，最后停止。足月儿 80% 在生后 10 ～ 15 小时内形成功能性关闭，80% 于出生后 3 个月，95% 于出生后 1 年内形成解剖学关闭，形成动脉韧带。

考点 胎儿时期含氧量最高的器官；出生后动脉导管关闭的时间

三、小儿心脏、心率及血压特点

（一）心脏

新生儿和 2 岁以下婴幼儿的心脏多呈横位，心尖搏动位于第 4 肋间、左锁骨中线外侧，心尖部主要为右心室。2 岁以后逐渐由横位转为斜位；3 ～ 7 岁达第 5 肋间、左锁骨中线上；7 岁以后心尖搏动位于第 5 肋间、左锁骨中线以内 0.5 ～ 1.0cm，心尖部主要为左心室。小儿心脏出生时呈球形，以后逐渐变成圆锥形或椭圆形，6 岁后与成人相似，呈长椭圆形。新生儿出生时左、右心室壁厚度基本相同，随体循环血量的增加，左心室壁逐渐增厚，且增厚速度快于右心室壁。

（二）心率

新生儿新陈代谢旺盛、交感神经兴奋性高，故心率较快。小儿心率随年龄增长而逐渐减慢。不同年龄小儿正常心率见表 10-1。

表 10-1 不同年龄小儿心率的正常值

年龄	新生儿	<1 岁	2 ～ 3 岁	4 ～ 7 岁	8 ～ 14 岁
心率（次 / 分）	120 ～ 140	110 ～ 130	100 ～ 120	80 ～ 100	70 ～ 90

进食、活动、哭闹、情绪激动、体温增高等均可使小儿心率发生变化，因此应在小儿安静时测量心率，宜测量 1 分钟。一般体温每升高 1℃，心率增加 10 ～ 15 次 / 分。凡脉搏显著增快，并且在睡眠时不减慢者，应怀疑有器质性心脏病。

考点 不同年龄阶段小儿正常心率

（三）血压

小儿心脏每搏输出量较少，动脉管壁柔软、弹性较好，血管口径相对较大，故血压较低。小儿血压随年龄增长而逐渐升高。

新生儿收缩压平均为 60 ～ 70mmHg（8.0 ～ 9.3kPa），1 岁时收缩压平均为 70 ～ 80mmHg（9.3 ～ 10.7kPa）。2 岁以后收缩压可以按公式计算，收缩压（mmHg）= 年龄 ×2+80（年龄 ×0.26+10.67kPa），舒张压约为收缩压的 2/3。正常情况下，1 岁以上小儿下肢血压比上肢血压高约 20mmHg（2.67kPa）。收缩压高于上述正常标准 20mmHg（2.67kPa）为高血压，低于正常标准 20mmHg（2.67kPa）为低血压。

为小儿测量血压时，血压计袖带应为小儿上臂长度的 1/2 ～ 2/3，袖带过宽测得血压偏低，袖带过窄测得血压偏高。准确测量血压应在安静时进行，以免因兴奋、哭闹、精神紧张使血压明显升高。

考点 小儿血压的计算公式，小儿血压计袖带的适宜宽度

第 2 节 先天性心脏病

案例 10-1

患儿，男性，2 岁，生后不久即出现青紫，剧烈哭闹时伴有抽搐史，平时易感冒，喜蹲踞。就医后诊断为“法洛四联症”。10 分钟前做游戏时突然晕倒。

问题： 1. 你认为该患儿最可能发生了什么现象？

2. 发生该现象的原因是什么？

3. 针对这种现象该如何处理？

先天性心脏病简称先心病，主要是指胚胎期心脏及大血管发育异常所导致的先天性心血管畸形，或出生后应关闭的通道未能正常闭合而引起的心脏及大血管的局部解剖结构异常，

是小儿最常见的心脏病。本病以皮肤黏膜青紫、气促、呼吸困难、反复呼吸道感染、生长发育迟缓或严重落后为主要临床特点，可并发严重缺氧、心力衰竭、肺炎等多种并发症。

一、病　因

大多数先天性心脏病的病因尚不清楚，任何影响胎儿心脏发育的因素都可以引起心脏发育停滞和异常。目前认为心血管畸形的发生可能与下列因素有关。

（一）遗传因素

一般为多基因遗传缺陷，也有由单基因遗传缺陷、染色体畸变与易位引起的先心病。

（二）母体因素

1. 宫内感染　是发生先天性心脏病的主要因素，尤其是妊娠早期病毒感染，如风疹病毒、流感病毒、流行性腮腺炎病毒、柯萨奇病毒感染等。

2. 孕母患代谢紊乱性疾病　如糖尿病、高钙血症等。

3. 孕母接触大剂量放射线或服用某些药物　如甲苯磺丁脲、抗肿瘤药、抗癫痫药等。

4. 宫内缺氧，妊娠早期饮酒、吸毒，缺乏叶酸等。

考点 先天性心脏病发生的主要因素

二、分　类

根据左、右心腔或大血管之间有无直接分流和临床有无青紫，将先天性心脏病分为 3 类。

（一）左向右分流型（潜伏青紫型）

左向右分流型先心病是临床常见的类型，常见的有房间隔缺损、室间隔缺损、动脉导管未闭等。患儿的左、右心腔之间或主动脉与肺动脉之间存在异常通路及血液分流。因体循环压力高于肺循环压力，血液从左向右分流，不出现青紫。当屏气、剧烈哭闹、患有肺炎或任何病理情况导致肺动脉和右心压力增高并超过主动脉或左心压力时，血液从右向左分流而出现暂时性青紫，故此型又称潜伏青紫型。当病情进展形成梗阻性肺动脉高压，并引起患儿出现持续性青紫，此时称为艾森门格综合征（Eisenmenger syndrome）。

（二）右向左分流型（青紫型）

右向左分流型先心病是先天性心脏病中最严重的类型，常见的有法洛四联症、大动脉换位、三尖瓣闭锁等。畸形的存在，造成血液从右向左分流，大量静脉血流进入体循环，患儿出现持续性青紫。

（三）无分流型（无青紫型）

无分流型先心病常见的有肺动脉狭窄、主动脉缩窄等，左、右心腔或大血管间无异常通路及血液分流，患儿无青紫现象。

考点 先天性心脏病的常见类型

三、护理评估

（一）健康史

了解患儿母亲在妊娠最初 3 个月内有无病毒感染史、放射线接触史、用药史、吸烟史及饮酒史；母亲是否患有代谢性疾病、是否缺乏叶酸、家族中有无遗传性疾病及先天性心脏病患者。询问患儿出生后各阶段的生长发育情况，有无喂养困难、活动后乏力、气促，有无一过性青紫或持续性青紫、青紫出现的时间，是否喜欢蹲踞、有无突发性昏厥、有无反复呼吸道感染或心力衰竭等。

（二）身体状况

1. 室间隔缺损（图 10-2） 是最常见的先天性心脏病，约占我国儿童先心病的 50%。约 40% 病例同时存在其他先天性心血管畸形。根据缺损大小分为小型缺损（缺损直径 < 5mm）、中型缺损（缺损直径 5 ～ 10mm）和大型缺损（缺损直径 > 10mm）。其临床表现取决于缺损大小及肺血管阻力大小。

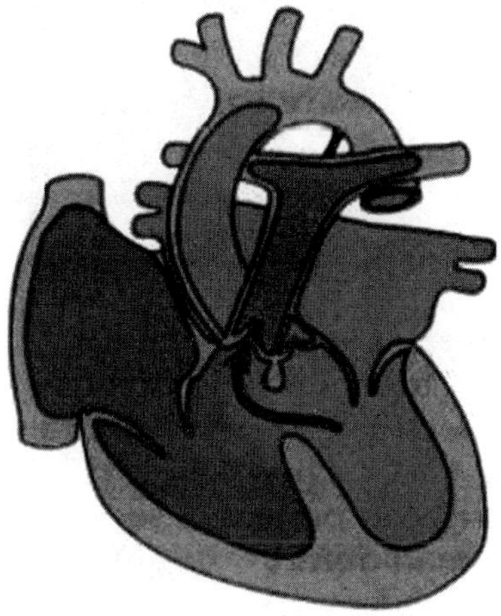

图 10-2 室间隔缺损示意图

（1）症状：小型缺损时，临床可无明显症状，生长发育不受影响。中、大型缺损时，血液自左心室分流入主动脉和右心室，体循环有效循环血量减少，而肺循环无效血量增加。患儿多喂养困难，活动后乏力、气促、多汗，生长迟缓，体重不增或增加缓慢，反复发生肺部感染或充血性心力衰竭。有时可因扩大的肺动脉压迫喉返神经，引起声音嘶哑。剧烈哭闹、屏气发作、肺部感染、心力衰竭时，可出现暂时性青紫。当长期或大量分流后，出现容量性肺动脉高压，肺小动脉痉挛、管壁增厚、管腔变窄，逐渐形成梗阻性肺动脉高压，左向右分流量减少，逐渐出现双向分流或反向分流，患儿出现持续性青紫，即艾森门格综合征。

（2）体征：可见心前区隆起，心界向左下扩大，心脏搏动活跃，胸骨左缘第 3 ～ 4 肋间可闻及Ⅲ～Ⅳ级粗糙的收缩期杂音，向心前区广泛传导，可触及震颤，肺动脉瓣第二心音增强。

（3）并发症：患儿常并发肺部感染、充血性心力衰竭、肺水肿、感染性心内膜炎。

考点 最常见的先天性心脏病类型，室间隔缺损心脏杂音特点，常见并发症

2. 房间隔缺损（图 10-3） 占先天性心脏病发病总数的 5% ～ 10%，是成年人先天性心脏病最常见的类型，男女比例为 1 ∶ 2。其症状出现的早晚和轻重取决于缺损大小。

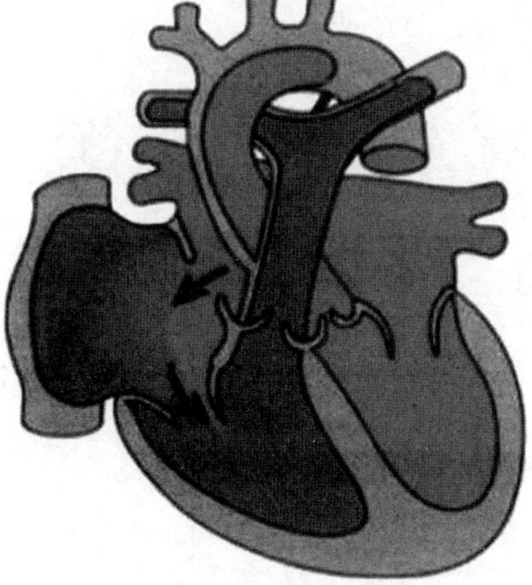

图 10-3 房间隔缺损示意图

（1）症状：小型缺损临床可无明显症状。大型缺损时，心室舒张期血液自左心房分流入左心室和右心房，体循环有效循环血量减少，而肺循环无效血量增加。患儿多体型瘦长，面色苍白，活动后乏力、气促、多汗，生长迟缓，好发肺部感染，甚至充血性心力衰竭。在剧烈哭闹、屏气发作、肺部感染或心力衰竭时，可发生暂时性青紫。当长期或大量分流后，梗阻性肺动脉高压形成，也可发生艾森门格综合征，出现持续性青紫。

（2）体征：可见心前区隆起，心脏搏动活跃，心界扩大，胸骨左缘第 2 ～ 3 肋间可闻及Ⅱ～Ⅲ级收缩期喷射样杂音

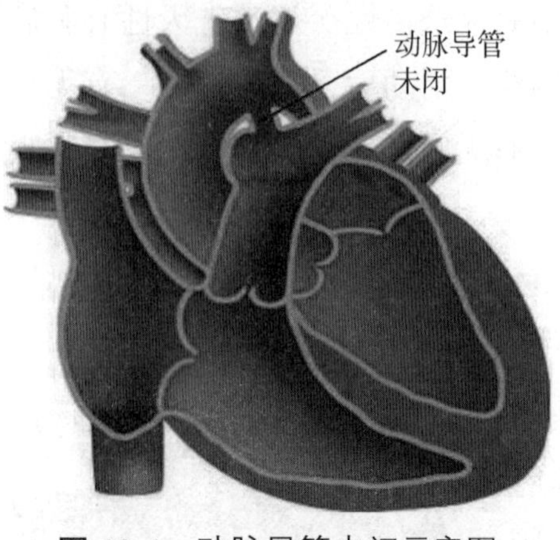

图 10-4 动脉导管未闭示意图

（肺动脉瓣相对狭窄所引起），可触及震颤，肺动脉瓣第二心音增强或亢进，并呈固定分裂（肺动脉瓣关闭落后于主动脉瓣关闭所引起，且不受呼吸影响）。

（3）并发症：患儿常并发肺部感染，至中年期可合并心律失常、肺动脉高压、充血性心力衰竭。

考点 房间隔缺损的心脏杂音特点，常见并发症

3. 动脉导管未闭（图 10-4） 是出生后动脉导管持续开放，血液自主动脉分流入肺动脉，占先天性心脏病发病总数的 10%，早产儿发病率高。其临床症状的轻重主要取决于动脉导管管径的粗细和肺动脉压力的大小。

（1）症状：管径细小者临床可无明显症状，仅在体检时发现杂音。管径粗大者婴幼儿期即可咳嗽、活动后乏力、气促、多汗，多喂养困难，生长迟缓，有时因扩大的肺动脉段压迫喉返神经引起声音嘶哑。反复发生肺部感染、充血性心力衰竭。在剧烈哭闹、屏气发作、肺部感染或心力衰竭时，可发生暂时性青紫。当长期分流，形成梗阻性肺动脉高压，左向右分流量减少或停止，当肺动脉压力大于主动脉压力时，血液自肺动脉反流入降主动脉，患儿出现下半身明显青紫、左上肢轻度青紫，头面部和右上肢正常无青紫的现象，称为差异性发绀。

（2）体征：可见体型瘦长，心前区隆起，心脏搏动增强，胸骨左缘第 2 肋间可闻及粗糙响亮的连续性机器样杂音，占据整个收缩期和舒张期，传导广泛，伴有震颤，肺动脉瓣第二心音增强或亢进。由于血液分流，周围动脉舒张压降低，脉压增宽，可见水冲脉、毛细血管搏动征、股动脉枪击音等周围血管征。

（3）并发症：患儿常并发肺部感染、充血性心力衰竭、感染性心内膜炎等。

考点 动脉导管未闭血液的分流方向，差异性发绀，心脏听诊杂音特点

4. 法洛四联症（图 10-5） 是婴儿期后最常见的青紫型先天性心脏病，占先天性心脏病发病总数的 12%。由 4 种畸形组成，包括肺动脉狭窄、室间隔缺损、主动脉骑跨、右心室肥厚，其中，肺动脉狭窄是法洛四联症最重要的畸形组成。

考点 最常见的青紫型先天性心脏病的类型，法洛四联症的畸形组成

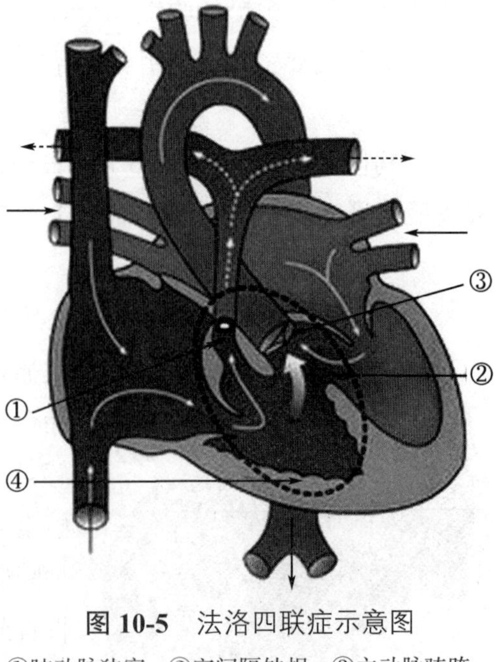

图 10-5 法洛四联症示意图

①肺动脉狭窄；②室间隔缺损；③主动脉骑跨；④右心室肥厚

（1）症状

1）青紫：为最突出的临床表现，其出现早晚与严重程度主要取决于肺动脉狭窄的严重程度。青紫多见于毛细血管丰富的浅表部位，如唇、甲床、球结膜、耳垂等。因出生后动脉导管暂时未关闭，可减轻肺循环血量减少的程度，故多于出生后 3 ～ 6

个月出现青紫，并逐渐加重。

2）蹲踞现象：患儿多于游戏或行走过程中出现主动下蹲片刻的现象。小婴儿常喜竖抱并下肢屈曲。这是患儿为缓解缺氧状态所采取的一种自我保护性动作，蹲踞时下肢屈曲、受压，静脉回心血量减少，减轻了右心负荷；体循环阻力增加，使右向左分流量减少，动脉血氧含量相对增多，缺氧症状暂时得到缓解。

3）杵状指（趾）：长期缺氧引起指（趾）端毛细血管扩张增生，局部软组织和骨组织增生肥大，指（趾）端膨大状如鼓槌。

4）阵发性缺氧发作：小儿于晨起吃奶或排便时、哭闹或活动后，以及伴有贫血或感染者，可出现阵发性呼吸困难、烦躁、青紫加重，严重者晕厥、抽搐，甚至死亡，年长儿常自诉头晕、头痛。原因是狭窄的肺动脉漏斗部发生痉挛，引起一过性肺动脉梗阻，导致脑缺氧加重，每次发作可持续数分钟至数小时。

（2）体征：可见心前区稍隆起，胸骨左缘第 2 ～ 4 肋间可闻及Ⅱ～Ⅲ级收缩期喷射性杂音（为肺动脉狭窄引起），肺动脉瓣第二心音减弱。

（3）并发症：患儿易并发脑血栓、脑脓肿、亚急性细菌性心内膜炎等。

考点 法洛四联症的临床表现；常见的并发症

（三）心理 – 社会状况

评估家长对疾病的心理反应、认知程度、喂养及护理知识，评估患儿的心理反应、活动状况。家长因对患儿生活中喂养困难、体弱多病、生长发育落后、活动受限以及手术费用和手术效果等的担心而产生紧张、焦虑、恐惧、抱怨。患儿正常生活、活动均受到限制，年长儿学习受到影响，患儿与同龄儿交往减少及周围人的怜悯或歧视而产生抑郁、自卑、焦虑、恐惧等心理；也可能因家长对患儿过度呵护，患儿产生依赖、脆弱及以自我为中心的个性。

（四）辅助检查

1. 胸部 X 线检查　可了解心脏的位置、形态、大小，肺血流量分布，主动脉结及肺动脉段等情况。左向右分流型先天性心脏病患儿，分流量小时常无明显改变；中、大型缺损可见肺动脉段凸出，搏动增强，肺门血管影增粗，“肺门舞蹈”征，肺野充血，主动脉弓影较小，动脉导管未闭患儿分流量大者可见主动脉结正常或凸出。还可见心影增大，室间隔缺损，左、右心室增大；房间隔缺损心影略呈梨形，右心房及右心室增大；动脉导管未闭左心室增大，左心房轻度增大，心胸比增大。法洛四联症患儿可见心影呈靴形（图 10-6），肺动脉段凹陷，肺门血管影缩小，肺纹理减少，肺野透亮度增加。

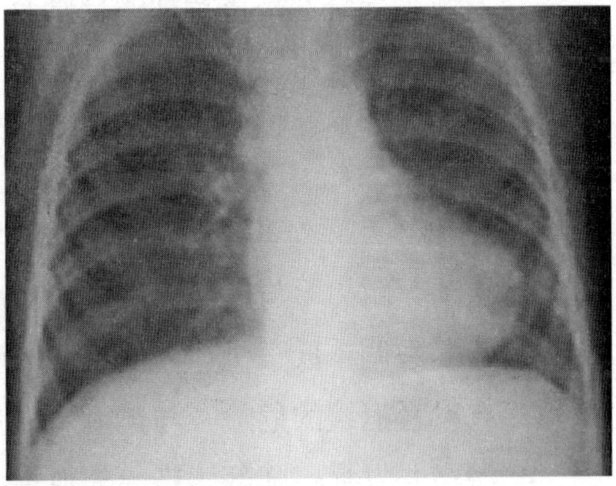
图 10-6　靴形心

考点 法洛四联症典型的心影变化

2. 心电图　可反映心房壁、心室壁有无肥厚，心脏传导系统情况等。中型室间隔缺损呈左心室肥大，大型室间隔缺损左、右心室均肥大。房间隔缺损可见电轴右偏、右心房和右心室肥大和不完全性右束支传导阻滞。动脉导管未闭分流量大者可见电轴左偏，左心室肥大，左心房偶见肥大，当肺动脉高压时可见左、右心室均肥大。法洛四联症可见电轴右偏，右心室肥大。

3. 超声心动图　是一种无创检查技术，操作简便、可重复检查，能显示心脏内部结构的图像。彩色多普勒超声可显示分流的起源、部位、数目，导管管径的粗细和长度，分流方向，估测分流量大小。能对绝大多数先天性心脏病做出诊断，是先天性心脏病首选确诊检查方法。

4. 心导管检查　是创伤性操作，是进一步明确诊断和手术之前的重要检查之一。分左心、右心导管检查两种，临床上以右心导管检查较常用。

5. 心血管造影　是创伤性操作，对于复杂先天性心血管畸形仍是重要检查手段。可显示心腔大小、形态、分流量、有无其他并发畸形。

6. 其他　磁共振成像、计算机断层扫描、放射性核素心血管显像等。

四、治疗要点

（一）内科治疗

目的在于维持患儿正常生活，防治并发症，使患儿安全到达手术年龄。

1. 早产儿动脉导管未闭者　于出生后 1 周内应用吲哚美辛，可抑制前列腺素合成，从而促进动脉导管关闭，但足月儿无效。发生心内膜炎者，应行正规抗感染治疗，愈后 2 个月手术。

2. 缺氧发作的治疗　轻者立即取膝胸卧位即可缓解。重者立即吸氧，保持患儿安静。缓慢静脉注射普萘洛尔（心得安）每次 0.1mg/kg，可减慢心率。必要时可皮下注射吗啡。静脉注射碳酸氢钠可纠正代谢性酸中毒。

考点 法洛四联症患儿出现缺氧发作时应采取的体位与药物

（二）手术治疗

多数小型室间隔缺损和房间隔缺损可于 1 岁内自然闭合，也有在 4 ～ 5 岁内自然闭合的可能，可随访观察，一般不主张过早手术。在随访过程中，如不能自然闭合，可于学龄前期进行手术。当形成不可逆性肺动脉高压，发生艾森门格综合征时失去则适宜的手术机会。轻症法洛四联症患儿可于学龄前期行根治术，临床症状明显者应在生后 6 个月内行根治术；重症患儿先行姑息性手术，待一般情况与肺血管发育改善后行根治术。

（三）介入治疗

介入性心导管术是将特种的导管及装置由外周血管插入，到达所需治疗的心血管腔内，是目前除外科手术外治疗先天性心脏病的一种重要手段。

考点 促进早产儿动脉导管关闭的药物，缺氧发作的治疗

五、主要护理诊断 / 问题

1. 活动无耐力　与体循环有效血量减少或血氧饱和度下降有关。

2. 营养失调：低于机体需要量　与喂养困难、体循环血流量减少及组织缺氧有关。

3. 有发育迟缓的危险　与体循环血量减少、血氧饱和度下降有关。

4. 潜在并发症：肺部感染、充血性心力衰竭、感染性心内膜炎、脑血栓等。

5. 焦虑　与疾病的威胁、经济负担加重和对手术担忧有关。

六、护理措施

（一）建立合理的生活制度

1. 保证睡眠和休息　安排好患儿作息时间，保证睡眠和休息，减轻心脏负担。重症患儿应卧床休息，减少耗氧，其活动应在医护人员或家长监护下进行，准备择期手术。各项护理操作尽量集中进行，减少搬动患儿，避免情绪激动及剧烈哭闹。

2. 评估患儿活动耐力　根据病情安排适当活动量，减少心脏负担。无症状患儿可与正常儿童一样生活，定期查体；有症状患儿应限制活动。对患儿耐受程度进行评估的方法：活动前测量生命体征，包括呼吸、脉搏、血压；活动时应密切观察其有无缺氧的表现；活动后立即测量生命体征；休息 3 分钟再测量生命体征。如呼吸、血压恢复到活动前水平，脉率增快不超过 6 次 / 分，则说明活动适度。如患儿出现面色苍白、精神恍惚、青紫、眩晕、胸闷、心悸等表现时，则说明活动强度过大或时间过长，应立即停止活动，卧床休息，抬高床头并记录。

3. 法洛四联症患儿出现蹲踞现象时，不要强行拉起，应让其自然蹲踞和起立。

考点 法洛四联症患儿出现蹲踞现象时的处理

（二）供给充足营养

1. 食物选择　选择清淡、易消化的食物，注意营养搭配，供给充足的热量、蛋白质、维生素，保证营养需要，提高对手术的耐受性。根据病情，采用无盐或低盐饮食。

2. 正确喂养　对于吸吮时出现气促、青紫或大汗淋漓而被迫停歇的患儿，喂哺要细心，每次喂乳时间可适当延长，乳孔可稍大，减少吸吮阻力、减少耗氧量，但应避免呛咳和呼吸困难，必要时可在喂乳前先吸氧。喂哺过程中可暂停，给予休息。喂哺时应少量多餐，勿进食过饱。喂乳后取右侧卧位，以免呕吐造成窒息。

考点 先天性心脏病患儿的喂养

（三）注意观察病情变化，防治并发症

1. 预防感染

（1）保持室内温、湿度适宜，定时通风换气，避免对流风。根据气温变化随时增减衣服，避免受凉，预防呼吸道感染。

（2）避免到公共场所、人群集中的地方，采取保护性隔离，以免交叉感染。

（3）做口腔小手术（如拔牙、扁桃体切除术等）时，术前、术后应给予抗生素预防感染，并加强口腔护理（2 次 / 天），防止发生感染性心内膜炎。

（4）每日皮肤护理 2 次，动作轻柔。

（5）除严重心力衰竭外，均应按时预防接种。

考点 感染的预防

2. 预防心力衰竭

（1）选择适宜活动，避免劳累，避免哭闹，降低机体耗氧量。

（2）饮食宜少量多餐，适当限盐，多摄入粗纤维食物，保持大便通畅。超过 2 天无大便

时，遵医嘱给予缓泻剂，禁止下地独自排便，以防止发生意外。

（3）严格控制输液量和速度[＜5ml/（kg·h）]，或用输液泵控制滴速；密切观察病情变化。

（4）水肿患儿每周测体重2次，严重水肿每日1次。

（5）若出现突然烦躁不安、面色苍白、呼吸困难、心率加快、吐泡沫样痰、青紫加重等心力衰竭的表现，应立即报告医生，置患儿于半卧位或端坐位，给予吸氧，并按心力衰竭护理。

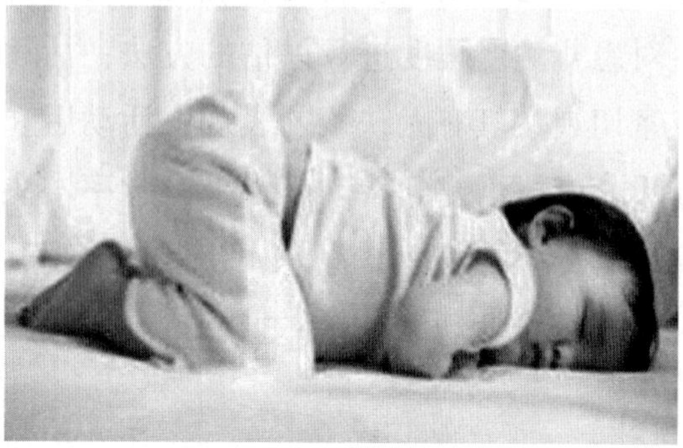

图 10-7 膝胸卧位

3. 预防缺氧发作

（1）避免哭闹和过度用力排便，严格限制活动，纠正贫血，预防感染等。

（2）既往有缺氧发作史，可口服普萘洛尔。

（3）注意观察，一旦出现青紫或呼吸困难加重、突然昏迷或惊厥等脑缺氧发作表现，应立即将患儿置于膝胸卧位（图10-7），给予吸氧，并立即通知医生，遵医嘱用药。

4. 预防脑血栓　法洛四联症脑血栓多发生在夏季多汗、发热或吐泻时，与大量液体丢失有关，因此要供给足够的液体，必要时可静脉输液，防止脱水发生引起脑血栓。注意观察有无脑血栓形成的表现，一旦发生，立即报告医生，及时处理。

考点 法洛四联症患儿补液的目的

（四）心理护理

关心爱护患儿，有针对性地向患儿及家长进行知识宣教，尤其是随着诊疗技术的提高，部分病例已可治愈或部分矫治，使患儿及家长克服焦虑、紧张、悲观、恐惧等心理，增强患儿及家长信心，积极配合检查和治疗。

七、健康教育

指导家长掌握先天性心脏病的日常护理，建立合理的生活制度，合理饮食，保证睡眠、休息，根据病情安排适当活动量，减少心脏负担。预防感染和并发症。定期复查，调整心功能，使患儿安全到达手术年龄。

第3节　病毒性心肌炎

案例 10-2

患儿，女性，3岁，患上呼吸道感染1周，近2日明显乏力、心悸、气促、心前区不适。

问题： 1. 请说出该患儿最可能的临床诊断。

2. 该患儿的主要护理措施有哪些？

一、概　述

病毒性心肌炎是由病毒感染累及心脏，导致心肌间质炎细胞浸润、邻近心肌细胞坏死、变性，也可累及心包和心内膜。临床特征以心脏扩大、心律失常为主。大多预后良好，重症可发生心力衰竭、心源性休克，甚至猝死。

引起儿童病毒性心肌炎的常见病毒主要为柯萨奇病毒（B 组和 A 组），其次为埃可病毒，腺病毒、流感和副流感病毒、单纯疱疹病毒、腮腺炎病毒等也可引起心肌炎。

发病机制尚不完全清楚。病毒可直接侵入心肌并引起心肌细胞变性、坏死、溶解，也可通过激活免疫反应引起心肌损害。

考点 引发病毒性心肌炎的常见病原体

二、护理评估

（一）健康史

询问患儿起病前 1～3 周内是否有呼吸道或消化道病毒感染史，有无发热、咽痛、腹泻等。

（二）身体状况

1. 症状

（1）前驱表现：多数患儿有发热、咽痛、全身不适、腹痛、腹泻等。

（2）心肌炎表现：临床表现轻重不一，与患儿年龄及感染过程有关。心肌受累明显时患儿常自诉头晕、乏力、胸闷、心悸、气促、心前区不适等。轻者可无明显症状；重者可突然出现心源性休克、急性心力衰竭，甚至猝死。部分患儿病情时轻时重，反复发生心力衰竭或心律失常，病程超过 1 年，演变为扩张型心肌病。

2. 体征　可见心脏正常大小或轻度扩大，第一心音低钝，安静时心动过速（与发热无关），舒张期奔马律。

（三）心理 – 社会状况

评估患儿及家长对疾病的心理反应及认知程度，有无因病情迁延不愈、病程长和卧床而出现紧张、恐惧、焦虑等状况。

（四）辅助检查

1. 心肌损害的血生化指标　磷酸激酶（CPK）及其同工酶（CK-MB）早期即可升高。乳酸脱氢酶（LDH）同工酶增高对早期诊断有意义。心肌肌钙蛋白（cTnI 或 cTnT）升高，具有特异性，但敏感性不高。

2. 病毒学检查　病毒分离结合血清抗体检测有助于明确病因。

3. 心电图　缺乏特异性，应强调动态观察的重要性。多导联 ST 段偏移和 T 波低平、双向或倒置，QRS 波群低电压、Q-T 间期延长，心律失常以期前收缩（室早）多见，也可见持续性心动过速、心房颤动、心室颤动、房室传导阻滞。

4. X 线检查　心影正常或轻度增大，无特异性。

5. 超声心动图检查　心房、心室增大，心室壁水肿增厚、收缩幅度减低。

三、治疗要点

本病为自限性疾病，目前尚无特效治疗。治疗原则主要是减轻心脏负荷，改善心肌代谢及功能，促进心肌修复。

1. 休息　急性期应休息，减轻心脏负荷。

2. 营养心肌　1, 6- 二磷酸果糖、大剂量维生素 C 可改善心肌能量代谢，促进受损心肌细胞的修复；辅酶 Q10 可保护心肌并清除自由基；还有免疫球蛋白、维生素 E 等，也可营养心肌。

3. 应用肾上腺糖皮质激素　一般早期和轻症不用，多用于急重病例。有减轻心肌炎症、改善心肌功能和抗休克作用。

4. 控制心力衰竭　控制液体摄入量，应用利尿剂、强心剂及血管扩张剂等。心肌炎时对洋地黄类药物较敏感，容易中毒，故剂量应偏小，可用有效剂量的 2/3。

考点 病毒性心肌炎的治疗原则

四、主要护理诊断 / 问题

1. 活动无耐力　与心肌受损、心肌收缩力下降、组织供氧不足有关。

2. 潜在并发症：心律失常、心力衰竭、心源性休克。

五、护理措施

1. 休息　降低代谢，减少耗氧，减轻心脏负担。急性期卧床休息至体温正常后 3 ～ 4 周，病情基本稳定后逐渐增加活动量，恢复期限制活动至少 3 个月，但总休息时间不得少于 6 个月。重症患儿心脏扩大或心力衰竭者，卧床休息至心脏大小和心功能恢复正常后，待心力衰竭控制、心功能好转后再逐渐开始活动，以不出现心悸为宜。

考点 病毒性心肌炎患儿的休息指导

2. 密切观察病情变化，及时发现和处理并发症

（1）防治心律失常：密切观察并记录精神状态、面色、心率、脉搏、呼吸、血压、体温、尿量等的变化，有明显心律失常者应进行连续心电监护，发现多源性期前收缩、频发室性期前收缩等异常情况立即报告医生，采取紧急处理措施，备好抢救药物和器械。

（2）防治心力衰竭：尽量避免呼吸道感染、剧烈运动、情绪激动、饱餐、寒冷、用力排便等诱因，控制静脉输液量及输液速度。一旦发现呼吸困难、咳嗽、颈静脉怒张、水肿、奔马律、肺部湿啰音等心力衰竭表现，应立即通知医生，并置患儿于半卧位，保持安静，给氧，遵医嘱用药，并注意观察有无洋地黄中毒表现。如出现心率过慢、新的心律失常、恶心、呕吐等症状，应暂停用药，并与医生联系进行处理。

3. 生活护理　保持病室安静，限制探视。给予高热量、高蛋白、高维生素、富含膳食纤维、清淡易消化的饮食，尤其注意补充富含维生素 C 的食物，少量多餐。

考点 病毒性心肌炎患儿的饮食

六、健康教育

告知患儿及家长休息的重要性，避免劳累，减轻心脏负担。介绍本病的治疗过程和预后，减少患儿与家长的焦虑和恐惧心理，使患儿及家长能积极配合治疗。教会患儿和家长测心率及节律，若发现异常或出现心悸、胸闷等不适及时复诊。告知患儿和家长预防呼吸道感染和消化道感染的常识。嘱定期复查。

第 4 节　心搏、呼吸骤停

案例 10-3

患儿，男性，5 岁，因溺水，被迅速抢救上岸，但呼之不应，神志丧失。

问题： 1. 请说出心搏、呼吸骤停的判断。

2. 请说出并演示心肺复苏程序。

一、概　述

心搏、呼吸骤停是指患儿突然呼吸及循环功能停止。心肺复苏（CPR）是指在心搏、呼吸骤停的情况下所采取的一系列急救措施，目的是使心脏、肺脏恢复正常功能，挽救生命。

儿童心搏、呼吸骤停的原因主要有以下两个方面。

1. 疾病状态下出现心搏、呼吸骤停　呼吸系统疾病急速进展，如重症肺炎、喉炎等；心血管系统的状态不稳定，如心力衰竭、严重心律失常等；神经系统疾病急剧恶化；某些临床诊疗操作可加重或触发心搏、呼吸骤停，如不适当的胸部物理治疗（拍背、翻身等）、镇静药所引起的呼吸抑制、高危婴儿等。其中，窒息是引起儿童心搏骤停的主要原因。

2. 意外伤害　意外伤害已逐渐成为年长儿童发生心搏、呼吸骤停的主要原因。

考点 小儿心搏、呼吸骤停的主要原因

二、护理评估

（一）健康史

先进行紧急抢救，心肺复苏后再收集资料，尽快明确引发心搏、呼吸骤停的原因。

（二）身体状况

1. 突然昏迷　一般心脏停搏 8 ～ 12 秒后出现，可有一过性抽搐。
2. 瞳孔扩大　一般心脏停搏 30 ～ 40 秒后瞳孔开始扩大，对光反射消失。
3. 大动脉搏动消失　心搏、呼吸骤停后颈动脉、股动脉搏动消失。
4. 心音消失　心搏、呼吸骤停后心音消失。
5. 呼吸停止　一般心脏停搏 30 ～ 40 秒后呼吸停止。面色灰暗或发绀。
6. 心电图　可见等电位线、电机械分离或心室颤动等。

考点 心搏、呼吸骤停的判断

（三）心理–社会状况

因患儿病情危重，易引发死亡或遗留后遗症，家长易产生恐惧、焦虑的心理。个别家长由于担心预后或高昂的医疗费而遗弃患儿。

（四）辅助检查

心电图显示：室性心动过速；缓慢而无效的心室波；心室颤动；心脏完全停跳，呈一水平直线或仅有 P 波。

三、治疗要点

凡突然昏迷伴大动脉搏动消失者即可确诊，应立即就地抢救。因脑细胞对缺氧十分敏感，一般在循环停止 3 分钟开始出现脑水肿，4 ～ 6 分钟大脑将发生不可逆性损害。对于心搏、呼吸骤停，现场抢救最重要，强调黄金 4 分钟，即在 4 分钟内进行基础生命支持，并在 8 分钟内进行高级生命支持。

1. 基本生命支持　快速判断，尽早实施心肺复苏，迅速启动应急反应系统。

2. 高级生命支持　有效的高级生命支持依赖于前期高质量的 CPR，目的是维持更有效的通气和循环，最大限度改善预后。

3. 心肺复苏后的综合治疗　对自主循环恢复后的患儿进行监测并保护重要器官的功能，判断并治疗诱发心搏、呼吸骤停的疾病，提供必要的复苏后康复训练等。

考点 心搏、呼吸骤停的黄金抢救时间

四、主要护理诊断 / 问题

1. 自主呼吸障碍　与心搏、呼吸骤停有关。

2. 恐惧（家长）　与病情危重及预后不良有关。

五、护理措施

（一）基础生命支持（BLS）

1. 迅速评估和启动应急反应系统

（1）迅速评估现场环境对施救者和患儿是否安全。

（2）在 5 ～ 10 秒内迅速评估患儿反应、呼吸和大血管搏动，判断有无心搏、呼吸骤停。儿童触摸颈动脉或股动脉搏动，婴儿触摸肱动脉搏动。

当患儿无自主呼吸，但存在大动脉搏动，且脉搏＞ 60 次 / 分时，给予呼吸支持，每 2 ～ 3 秒通气 1 次或每分钟 20 ～ 30 次。如无反应、无呼吸或仅是喘息样呼吸、不能在 10 秒内明确感觉到脉搏，即可确认心搏、呼吸骤停，应立即启动应急反应系统。如在给予人工呼吸后脉搏仍＜ 60 次 / 分，也应立即启动应急反应系统。

（3）启动应急反应系统：如为院内复苏或有 2 人在场并参与急救时，则 1 人迅速进行 CPR，另 1 人迅速启动应急反应系统（呼叫“120”或呼叫院内医生）并获得自动体外除颤器（AED）或手动除颤仪（如为院内复苏还需准备急救车）。

如为院外复苏或仅 1 人参与急救，则首先进行 5 个循环的 CPR，然后再迅速启动应急反应系统并获得 AED 或手动除颤仪，并且尽快恢复 CPR。

2. 迅速实施 CPR　婴儿和儿童的 CPR 程序为 C—A—B。新生儿心搏骤停多为呼吸因素所致，其 CPR 程序为 A—B—C。

（1）胸外心脏按压（C）：如患儿无反应、无呼吸或仅是喘息样呼吸，立即进行胸外心脏按压。将患儿放置于硬板上，对于儿童采用单手（1 ～ 8 岁）或双手（＞ 8 岁）按压胸骨下半部（图 10-8），而婴儿胸外心脏按压可采用双指法（两手指置于乳头连线与胸骨交界下方）或双手环抱拇指按压法（两手掌及四手指托住两侧背部，双手大拇指按压胸骨下 1/3 处）（图 10-9）。勿按压肋骨和剑突。按压深度至少为胸廓前后径的 1/3（婴儿约 4cm，儿童约 5cm，青春期儿童不超过 6cm）。按压频率 100 ～ 120 次 / 分。每次按压后使胸廓充分回弹，按压手不可在每次按压后倚靠在患儿胸部，且要保持按压连续性（中断时间＜ 10 秒）。

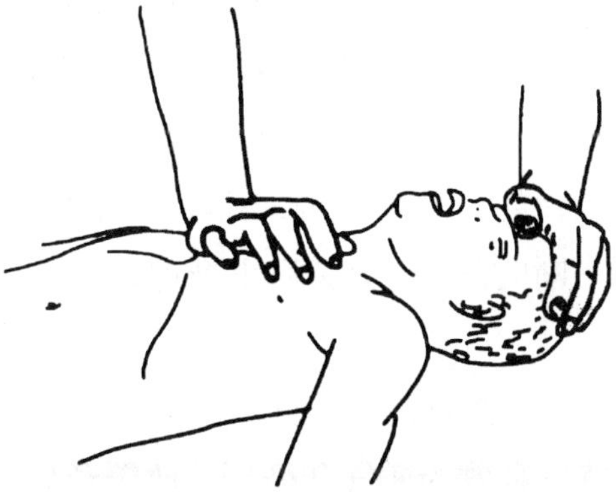

图 10-8　单手按压法

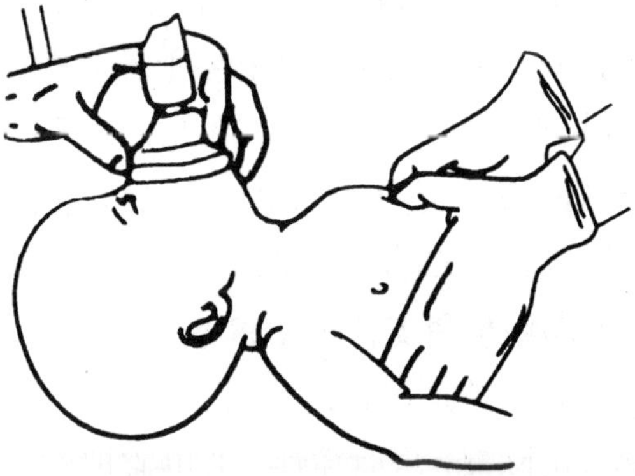

图 10-9　双手环抱拇指按压法

考点　CPR 程序，胸外按压的部位、胸骨下陷深度、按压的频率

（2）开放气道（A）：首先清除口、咽、鼻分泌物、异物或呕吐物。开放气道多采取仰头抬颏法（图 10-10），用一只手的小鱼际（手掌外侧缘）置于患儿前额，另一手的示指和中指置于下颏（切忌按压颏下软组织）将下颌骨上提，使下颌角与耳垂的连线和地面垂直。疑有颈椎损伤者使用托颌法（图 10-11），将双手放置于患儿头部两侧，握住下颌角向上托下颌，使头部后仰程度为下颌角与耳垂连线和地面呈 60°（儿童）或 30°（婴儿）。

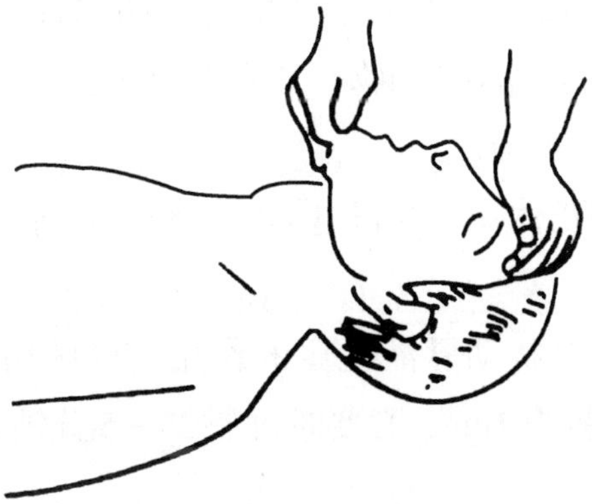

图 10-10　仰头抬颏法

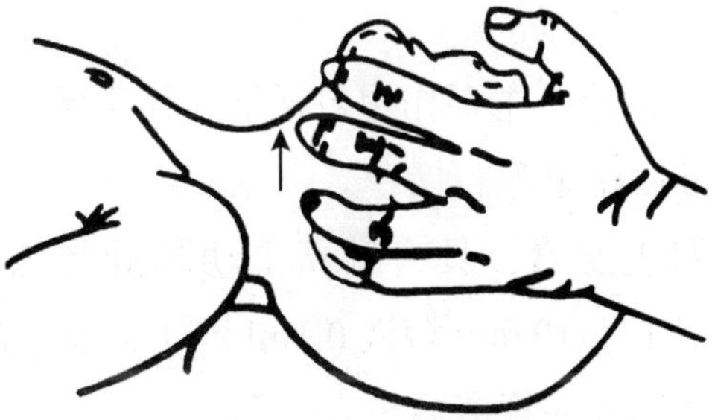

图 10-11　托颌法

（3）建立呼吸（B）：口对口人工呼吸适合于现场急救，婴儿采用口对口鼻法，儿童采用口对口法。条件允许时可采用辅助呼吸的方法，如球囊－面罩通气，常用自膨胀气囊（婴幼儿容积至少 450 ～ 500ml，年长儿容积为 1000ml），采用 EC 手法进行通气（中指、环指、小指呈 E 字形向面罩方向托颌，拇指和示指呈 C 字形将面罩紧扣在患儿面部）。注意观察患儿的胸廓起伏情况，了解辅助通气的效果。

单人复苏婴儿和儿童时胸外按压与人工呼吸比例为 30 ∶ 2，若双人复苏则为 15 ∶ 2。如为双人复苏，一般要求每 2 分钟交换操作，每次交换 5 秒内完成，避免影响胸外按压质量，如感觉疲劳可以提前轮换。

心肺复苏的有效指征包括扪及大动脉搏动、口唇及甲床颜色转红、出现自主呼吸、扩大的瞳孔缩小及对光反射恢复、肌张力恢复。

考点 心肺复苏时的按压与通气比

（4）除颤：如能获得 AED 或手动除颤仪可根据患儿实际情况进行应用。如在复苏过程中出现心室颤动、室性心动过速和室上性心动过速时可用电击除颤复律。1 ～ 8 岁儿童首选儿童剂量衰减型自动体外除颤器，婴儿首选手动除颤仪或不带儿科剂量衰减器的 AED。初始除颤能量 2J/kg，若需第 2 次除颤，能量可升至 4J/kg，如为后续除颤，能量可为 4 ～ 10J/kg。除颤后应立即恢复 CPR，尽量缩短胸外心脏按压中断时间，2 分钟后重新评估心律。

（二）高级生命支持（ALS）

高级生命支持是在 BLS 基础上，及时转运到有救治条件的医疗急救中心，建立输液通路，使用药物、电除颤、气管插管、心电监护等，维持更有效的通气和循环，改善预后。

1. 高级气道通气　包括放置口咽或鼻咽气道、喉面罩通气道、气管插管、食管－气管联合导气管等。使用有囊气囊导管（CETT）为小儿进行气管插管时，导管内径的大小可根据患儿年龄选择：婴儿导管内径 3mm，1 ～ 2 岁时导管内径 3.5mm，＞ 2 岁小儿导管内径（mm）= [年龄（岁）/4+3.5]mm，套囊充气压力通常＜ 20cmH_2O。

2. 供氧　自主循环未恢复前，推荐使用 100% 纯氧。自助循环呼吸后动态检测动脉血氧饱和度，保证动脉血氧饱和度≥ 94%。

3. 建立与维持输液通路　首选周围静脉通路，必要时同时建立周围静脉和中心静脉通路。如静脉通路不能在 90 秒内迅速建立，应建立骨内通路（IO）；如静脉通路和骨内通路均不能及时建立，也可建立气管通路（ET），但仅用于脂溶性药物，如肾上腺素、利多卡因、阿托品等。

4. 药物治疗　主要作用包括抗心律失常、纠正休克、纠正电解质及酸碱失衡、维持心排血量和复苏后稳定等。

（1）肾上腺素：具有升高主动脉舒张压和冠状动脉灌注压的作用。静脉用药剂量为 0.01mg/kg（1 ∶ 10 000 溶液 0.1ml/kg），最大剂量为 1mg，必要时每隔 3 ～ 5 分钟重复一次。不与碱性液体同一管道输注。

（2）葡萄糖：高血糖和低血糖均可导致脑损伤，危重患儿应床旁监测血糖浓度，及时给予葡萄糖。

（3）利多卡因：静脉用药初始负荷剂量为 1mg/kg。

（4）胺碘酮：静脉用药剂量 5mg/kg，对于顽固性心室颤动或者无脉性室性心动过速可重复注射最多 3 次。用药时应监测心电图和血压。

（5）纳洛酮：用于阿片类药物使用过量，静脉用药剂量与体重有关，体重≤ 20kg 或者 0.1ml/kg，体重≥ 20kg 或者 2mg。

（6）腺苷：可抑制窦房结和房室结活性，是终止有症状性室上性心动过速的有效药物。静脉用药剂量首剂 0.1mg/kg（最大剂量 6mg），重复剂量为首剂的 2 倍。用药时应密切监护心电图。

（7）其他急救药物：碳酸氢钠、阿托品和钙剂等。目前不主张常规使用。

（三）延续生命支持（PLS）

延续生命支持即复苏后稳定处理，旨在保护脑功能，防止继发性器官损害，积极寻找原发病进行病因治疗，力争患儿达到最佳存活状态。主要包括循环系统监护、呼吸系统监护、脑缺氧的监护、肾功能监护、防止继发感染等。

（四）心理护理

给予家长心理支持，缓解家长的恐惧，以利于配合抢救。

六、健康教育

告知家长复苏后护理的重要性，取得理解和配合。

自 测 题

A_1/A_2 型题

1. 胎儿心脏胚胎发育的关键时期是
   A. 妊娠第 2 ～ 4 周　B. 妊娠第 2 ～ 8 周
   C. 妊娠第 3 ～ 6 周　D. 妊娠第 4 ～ 8 周
   E. 妊娠第 6 ～ 12 周
2. 儿童测血压时，其血压计袖带的适宜宽度为
   A. 与成人相同的血压计袖带
   B. 成人血压计袖带宽度的 1/2
   C. 小儿前臂长度的 1/2
   D. 小儿上臂长度的 1/3 ～ 1/2
   E. 小儿上臂长度的 1/2 ～ 2/3
3. 儿童最常见的先天性心脏病是
   A. 室间隔缺损　B. 房间隔缺损
   C. 动脉导管未闭　D. 肺动脉狭窄
   E. 法洛四联症
4. 法洛四联症的畸形组成中，不包括
   A. 肺动脉狭窄　B. 主动脉骑跨
   C. 室间隔缺损　D. 右心室肥厚
   E. 左心室肥厚
5. 保证法洛四联症患儿液体入量的目的是
   A. 防止肾衰竭发生
   B. 防止心力衰竭发生
   C. 防止便秘发生
   D. 防止脑血栓发生
   E. 防止低血容量性休克发生
6. 法洛四联症患儿出现缺氧发作，最常见的原因是
   A. 室间隔缺损范围大
   B. 静脉回心血量减少
   C. 血液浓缩、血流变慢
   D. 狭窄的肺动脉漏斗部痉挛

E. 哭闹、活动时耗氧量增加，缺氧加重

7. 1岁儿童，剧烈活动后经常出现青紫，大人怀抱时喜下肢屈曲，该患儿最可能是

A. 室间隔缺损　B. 房间隔缺损

C. 动脉导管未闭　D. 肺动脉狭窄

E. 法洛四联症

8. 患儿，男性，3岁，被诊断为动脉导管未闭，当患儿出现下半身青紫，下列描述正确的是

A. 因动脉导管未闭，血液由主动脉流入肺动脉

B. 肺动脉高压引起血液由肺动脉流入主动脉

C. 由脉压增大引起的

D. 与体循环有效血量减少有关

E. 与肺循环有效血量减少有关

9. 早产儿，出生时胎龄34周，现生后3天，可用下列哪种药物促进动脉导管闭合

A. 普萘洛尔　B. 吗啡

C. 硝普钠　D. 吲哚美辛

E. 肾上腺素

10. 患儿，男性，3岁。从小体弱、易感冒。查体：胸骨左缘第2肋间闻及粗糙连续性机器样杂音，可见毛细血管搏动及股动脉枪击音。心电图提示左心室肥大。该患儿的情况最可能为

A. 室间隔缺损　B. 房间隔缺损

C. 动脉导管未闭　D. 肺动脉狭窄

E. 法洛四联症

11. 患儿，8岁，室间隔缺损，今日因乳牙生长异常拟拔除，医生于拔牙前给予抗生素的目的是

A. 预防牙龈炎发生

B. 预防心内膜炎发生

C. 预防口腔炎症出现

D. 预防上呼吸道感染

E. 预防肺炎发生

A_3/A_4 型题

（12～13题共用题干）

患儿，女性，3岁，曾被诊断为先天性心脏病。近日并发肺炎，今日突然呼吸困难、抽搐，之后出现心搏骤停。医护人员为其进行心肺复苏。

12. 为该患儿心肺复苏时，胸外按压的部位是

A. 胸骨中任意部位

B. 胸骨上段

C. 胸骨中段

D. 胸骨下半部

E. 胸骨中、下1/3交界处

13. 医护两人为患儿进行心肺复苏，其胸外按压与人工呼吸比为

A. 30 ∶ 2　B. 15 ∶ 2

C. 30 ∶ 1　D. 15 ∶ 1

E. 3 ∶ 1

（洪　敏）

第11章 泌尿系统疾病患儿的护理

第1节 小儿泌尿系统解剖、生理特点

一、解剖特点

1. 肾脏　小儿年龄越小，肾脏体积相对越大。婴儿肾脏位置较低，其下极可低至髂嵴以下第4腰椎水平，2岁以后始达髂嵴以上，故2岁以内的健康小儿在腹部触诊时容易扪及肾脏。婴儿肾脏表面呈分叶状，2～4岁时分叶消失。

2. 输尿管　婴幼儿输尿管长而弯曲，管壁肌肉及弹力纤维发育不良，故容易受压而导致梗阻，甚至发生尿潴留而诱发感染。

3. 膀胱　婴儿膀胱位置较年长儿高，尿液充盈时其顶部常在耻骨联合上方，故腹部触诊时容易扪及充盈的膀胱，随着年龄增长膀胱逐渐下降至盆腔内。

4. 尿道　女婴尿道较短（新生女婴尿道长仅1cm，性成熟期长3～5cm），尿道外口暴露且靠近肛门，因此易受细菌污染而引起上行性感染。男婴尿道虽较长，但常有包皮过长或包茎，污垢积聚时也易引起上行性细菌感染。

二、生理特点

1. 肾功能　新生儿出生时肾单位数量已达到成人水平，但其生理功能尚不完善，肾小球滤过率较低，仅为成人的1/4，3～6个月时为成人的1/2，6～12个月时为成人的3/4，2岁时达到成人水平。肾小管重吸收、分泌、排泄、浓缩和稀释功能均不成熟，对水和电解质平衡的调节能力较差，应激状态下容易发生脱水、水肿和电解质紊乱。婴儿对尿的浓缩能力不及年长儿与成人，直到一岁半时达成人水平。

2. 排尿次数及尿量

（1）排尿次数：新生儿在出生后24～48小时开始排尿。生后最初数日每日排尿4～5次；1周后因新陈代谢旺盛，进水量较多而膀胱容量较小，排尿次数可增加至每日20～25次；1岁时每日排尿15～16次，至学龄前期和学龄期减至每日6～7次。

（2）尿量：小儿尿量个体差异较大，与气温、液体入量、食物种类、活动量及精神因素有关。正常每日尿量（ml）约为（年龄-1）×100+400（表11-1）。

3. 尿液特点

（1）尿颜色：新生儿出生后前2～3天尿液颜色较深，稍浑浊，放置后可出现红褐色沉淀，为尿酸盐结晶。正常尿液呈淡黄而透明，在寒冷季节放置后可出现盐类结晶析出而使尿

液中有乳白色沉淀。

表 11-1 不同年龄小儿正常尿量及少尿、无尿标准

<table>
<tr><th>年龄阶段</th><th>正常尿量（ml/d）</th><th>少尿（ml/d）</th><th>无尿（ml/d）</th></tr>
<tr><td>新生儿</td><td>1 ～ 3ml/（kg·h）</td><td>＜ 1.0ml/（kg·h）</td><td>＜ 0.5ml/（kg·h）</td></tr>
<tr><td>婴儿</td><td>400 ～ 500</td><td rowspan="2">＜ 200</td><td rowspan="4">＜ 50</td></tr>
<tr><td>幼儿</td><td>500 ～ 600</td></tr>
<tr><td>学龄前小儿</td><td>600 ～ 800</td><td>＜ 300</td></tr>
<tr><td>学龄期小儿</td><td>800 ～ 1400</td><td>＜ 400</td></tr>
</table>

（2）尿相对密度及酸碱度：新生儿尿相对密度较低，为 1.006 ～ 1.008，以后随着年龄增加而逐渐增高，1 岁后接近成人水平。新生儿最初几天因尿酸盐较多而尿液酸性较强，以后接近弱酸性或中性，pH 多为 5 ～ 7。

（3）尿蛋白：正常小儿尿蛋白定性试验阴性，尿蛋白定量不超过每天 $100mg/m^2$。

（4）尿细胞和管型：清洁新鲜尿液离心后沉渣显微镜下检查，红细胞＜ 3 个 /HP，白细胞＜ 5 个 /HP，管型一般不出现。12 小时尿细胞计数（Addis 计数）：红细胞＜ 50 万，白细胞＜ 100 万，管型＜ 5000 个为正常。

考点 不同年龄小儿正常尿量及少尿、无尿标准

第 2 节 急性肾小球肾炎

案例 11-1

患儿，男性，7 岁，近 5 天出现眼睑水肿，逐渐加重伴尿量减少、尿液呈浓茶色，今日出现头晕来诊，患儿 3 周前曾患上呼吸道感染。体格检查：体温 36.8℃，脉搏 72 次 / 分，呼吸 22 次 / 分，血压 140/90mmHg，患儿神志清楚，无恶心、呕吐，双眼睑、颜面及双下肢水肿，呈非凹陷性。辅助检查：尿蛋白（++），镜下可见大量红细胞，抗链球菌溶血素 O（ASO）升高，血清补体 C3 下降。

问题： 1. 该患儿可能的临床诊断是什么？

2. 该患儿目前主要的护理问题是什么？

3. 护士应采取哪些护理措施？

一、概 述

急性肾小球肾炎简称急性肾炎，是一组不同病因所致的感染后免疫反应引起的急性弥漫性肾小球炎性病变，是小儿泌尿系统最常见的疾病。本病多见于 5 ～ 14 岁小儿，2 岁以下者少见。男女性别之比约为 2 ∶ 1。临床上主要表现为急性起病，多有前驱感染，以血尿、水肿、少尿、伴有不同程度蛋白尿、高血压为特点。可分为急性链球菌感染后肾小球肾炎及非链球菌感染后肾小球肾炎。本节主要介绍急性链球菌感染后肾小球肾炎。

（一）病因

本病由多种病因引起，其中最常见的病因是由 A 组乙型溶血性链球菌的某些“致肾炎菌株”感染后引起的，冬季常继发于呼吸道感染（尤其是咽扁桃体炎），夏季常继发于皮肤感染。其他细菌、病毒和寄生虫也可致病。

考点 常见病因

（二）发病机制

目前认为此病是 A 组乙型溶血性链球菌引起的急性上呼吸道感染或皮肤感染后的一种免疫复合物性肾小球肾炎。链球菌致肾炎菌株的抗原成分刺激机体产生相应抗体，形成的抗原 – 抗体复合物沉积于肾小球基底膜并激活补体，引起肾小球一系列免疫损伤和炎症反应。一方面肾小球基底膜因免疫损伤而出现断裂，血浆蛋白、红细胞及白细胞通过肾小球毛细血管壁渗出到肾小球囊内，临床上出现蛋白尿、血尿及管型尿。另一方面炎症损伤又造成肾小球内皮和系膜细胞增生肿胀，肾小球滤过率降低，引起体内水、钠潴留，临床上出现水肿、少尿、高血压及急性循环充血等表现。

二、护理评估

（一）健康史

评估患儿发病前 1 ～ 3 周有无上呼吸道或皮肤感染史；了解发病后水肿出现的时间、持续时间、发生部位、发展顺序及程度；询问患儿 24 小时排尿次数及尿量，观察尿液颜色；了解目前用药情况，包括药物的种类、剂量、疗效及不良反应。

（二）身体状况

1. 前驱感染　约 90% 的患儿在发病前有链球菌的前驱感染，在秋冬季以上呼吸道感染为主，在夏季则为皮肤感染。上呼吸道感染至肾炎发病时间为 1 ～ 2 周，而皮肤感染则稍长，为 2 ～ 3 周。

2. 典型表现　发病时常有全身不适、乏力、厌食、发热、头痛等一般表现。

（1）水肿、少尿：水肿是最常见及最早出现的症状，约 70% 患儿有水肿，晨起明显，轻者仅眼睑、面部水肿（图 11-1），重者遍及全身水肿，水肿呈非凹陷性。在水肿同时尿量明显减少，一般于 2 ～ 3 周内随着尿量的增多，水肿逐渐消退。

（2）血尿：起病时几乎均有血尿，轻者仅有镜下血尿，30% ～ 50% 患儿有肉眼血尿，呈浓茶色或烟灰水样（酸性尿），也可呈鲜红色或洗肉水样（中性或弱碱性尿）。肉眼血尿多在 1 ～ 2 周内消失而转为镜下血尿，镜下血尿可持续数月，运动或感染后可暂时加重。

（3）高血压：30% ～ 80% 患儿有高血压，血压一般为轻度至中度增高，学龄前小儿＞ 120/80mmHg，学龄期小儿＞ 130/90mmHg，一般于 1 ～ 2 周后随尿量增多，血压恢复正常。

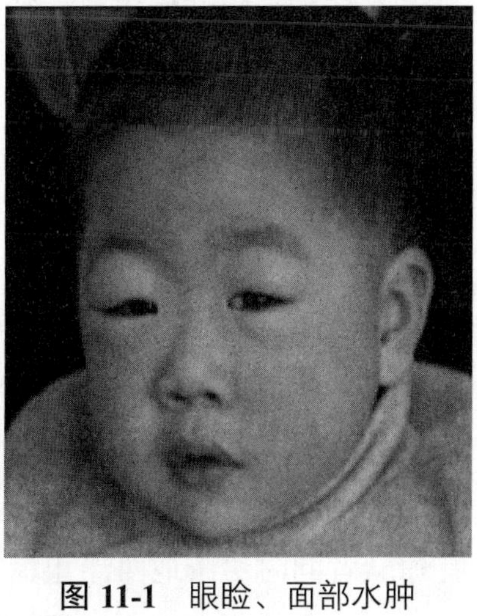

图 11-1　眼睑、面部水肿

3. 严重表现　少数患儿在疾病早期（2周内）可出现下列严重表现，若不及时治疗，将危及生命。

（1）严重循环充血：常发生在病初1周内，由于水钠潴留、血容量增加而出现循环充血。表现为气促、发绀、端坐呼吸、频繁咳嗽、咳粉红色泡沫痰、两肺底闻及湿啰音、心率增快，甚至出现奔马律、肝大、颈静脉怒张等。

（2）高血压脑病：血压急剧增高，引起脑血管痉挛或脑血管充血扩张而导致脑水肿。表现为剧烈头痛、恶心呕吐、视物模糊或一过性失明、意识模糊，严重者出现惊厥、昏迷。

（3）急性肾衰竭：常表现为少尿或无尿，引起暂时性氮质血症、电解质紊乱和代谢性酸中毒。一般持续3～5日，在尿量逐渐增多后病情好转，若持续数周仍不恢复，则预后不良。

考点 典型表现及严重表现

（三）心理－社会状况

因本病治疗对患儿活动与饮食有严格限制，应评估患儿对治疗的配合程度；评估年长儿是否因住院中断与同伴的交流，以及因休学造成学习成绩下降而出现情绪低落、烦躁、易怒等心理反应；评估家长对本病的认知程度，是否担心转为慢性肾炎影响孩子将来的生活而产生焦虑、悲观等情绪。

（四）辅助检查

1. 尿液检查　显微镜下检查尿液可见大量红细胞、尿蛋白（+～+++），同时可见透明、颗粒或红细胞管型。

2. 血液检查

（1）红细胞计数及血红蛋白轻度降低，血沉轻度增快。

（2）肾功能检查：血肌酐、尿素氮可增高，内生肌酐清除率降低。

（3）免疫学检查：抗链球菌溶血素O（ASO）滴度多数升高，血清总补体和补体C3常在疾病早期下降，病后6～8周恢复正常。ASO升高，提示新近有链球菌感染，是诊断链球菌感染后肾炎的主要依据。

三、治疗要点

本病为自限性疾病，无特异性治疗方法。主要是休息、调控饮食和对症治疗，注意观察严重表现并及时治疗。

1. 一般治疗　急性期应严格卧床休息，限制水分及钠盐，避免使用肾毒性药物，若有感染应给予青霉素肌内注射10～14天，以清除体内感染灶。

2. 对症治疗

（1）水肿：应用利尿剂，轻者选用氢氯噻嗪口服；明显水肿、少尿或严重循环充血者，可选用呋塞米（速尿），口服或注射，每日1～2次。

（2）高血压：血压持续升高，舒张压高于90mmHg（12.0kPa）时应给予降压药，首选硝苯地平口服。严重高血压时，可肌内注射利血平。如有高血压脑病时，应首选硝普钠，伴有惊厥者同时给予地西泮止惊。

（3）严重循环充血：迅速降压、利尿，如有肺水肿可用硝普钠或酚妥拉明扩张血管，适当使用快速强心剂。

（4）急性肾衰竭：控制出入量，维持水、电解质平衡，及时处理高钾血症和低钠血症，必要时进行透析治疗。

四、主要护理诊断 / 问题

1. 体液过多　与肾小球滤过率下降，水钠潴留有关。

2. 活动无耐力　与肾炎导致水肿、高血压有关。

3. 潜在并发症：严重循环充血、高血压脑病、急性肾衰竭。

4. 知识缺乏：患儿及家长缺乏本病的相关知识。

五、护理措施

1. 休息　可减轻心脏负担，减少水钠潴留，减轻水肿。一般起病 2 周内应严格卧床休息，待水肿消退、血压降至正常、肉眼血尿消失后，可下床轻微活动；血沉恢复正常后可上学，但应避免剧烈活动或体育运动；Addis 计数正常后可恢复正常生活。

2. 饮食管理　给予清淡、易消化的高热量、高维生素、低盐饮食。少尿和严重水肿时，应限制水和钠盐的摄入，每日食盐量 1 ～ 2g，病情严重者钠盐应限制于每日 60mg/kg 为宜；有氮质血症时，应限制蛋白质的入量，给予优质动物蛋白，每日 0.5g/kg；供给高糖饮食以满足热量的需求。待尿量增加、水肿消退、血压恢复正常后，可过渡到正常饮食，以保证小儿生长发育的需要。

3. 病情观察

（1）水肿观察：评估患儿水肿情况，注意水肿程度及部位。每日或隔日测量体重一次。

（2）尿量及尿色观察：详细记录 24 小时出入量，每周 2 次尿常规检查。若持续少尿，伴头痛、恶心、呕吐等提示有急性肾衰竭；尿量增加，肉眼血尿消失则提示病情好转。

（3）并发症的观察：严密观察生命体征变化。若突然出现血压升高、剧烈头痛、呕吐、一过性失明、惊厥等，提示发生高血压脑病；若发现频繁咳嗽、咳粉红色泡沫痰、呼吸困难、青紫、颈静脉怒张、心率增快等需警惕严重循环充血的发生，应立即配合医生救治。

4. 用药护理

（1）应用利尿剂时应注意观察尿量、水肿、血压变化，观察水、电解质紊乱的症状，常见的有低钾血症、低钠血症等。

（2）应用降压药降压时应定时监测血压，避免患儿突然起立，以防直立性低血压的发生；静脉滴注硝普钠降压治疗时，应新鲜配制，避光使用，以免药物遇光分解，影响疗效，同时准确控制液体速度及浓度。

考点　休息及病情观察的护理措施

六、健康教育

1. 向患儿及家长介绍本病是一种自限性疾病，预后良好，解除其焦虑紧张心理。

2. 向患儿及家长介绍发病因素及防治方法，告知其注意休息，尤其是强调急性期严格卧床休息是控制病情进展的重要措施。

3. 告知患儿及家长，锻炼身体，增强体质，避免或减少上呼吸道感染或皮肤感染，彻底清除感染灶是预防本病的主要措施，一旦发生感染，应及早应用抗生素彻底治疗。

4. 指导患儿及家长出院后 1 ～ 2 个月适当限制活动，定期复查尿常规，定期门诊随访是彻底痊愈的重要保证，随访时间一般为半年。

第 3 节　原发性肾病综合征

案例 11-2

患儿，男性，5 岁，全身水肿 1 周入院。1 周前开始于眼睑出现水肿，逐渐累及全身。体格检查：一般状态差，面色苍白，眼睑、颜面明显水肿，按压呈凹陷性；血压正常。辅助检查：尿蛋白（++++），红细胞 3 个 /HP，未见红细胞管型。血清白蛋白 14.8g/L，白蛋白 / 球蛋白比例倒置，血清胆固醇 11.45mmol/L。

问题： 1. 该患儿可能的临床诊断是什么？

2. 该患儿目前主要的护理问题是什么？

3. 护士应采取哪些护理措施？

一、概　　述

肾病综合征是由多种病因引起肾小球基底膜通透性增高，导致大量血浆蛋白从尿中丢失而引起的一组临床症候群，以大量蛋白尿、低蛋白血症、高脂血症和不同程度的水肿（三高一低）为主要临床特征。

肾病综合征发病率仅次于急性肾小球肾炎，男孩多见，发病年龄多为学龄前小儿，以 3 ～ 5 岁为发病高峰。肾病综合征按其病因可分为原发性、继发性和先天性三大类型，其中 90% 以上患儿为原发性。本节主要介绍原发性肾病综合征。

考点 概念及临床特征

（一）病因

目前病因尚未明确，多认为与机体的免疫功能异常有关。部分肾病综合征的发病可能与 T 细胞功能紊乱有关。还有部分患儿的肾病变组织中可见免疫球蛋白和补体成分沉积，提示与免疫病理损伤有关。

（二）发病机制

免疫功能紊乱使肾小球基底膜通透性增高，血浆蛋白大量滤出，超过肾小管的重吸收能力，蛋白随尿排出，大量蛋白质丢失导致低蛋白血症，血浆胶体渗透压下降，出现水肿，同时低蛋白血症使肝脏合成脂蛋白增多，出现高脂血症。其中大量蛋白尿是肾病综合征最根本的病理生理改变，是引起低蛋白血症、水肿、高脂血症的基本原因。

二、护理评估

（一）健康史

询问患儿发病急缓；发病前有无明显诱因，如感染、劳累或预防接种史；是首次发病还是复发；发病后是否规律使用激素治疗及治疗效果；评估患儿发病以来的精神、食欲、排尿情况以及水肿出现的时间和顺序等。

（二）身体状况

1. 症状和体征　主要表现为水肿，开始见于眼睑、面部，以后逐渐遍及四肢全身，男孩阴囊水肿（图 11-2）明显，严重者可出现胸腔积液、心包积液、腹水。水肿呈凹陷性。由于高度水肿，皮肤发亮，出现白纹；尿量减少，颜色变深。由于大量蛋白质的丢失，患儿可出现精神萎靡、面色苍白、食欲减退等。一般患儿无明显血尿及高血压；还有部分患儿除具备肾病综合征四大临床特征外，尚有明显血尿、高血压、血清补体下降和不同程度的氮质血症等。

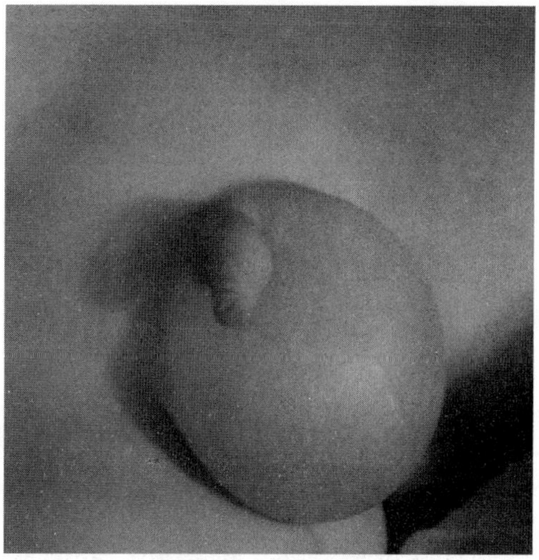

图 11-2　阴囊水肿

2. 并发症

（1）感染：是本病最常见的并发症和引起死亡的原因。肾病综合征患儿免疫功能低下，蛋白质营养不良以及应用糖皮质激素和（或）免疫抑制剂治疗等，使患儿易合并各种感染，以上呼吸道感染最多见，且以病毒感染为主，而感染又可促使病情反复并加重。

（2）电解质紊乱：常见为低钠、低钾、低钙血症。多由长期应用利尿剂、肾上腺皮质激素以及饮食限制等引起。

（3）低血容量性休克：低蛋白血症使血浆胶体渗透压下降，液体外渗到组织间隙，导致血容量不足，尤其在应用利尿剂大量利尿后或腹泻时易诱发低血容量性休克的发生。

（4）高凝状态及血栓形成：由于肝脏合成凝血因子和纤维蛋白原增加，尿中丢失抗凝血酶Ⅲ，血浆中抗凝物质减少；高脂血症使血液黏滞度增高，血流缓慢以及血小板聚集增加等，使患儿存在高凝状态，容易导致各种动、静脉血栓形成，临床上以肾静脉血栓形成最常见，表现为突然发生腰痛、出现血尿或血尿加重、少尿，甚至发生急性肾衰竭。

考点　肾病综合征的症状、体征及其并发症

（三）心理－社会状况

本病病程长，容易复发，因此对首次发病的患儿及家长应评估其对疾病的认识程度；对复发患儿应评估患儿及家长对治疗的信心。同时注意评估患儿对长期应用肾上腺皮质激素所造成的自我形象改变是否有焦虑、抑郁情绪，及其对治疗的配合程度。

（四）辅助检查

1. 尿液检查　尿蛋白明显增多，定性（+++ ～ ++++），24 小时尿蛋白定量＞ 50 ～ 100mg/kg，可见透明管型和颗粒管型，肾炎性肾病患儿尿内可见较多红细胞。

2. 血液检查　血浆总蛋白及白蛋白明显降低，血清白蛋白浓度＜ 25g/L，白蛋白 / 球蛋白比例（A/G）倒置；血清胆固醇明显增高＞ 5.7mmol/L；血沉明显增快；肾炎性肾病患儿可有血清补体（CH50、C3）降低和不同程度的氮质血症。

三、治疗要点

1. 一般治疗　注意休息与饮食，根据病情需要适当限制水钠摄入，补充维生素及矿物质，如维生素 D 及钙剂，防治各种感染。

2. 对症治疗　水肿较重患儿可用氢氯噻嗪、螺内酯（安体舒通）、呋塞米利尿。对高度水肿、严重胸腔积液、腹水的患儿可给予低分子右旋糖酐，每次 10ml/kg，静脉滴注 1 小时后再次静脉推注呋塞米，可产生良好的利尿作用。

3. 激素治疗　肾上腺糖皮质激素为治疗本病的首选药物，口服常选用泼尼松。有短程及中、长程疗法，目前国内多采用中程疗法（疗程 6 个月）、长程疗法（疗程 9 个月）。

4. 免疫抑制剂治疗　适用于激素部分敏感、激素耐药、激素依赖及频繁复发的病例。可选用环磷酰胺、苯丁酸氮芥、环孢素 A 等。

5. 抗凝治疗　遵医嘱应用双嘧达莫（潘生丁）、肝素等抗凝剂。

6. 其他　如血管紧张素转换酶抑制剂（可减少蛋白尿、保护肾功能）、免疫调节剂（左旋咪唑）及应用中医药治疗等。

四、主要护理诊断 / 问题

1. 体液过多　与血浆蛋白减少、水钠潴留有关。

2. 营养失调：低于机体需要量　与血浆蛋白丢失、消化功能减退引起食欲下降有关。

3. 潜在并发症：感染、电解质紊乱、血栓形成等。

4. 焦虑　与病情反复、病程延长、自我形象改变等有关。

五、护理措施

1. 适当休息　患儿除严重水肿和高血压或并发感染外，一般无须卧床休息。若卧床应注意经常变换体位，以防止血栓形成。病情缓解后可逐渐增加活动量，但不可过度劳累，以免病情复发。

2. 饮食管理　应给予易消化、足量糖类、高维生素、低脂及优质蛋白质的饮食。

（1）明显水肿或高血压时应短期限制钠盐的摄入，每日供盐＜ 1g，病情缓解后不必继续限盐，因患儿水肿是低蛋白血症所致，过分限制易造成低钠血症及食欲下降。

（2）大量蛋白尿期间蛋白质的摄入控制在每日 1.5 ～ 2.0g/kg，以高生物效价的优质蛋白质如乳、蛋、鱼、禽等为宜，尿蛋白消失后长期使用激素治疗期间，因激素使体内蛋白质分解增加，容易出现负氮平衡，故应适当补充蛋白质。

（3）注意补充各种维生素和矿物质，尤其是增加富含钾、钙和维生素 D 食物的摄入，多食用新鲜蔬菜和水果。

3. 预防感染

（1）首先向患儿家长解释预防感染的重要性。患儿免疫力低下易继发感染，尽量避免去人多的公共场所。

（2）做好保护性隔离，与感染性疾病患儿分室收治，病室内每日进行空气消毒，减少探视人数，以防交叉感染。

（3）做好皮肤护理，保持皮肤清洁、干燥，每日温水擦浴，及时更换内衣；保持床铺清洁、整齐，被褥松软、经常翻身；阴囊水肿时，可用丁字带将阴囊托起，皮肤破损可涂碘伏预防感染。严重水肿者应尽量避免肌内注射，因水肿严重，药物不易吸收，可从注射部位外渗，导致局部潮湿、糜烂及感染等。

4. 观察药物疗效及不良反应

（1）糖皮质激素：激素治疗期间注意每日血压、尿量、尿蛋白、血浆蛋白的变化情况。注意观察糖皮质激素的不良反应，如高血压、库欣综合征、消化性溃疡、骨质疏松等。遵医嘱及时补充维生素 D 及钙剂，以免发生骨质疏松或手足搐搦症。

（2）利尿剂：严重水肿的患儿使用利尿剂时应特别注意尿量和血压，大量使用利尿剂可加重血容量不足，导致低血容量性休克和静脉血栓形成，同时应注意观察患儿是否合并电解质紊乱。

（3）免疫抑制剂：使用免疫抑制剂如环磷酰胺治疗时，注意有无白细胞计数下降、脱发、胃肠道反应以及出血性膀胱炎等，用药期间应多饮水，定期监测血常规。

（4）抗凝剂：抗凝治疗能改善患儿的临床症状，在使用肝素过程中应注意监测凝血时间及凝血酶原时间。

5. 心理护理　关心、爱护患儿，多与患儿及家长沟通，指导家长多给予患儿心理支持，使其保持良好的情绪，并积极配合治疗；恢复期可安排患儿参加一些轻松的娱乐活动和适当的学习，以增强患儿的信心。做好心理疏导，防止激素治疗导致的自我形象改变引起患儿自卑、焦虑。

考点 饮食管理、预防感染及观察药效及不良反应

六、健康教育

1. 向患儿及家长讲解激素治疗的重要性，使其主动配合，出院后遵医嘱继续按时服药，避免骤然停药。如需预防接种，应在病情完全缓解且停用糖皮质激素 1 年后方可接种，以免引起疾病复发。

2. 强调预防感染的重要性，使家长了解感染是本病最常见的并发症及复发诱因，指导患儿合理饮食，注意劳逸结合，避免去公共场所，采取各种有效措施避免感染。

3. 指导家长做好出院后的家庭护理，学会用试纸检测尿蛋白的方法。观察并发症的早期表现，如是否有发热及流涕（提示可能存在上呼吸道感染）、纳差及乏力（提示可能存在低钠血症）、腹胀及肌肉无力（提示可能存在低钾血症）、腰痛及肉眼血尿（提示可能存在肾静脉栓塞）。做到及时发现，尽早就诊。

自测题

A_1/A_2 型题

1. 下列属于 4 岁小儿少尿标准的是

A. 每日尿量＜ 400ml　B. 每日尿量＜ 300ml　C. 每日尿量＜ 200ml　D. 每日尿量＜ 100ml　E. 每日尿量＜ 50ml

2. 与急性肾小球肾炎发病最重要的相关因素是

A. 金黄色葡萄球菌感染
B. 肺炎链球菌感染
C. 溶血性链球菌感染
D. 大肠埃希菌感染
E. 流感嗜血杆菌感染

3. 急性肾小球肾炎的典型临床表现为
A. 水肿、少尿、血尿、高血压
B. 蛋白尿、血尿、高血压、氮质血症
C. 贫血、氮质血症、高血压、水肿
D. 尿频、尿急、尿痛等尿路刺激征
E. 大量蛋白尿、低蛋白血症、高脂血症、高度水肿

4. 不属于急性肾小球肾炎的严重表现是
A. 严重循环充血 B. 低血容量性休克
C. 高血压脑病 D. 急性肾衰竭
E. 代谢性酸中毒

5. 患儿，男性，9 岁。2 周前发热，在外院诊断为扁桃体炎，近 3 天尿量减少，尿液呈浓茶色，眼睑水肿，半小时前突然出现头痛、呕吐，手足抽搐，血压 150/110mmHg，治疗应首先给予
A. 地西泮 B. 利血平
C. 吸氧 D. 硝普钠
E. 脱水剂

6. 患儿，7 岁，因急性肾小球肾炎入院。2 天后尿少、水肿加重，伴呼吸困难，两肺闻及湿啰音，出现奔马律，肝脏增大，可能并发了
A. 支气管肺炎 B. 急性肾衰竭
C. 高血压脑病 D. 严重循环充血
E. 电解质紊乱

7. 某急性肾炎患儿经正规治疗后，一般情况好转，该患儿可考虑上学的时机是
A. 血压正常 B. 血沉、补体正常
C. 水肿消退 D. 血尿消失
E. 尿常规正常

8. 12 岁患儿因颜面水肿、头痛、头晕来诊。尿液检查：蛋白（++），红细胞 20 个 /HP，诊断为急性肾小球肾炎。对该患儿正确的处理是
A. 低盐、高糖、低蛋白饮食
B. 低盐、高糖、高蛋白饮食
C. 给予大剂量青霉素
D. 给予镇痛药
E. 适当下床活动，防止血栓形成

9. 肾病综合征最根本的病理生理改变是
A. 大量蛋白尿 B. 低蛋白血症
C. 高脂血症 D. 高度水肿
E. 高血压

10. 原发性肾病综合征最常见的并发症为
A. 感染 B. 电解质紊乱
C. 肾静脉血栓形成 D. 急性肾衰竭
E. 低血容量性休克

11. 患儿 8 岁。因高度水肿，尿蛋白（++++）入院，诊断为肾病综合征，首选的治疗药物是
A. 青霉素 B. 肾上腺糖皮质激素
C. 环磷酰胺 D. 白蛋白
E. 利尿剂

A_3/A_4 型题

（12 ～ 13 题共用题干）

患儿，男性，5 岁，因全身水肿，以“肾病综合征”入院。体检：面部、腹壁及双下肢水肿明显，阴囊水肿明显，囊壁变薄透亮。实验室检查，尿蛋白（++++），胆固醇升高，血浆蛋白降低。

12. 该患儿当前最主要的护理诊断是
A. 焦虑 B. 排尿异常
C. 体液过多 D. 活动无耐力
E. 体温过高

13. 目前给予最主要的护理措施是
A. 卧床休息 B. 无盐饮食
C. 低蛋白饮食 D. 高脂肪饮食
E. 肌内注射给药

（凌　敏）

第 12 章
血液系统疾病患儿的护理

第 1 节　小儿造血和血液特点

一、小儿造血特点

（一）胚胎期造血

造血是血细胞形成的过程，根据造血组织发育和造血部位发生先后，可将此期分为三个不同阶段。

1. 中胚叶造血期　自胚胎第 3 周开始出现卵黄囊造血，之后在中胚叶组织中出现广泛的原始造血成分，主要是原始的有核红细胞；胚胎第 6 周后，中胚叶造血开始减退。

2. 肝脾造血期　自胚胎第 6 ～ 8 周开始，肝脏出现活动的造血组织，并成为胎儿中期主要造血部位，4 ～ 5 个月时达高峰，以后逐渐减退。

脾脏大约于胚胎第 8 周开始造血，稍后粒系造血也相当活跃，至 12 周时出现淋巴细胞和单核细胞。胎儿 5 个月后，脾脏产生红细胞和粒细胞的功能逐渐减退，出生后，成为终身造血淋巴器官。

3. 骨髓造血期　自胚胎第 6 周开始出现骨髓，但到胎儿 4 个月时才开始造血，并迅速成为主要造血器官，直至出生 2 ～ 5 周后成为唯一造血场所。

（二）生后造血

1. 骨髓造血　出生后主要是骨髓造血。婴儿期所有骨髓均为红髓，全部参与造血，以满足生长发育需要。幼儿起，长骨干中出现脂肪细胞（黄髓），到 5 ～ 7 岁时，黄髓开始逐渐增多，而红髓相应减少。因此，年长儿和成人红髓仅分布于肋骨、胸骨、骨盆、脊椎、颅骨、锁骨、肩胛骨及长骨近端。黄髓具有潜在造血功能，当造血需要增加时，它可转变成红髓参与造血。小儿在出生后前几年缺少黄髓，因此造血代偿潜力小，如果造血需要增加，就会出现骨髓外造血。

2. 骨髓外造血　是小儿造血器官的一种特殊反应，在正常情况下，骨髓外造血极少。婴幼儿因缺少黄髓，造血代偿潜力低下，当发生贫血或感染等造血需要增加时，肝、脾和淋巴结可恢复到胎儿期造血状态，故出现肝、脾、淋巴结肿大，同时外周血中可出现有核红细胞和（或）幼稚中性粒细胞，当感染及贫血纠正后即恢复正常。

考点 骨髓外造血的概念

二、小儿血液特点

1. 红细胞数和血红蛋白量　由于胎儿处于相对缺氧状态，故红细胞数和血红蛋白量均较高，出生时红细胞数为（5.0～7.0）$\times 10^{12}$/L，血红蛋白量为150～220g/L，早产儿与足月儿基本相等，少数可稍低。随着自主呼吸的建立，血氧含量增加，红细胞破坏较多（生理性溶血），而红细胞生成素不足，骨髓暂时性造血功能低下，以及婴儿生长发育迅速、循环血量迅速增多等，红细胞数和血红蛋白量逐渐降低，至生后2～3个月时红细胞数降至3.0×10^{12}/L左右，血红蛋白量降至100g/L，出现轻度贫血，称为生理性贫血。3个月后随着红细胞生成素增加，红细胞数和血红蛋白量逐渐上升，约12岁时达成人水平。

考点 生理性贫血的概念

2. 白细胞计数与分类　出生时白细胞总数为（15～20）$\times 10^{9}$/L，生后6～12小时达（21～28）$\times 10^{9}$/L，然后逐渐下降，1周时平均为12×10^{9}/L，婴儿期维持在10×10^{9}/L左右，而8岁后接近成人水平。

白细胞分类，主要是指中性粒细胞与淋巴细胞比例的变化（图12-1）。出生时中性粒细胞约占0.65，淋巴细胞约占0.30。随着白细胞总数的下降，中性粒细胞比例也相应下降，而淋巴细胞比例上升，至生后4～6天时两者比例约相等；以后继续变化，至1～2岁时淋巴细胞比例上升达0.6，中性粒细胞降低达0.35，以后中性粒细胞比例上升，淋巴细胞比例下降，至4～6岁时两者又相等，7岁后白细胞分类与成人相似。

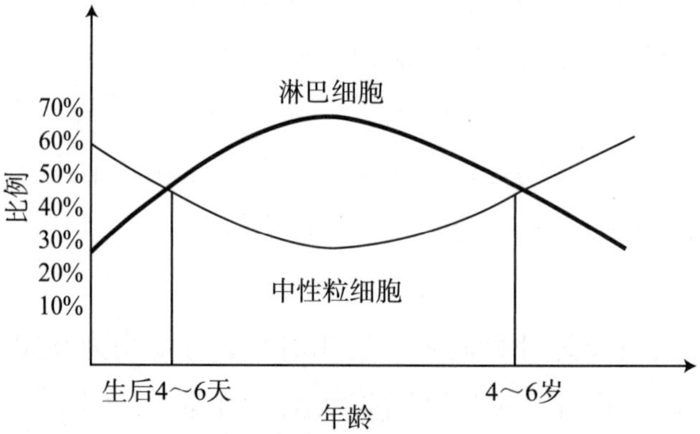

图12-1　中性粒细胞与淋巴细胞比例变化示意图

考点 中性粒细胞和淋巴细胞水平两次交叉的时间

3. 血小板数　与成人相似，为100×10^{9}～300×10^{9}/L。

4. 血容量　小儿血容量相对较成人多，新生儿约占体重的10%；年长儿占体重的8%～10%；成人占体重的6%～8%。

第2节　小儿贫血

一、小儿贫血诊断标准

贫血是指外周血中单位容积内红细胞数或血红蛋白量低于正常。根据WHO的资料，血红蛋白（Hb）的低限值在 6 ～ 59 个月者为 110g/L，5 ～ 11 岁为 115g/L，12 ～ 14 岁与成人相仿，为 120g/L。海拔每升高 1000m，血红蛋白上升 4%。我国小儿血液会议（1989 年）暂定：新生儿期血红蛋白＜ 145g/L，1 ～ 4 个月时＜ 90g/L，4 ～ 6 个月时＜ 100g/L 者为贫血。

二、小儿贫血的分度

根据外周血中血红蛋白量和红细胞数可将贫血分为轻度、中度、重度、极重度四度（表 12-1）。血红蛋白从 90g/L 到正常下限为轻度；60 ～ 90g/L 为中度；30 ～ 60g/L 为重度；＜ 30g/L 为极重度。新生儿血红蛋白 120 ～ 144g/L 为轻度，90 ～ 120g/L 为中度，60 ～ 90g/L 为重度，＜ 60g/L 为极重度。

表 12-1　贫血分度

项目	极重度	重度	中度	轻度
红细胞数（$\times10^{12}$/L）	＜ 1	1 ～ 2	2 ～ 3	3 ～ 4
血红蛋白量（g/L）	＜ 30	30 ～ 60	60 ～ 90	90 至正常下限
新生儿血红蛋白量（g/L）	＜ 60	60 ～ 90	90 ～ 120	120 ～ 144

考点 小儿贫血的诊断标准；小儿贫血的分度

三、小儿贫血的分类

（一）病因分类

按病因来分，贫血可分为红细胞和血红蛋白生成不足、溶血性贫血和失血性贫血三大类。

1. 红细胞和血红蛋白生成不足

（1）缺乏造血物质：铁、维生素 B_{12}、维生素 B_6、叶酸、铜、维生素 C、蛋白质缺乏引起的贫血，如营养性缺铁性贫血、营养性巨幼细胞性贫血。

（2）骨髓造血功能障碍：再生障碍性贫血或各种原因如放射线、化学物质、药物等所致的骨髓抑制。

（3）其他：感染性贫血、慢性肾疾病所致的贫血、癌症性贫血等。

2. 溶血性贫血

（1）红细胞内在异常：红细胞酶缺乏如葡萄糖 -6- 磷酸脱氢酶（G-6-PD）缺乏病，红细胞膜结构缺陷如遗传性球形红细胞增多症，血红蛋白合成或结构异常如血红蛋白病等。

（2）红细胞外在因素：感染因素如细菌或疟原虫破坏红细胞，免疫因素如新生儿溶血症、自身免疫性或药物所致的溶血性贫血等，理化因素如烧伤、苯、蛇毒等可直接破坏红细胞，其他如脾功能亢进、弥散性血管内凝血等。

3. 失血性贫血

（1）急性失血：如创伤性大出血、出血性疾病等。

（2）慢性失血：如溃疡病、钩虫病、肠息肉、鲜牛乳过敏等引起的贫血。

（二）细胞形态分类

根据红细胞平均容积（MCV）、红细胞平均血红蛋白量（MCH）和红细胞平均血红蛋白浓度（MCHC）的值，将贫血分为四类（表12-2）。

表12-2 贫血的细胞形态分类及正常值对比

分类	MCV（fl）	MCH（pg）	MCHC（%）
正常值	80～94	28～32	32～38
大细胞性贫血	＞94	＞32	32～38
正细胞性贫血	80～94	28～32	32～38
单纯小细胞性贫血	＜80	＜28	32～38
小细胞低色素性贫血	＜80	＜28	＜32

第3节 营养性缺铁性贫血患儿的护理

案例12-1

患儿，男性，1岁2个月。生后一直牛奶喂养，8个月以后开始添加粥、米糊，1岁后，偶尔吃鸡蛋。近1个月来食欲降低，精神不好，面色苍白。医生经过检查后考虑缺铁性贫血，给予硫酸亚铁和维生素C口服。

问题： 1. 请告诉家长服用药物时有哪些注意事项。

2. 请对患儿家长进行健康教育。

一、概　　述

营养性缺铁性贫血是体内铁缺乏导致血红蛋白合成减少而引起的一种小细胞低色素性贫血。其特点为血清铁蛋白减少和铁剂治疗有效，在小儿贫血中最常见。任何年龄均可发病，以6个月至2岁婴幼儿发病率最高，严重危害小儿健康，是我国儿童保健重点防治的“四病”之一。

（一）病因

1. 铁摄入不足　是缺铁性贫血的主要原因。人乳、牛乳、谷物中含铁量均较低，不及时添加含铁丰富的辅食，容易发生本病。此外，由挑食、偏食或摄入动物性食物过少所致也不少见。

2. 先天储铁不足　胎儿从母体获取铁主要在妊娠最后3个月，平均每日可获得4mg铁，足以满足其生后4～5个月造血所需。如早产、双胎、多胎、胎儿失血和孕母缺铁等均可致胎儿储铁不足。

3. 生长发育过快　如婴儿期、青春期生长发育迅速，血容量增加快，需铁量相对较多，如不及时添加含铁丰富的辅食或补充铁剂，很容易造成机体缺铁。而早产儿和低出生体重儿生长发育更快，更容易引起缺铁性贫血。

4. 铁吸收和利用障碍　食物搭配不当可使铁吸收减少，如维生素C、果糖、氨基酸等还原物质可促进铁的吸收，而植物纤维、茶、牛乳、蛋、咖啡、钙剂等可妨碍铁的吸收。此外，胃肠炎、消化道畸形、慢性腹泻等可减少铁的吸收。

5. 铁的丢失过多　如用未经加热鲜牛乳喂养婴儿，鼻出血、钩虫病、肠息肉，初潮后少女月经量过多等可导致铁丢失过多。

考点 缺铁性贫血的主要病因

（二）发病机制

1. 缺铁对血液系统的影响　铁是合成血红蛋白的原料，缺铁时血红素生成不足，进而血红蛋白合成减少，导致新生红细胞内血红蛋白含量不足，出现小细胞低色素性贫血。

2. 缺铁对其他系统的影响　缺铁可影响肌红蛋白的合成，并可使多种含铁酶（如细胞色素 c、单胺氧化酶、核糖核苷酸还原酶、琥珀酸脱氢酶等）的活性减低，因而产生一些非造血系统的表现，如体力减弱、易疲劳、表情淡漠、注意力难于集中、注意力减退和智力减低等。缺铁还可引起组织器官的异常，如口腔黏膜异常角化、舌炎、胃酸分泌减少、脂肪吸收不良和反甲等。此外，缺铁还可引起细胞免疫功能降低，易患感染性疾病。

二、护理评估

（一）健康史

向家长了解患儿的喂养方法和饮食习惯，是否及时添加换乳期食物，饮食结构是否合理，有无偏食、挑食等；小婴儿还应了解孕产史，如孕期母亲有无严重贫血，是否有早产、双胎、多胎等；有无生长发育过快，有无慢性疾病如慢性腹泻、肠道寄生虫、吸收不良综合征、反复感染等，以及青春期少女是否因月经量过多而导致铁丢失过多。

（二）身体状况

1. 一般贫血表现　皮肤黏膜苍白，以口唇、口腔黏膜及甲床最为明显。容易疲乏无力，懒动，体重不增或增加缓慢。年长儿可诉头晕、耳鸣、眼前发黑等。

2. 骨髓外造血表现　肝、脾、淋巴结可轻度肿大。年龄越小、病程越久、贫血越重者，肿大越明显。

3. 非造血系统表现

（1）消化系统：食欲减退，少数有异食癖，如喜食泥土、煤渣、墙皮等；可有呕吐、腹泻；可出现口腔炎、舌炎或舌乳头萎缩；重者可出现萎缩性胃炎或吸收不良综合征等。

（2）神经系统：婴幼儿表现为烦躁不安、易激惹或萎靡不振；年长儿常有注意力不集中、记忆力减退、学习成绩下降、多动等，智力多较同龄儿低，语言、思维活动能力受影响而影响心理的正常发育。

（3）循环系统：贫血较重时心率增快、心脏扩大，重者可发生心力衰竭。

（4）其他：常合并感染（因细胞免疫功能低下），可因上皮组织异常而出现指甲薄脆、不光滑甚至反甲（匙状甲）（图 12-2）。

考点 缺铁性贫血的临床表现

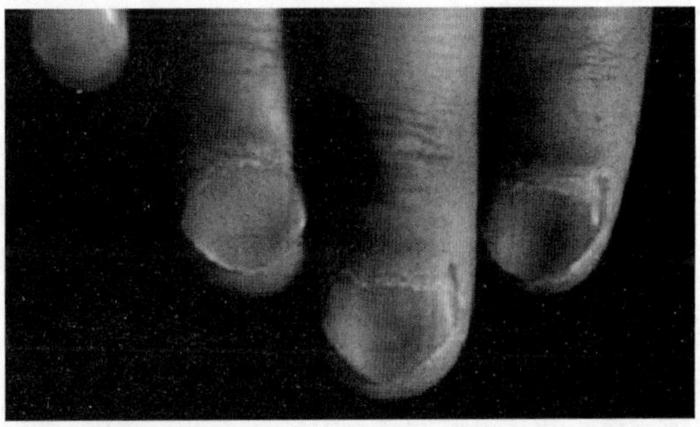

图 12-2　反甲（缺铁性贫血）

（三）心理－社会状况

病情较重、病程较长的年长儿学习时注意力不易集中、记忆力减退、理解力较差，学习成绩下降，而家长、老师及同学由于缺乏相关知识又不理解患儿，甚至指责和歧视，因此，患儿可产生自卑、抑郁、焦虑或对抗、厌学等心理问题。家长因相关疾病知识缺乏，对患儿早期的贫血往往不够重视，病情加重后又产生焦虑、歉疚的心理。对有异食癖的患儿，家长和社会往往不能正确对待，过多责备对患儿心理往往产生极其不良的影响。

（四）辅助检查

1. 外周血常规　外周血红细胞数和血红蛋白量均低于正常，血红蛋白降低比红细胞数减少更明显，呈小细胞低色素性贫血。MCV、MCH、MCHC 均降低。血涂片可见红细胞大小不等，以小细胞为主，中央淡染区扩大。网织红细胞数正常或轻度减少。白细胞、血小板一般无特殊改变。

2. 骨髓象　可见红细胞增生活跃，以中、晚幼红细胞增生为主。各期红细胞均较小，染色偏蓝，细胞质成熟程度落后于细胞核；粒细胞系、巨核细胞系无明显改变。

3. 铁代谢的检查　血清铁＜ 9.0 ～ 10.7μmol/L，血清铁蛋白＜ 12μg/L，总铁结合力升高＞62.7μmol/L，转铁蛋白饱和度降低＜ 0.15，较敏感地反映体内储存铁缺乏的情况，红细胞游离原卟啉＞ 0.9μmol/L 时提示红细胞内缺铁。

考点 缺铁性贫血的血涂片的特点

三、治疗要点

关键是祛除病因和铁剂治疗。

1. 祛除病因　合理喂养，及时添加含铁丰富的食物，纠正不良的饮食习惯；积极治疗原发病如驱虫、手术治疗消化道畸形、控制慢性失血等。

2. 铁剂治疗　首选二价铁盐制剂，多采用口服。常用口服制剂有硫酸亚铁、富马酸亚铁、葡萄糖酸亚铁、琥珀酸亚铁等。口服不能耐受或吸收不良、胃肠疾病、胃肠手术不能口服者可采用注射铁剂如右旋糖酐铁。

3. 输血治疗　一般不需输血。重度贫血者可输注红细胞制剂，以尽快改善贫血症状，但是应注意输注的量和速度。

四、主要护理诊断 / 问题

1. 营养失调：低于机体需要量　与铁的摄入不足、吸收不良、食欲下降、丢失过多或消耗增加有关。

2. 活动无耐力　与贫血致组织、器官缺氧有关。

3. 潜在并发症：感染、心力衰竭、药物不良反应。

4. 知识缺乏：家长及患儿缺乏本病的防治和护理知识。

考点 缺铁性贫血的首优护理诊断

五、护理措施

（一）注意休息，适量活动

1. 轻、中度的贫血患儿不必严格限制日常活动，但生活应有规律，在保证患儿充分休息的前提下，可适当参与运动，如散步、体操等。

2. 重度贫血患儿如有心悸、气短等，应卧床休息，必要时给氧；协助患儿日常生活，定时测量心率。

3. 对易烦躁、激动的患儿，护理人员应耐心细致看护、抚慰，使其保持安静，避免因哭闹而加重缺氧。

（二）合理安排饮食

向家长及年长患儿解释不良饮食习惯会导致本病，协助其纠正不良饮食习惯。

1. 指导母乳喂养，按时添加含铁丰富的辅食，人工喂养儿及时补充铁强化食品，鲜牛乳必须经加热处理后再喂养。

2. 在营养师指导下制订饮食计划，提供含铁丰富的食物，如瘦肉、动物肝脏、动物血、豆类、海带、紫菜、黑木耳等，注意食物搭配。

3. 纠正不良饮食习惯，避免挑食、偏食等。经常更换饮食品种，食物应做到色、香、味合理调配，必要时根据医嘱服用助消化药如胃蛋白酶、多酶片等。

4. 创造良好的进食环境，保持患儿心情愉快。不在进餐时批评、教育小儿，进食前不做引起疲劳的活动，不做引起疼痛、不愉快或不舒适的检查、治疗及护理。

（三）按医嘱应用铁剂，掌握用药时的注意事项

1. 口服铁剂　铁剂是治疗缺铁性贫血的特效药，一般选用二价铁盐（如硫酸亚铁、富马酸亚铁、葡萄糖酸亚铁等）口服。铁剂可致胃肠道反应如恶心、呕吐、厌食、腹泻或便秘、胃部不适及疼痛等，且铁剂吸收易受多种因素影响。故服用铁剂应注意：

（1）宜从小剂量开始，1～2 日内加至足量，并在两餐间服用，以减少对胃肠道的刺激，并有利于铁的吸收。

（2）铁剂可与维生素 C、果汁、稀盐酸等同服，以利于铁的吸收。

（3）忌与抑制铁吸收的食物如牛奶、茶、钙片、咖啡等同服。

（4）液体铁剂可使牙齿染黑，应用吸管或滴管服用，直接将药液送到舌根部。

（5）服用铁剂后大便可变黑或呈柏油样，停药后恢复，应向家长说明原因，消除其紧张情绪。

2. 注射铁剂　注射铁剂可致局部疼痛、静脉痉挛、静脉炎等，一般不主张使用，仅在不能口服铁剂的情况下使用，可用右旋糖酐铁、山梨醇枸橼酸铁复合物等，用药时应注意：

（1）需深部肌内注射，最好分层注药，以利于吸收、减轻疼痛、避免硬结形成。

（2）注射前更换新针头（即抽药与注药不用同一针头）或注射器内留微量（约 0.1ml）气体，以防药液漏入皮下组织致局部坏死。

（3）每次注射需更换部位，并依“Z”字形注射，以防铁剂深入皮下组织，造成注射部位的疼痛及皮肤着色或局部炎症。

（4）首次注射应严密观察1小时，警惕过敏现象的发生。注射铁剂可引起过敏如面红、发热、荨麻疹、关节痛、头痛或局部淋巴结肿大，个别可发生过敏性休克。

3. 应用铁剂后的观察

（1）疗效观察：服用铁剂后12～24小时临床症状好转，烦躁减轻，食欲增加。2～3天后网织红细胞升高，5～7天达高峰，以后逐渐下降，2～3周后下降至正常；1～2周后血红蛋白开始上升，一般3～4周后达正常。如3周内血红蛋白上升不足20g/L，应注意寻找原因。

（2）疗程：铁剂用至血红蛋白达正常水平后再用6～8周，以补充铁的储存量。

考点 铁剂应用的注意事项

（四）观察病情，防止并发症

1. 观察病情变化

（1）在自然光线下仔细观察口唇、口腔黏膜、眼结膜及甲床等皮肤黏膜的苍白情况，了解病情变化。

（2）注意有无头晕、眼花、昏厥等脑缺氧的表现。

（3）对重症患儿应及时测脉搏、血压，仔细观察面色、呼吸的变化，如有异常应及时报告医生。

2. 预防感染　缺铁性贫血患儿细胞免疫功能缺陷，易发生感染；而感染也可影响铁的吸收而加重贫血。注意隔离，以防交互感染；鼓励患儿多饮水，防止口腔感染；勤洗澡、勤换内衣，保持皮肤清洁。对重症贫血卧床休息的患儿，要注意勤翻身，更换体位，按摩受压部位，防止发生压力性损伤（压疮）。

3. 防止发生心力衰竭　重度贫血患儿应卧床休息以减少氧耗，取半卧位，降低膈，减少回心血量，必要时给氧。对重症贫血患儿进行输血时应注意：贫血越重，一次输血量越少，速度越慢。密切观察呼吸、心率、尿量变化，若出现心悸、气促、发绀、肝大等表现时，应及时通知医生，并按心力衰竭护理。

（五）心理护理

针对家长及患儿存在的心理问题，耐心讲解本病的有关知识，告诉家长本病的预后良好，消除家长及患儿的担忧和焦虑心理。护理工作中要关爱体贴患儿，增强其战胜疾病的信心。

六、健康教育

1. 指导正确用药，详细告诉家长口服铁剂的注意事项。

2. 告诫家长应重视患儿心理疏导。对因贫血导致智力减退、成绩下降的患儿，要加强教育与训练，减轻其自卑心理；对有异食癖的患儿不要过多责备，应细心看护与引导；纠正偏食、挑食等不良饮食习惯。

3. 做好贫血预防的宣教工作

（1）大力宣传科学育儿知识：指导孕妇及哺乳期母亲增加含铁丰富的食物；提倡母乳喂养，按时添加含铁丰富的辅食，如早产儿和低出生体重儿宜 2 个月左右开始给予铁剂，足月儿 4 个月后应添加维生素 C 及含铁丰富的绿色蔬菜汤、水果汁，也可在粥、米糊内加蛋黄、肝泥、鱼泥、动物血等含铁多且易消化吸收的食物。

（2）人工喂养儿除给予强化铁的配方乳外，还要及时添加辅食；鲜牛乳必须加热处理，以减少牛乳过敏所致的肠道失血。此外，贫血纠正后仍要坚持合理的膳食安排，培养良好的饮食习惯，纠正挑食、偏食等不良饮食习惯。

考点 预防性补铁的时间

第 4 节　营养性巨幼细胞性贫血患儿的护理

案例 12-2

患儿，11 个月。近 1 个月来发现其面色不好，不哭不笑，不能坐稳。检查发现其面色蜡黄、轻微水肿、头发稀黄纤细、表情呆滞、反应迟钝、独坐不稳，肝脾轻度增大。在检查过程中，其出现舌头、口唇和手不自主颤抖。

问题： 1. 患儿出现颤抖的原因是什么？

2. 如果你是接诊护士，询问健康史时应重点问哪些内容？

一、概　　述

营养性巨幼细胞性贫血是缺乏维生素 B_{12} 和（或）叶酸所引起的一种大细胞性贫血，临床以贫血、神经精神症状、红细胞的胞体变大、骨髓中出现巨幼细胞、用维生素 B_{12} 和（或）叶酸治疗有效为特征。6 个月至 2 岁婴幼儿发病率高，起病缓慢。

（一）病因

1. 摄入量不足　如辅食添加不及时、饮食结构不合理、蔬菜过度烹饪、牛乳加热处理和长期羊乳喂养等。孕母或乳母长期素食，本身有叶酸或维生素 B_{12} 缺乏。

2. 吸收代谢障碍　如内因子缺乏、慢性腹泻、小肠切除等疾病可致叶酸及维生素 B_{12} 吸收障碍。长期应用苯妥英钠、乙胺嘧啶、甲氧苄啶和甲氨蝶呤等药物可抑制叶酸代谢。

3. 需要量增加　小儿生长发育迅速，需要量增加，如早产儿等。严重感染和慢性溶血时对叶酸需要量增加。

（二）发病机制

吸收进体内的叶酸因二氢叶酸还原酶的还原作用和维生素 B_{12} 的催化作用而变成四氢叶酸，后者是合成 DNA 必需的辅酶。维生素 B_{12} 和叶酸缺乏时，DNA 合成障碍，造血细胞内 DNA 减少使红细胞的分裂延迟，细胞核的发育落后于胞质发育，使红细胞胞体变大，骨髓中巨幼红细胞增生而出现巨幼细胞贫血。粒细胞核也因 DNA 不足而致成熟障碍，胞体增大，出现巨大幼稚粒细胞和中性粒细胞分叶过多现象。DNA 不足也使巨核细胞核发育障碍而致核分叶过多。

维生素 B_{12} 还与神经髓鞘中脂蛋白的形成有关，能保持有髓鞘的神经纤维的完整功能。缺乏时可致中枢和外周神经髓鞘受损，出现神经精神症状；维生素 B_{12} 还可使中性粒细胞和巨噬细胞作用减退而易感染。

二、护理评估

（一）健康史

向家长了解患儿的喂养方法和饮食习惯，是否及时添加换乳期食物，饮食结构是否合理，有无偏食、挑食等；小婴儿还应了解孕产史，如孕期母亲有无严重贫血，是否有早产、双胎、多胎等；有无生长发育过快，有无导致吸收代谢障碍的因素如内因子缺乏、慢性腹泻、小肠切除等，或长期应用苯妥英钠、乙胺嘧啶、甲氧苄啶和甲氨蝶呤等药物。

（二）身体状况

1. 贫血表现　患儿面色苍黄、蜡黄，颜面水肿；睑结膜、口唇、甲床苍白；虚胖、疲乏无力，头发黄且纤细稀疏；食欲下降、腹泻、口腔炎、肝脾大、心脏扩大等。

2. 神经、精神症状　烦躁不安、易怒。维生素 B_{12} 缺乏患儿表情呆滞、淡漠、嗜睡，反应迟钝、目光发直、不认亲人、少哭不笑、智力及动作发育落后甚至倒退；肢体、头部或全身震颤，手足无意识运动等。

（三）心理－社会状况

病程长的婴幼儿会影响其神经、精神及心理行为的发育；有震颤的患儿，由于不能正常进行游戏和生活，可能会出现烦躁、易怒、哭闹甚至拒绝他人照顾等现象，给家庭、社会增加了不少压力。由于家长缺乏对本病的认识，担心患儿疾病会对今后生活造成影响，出现焦虑、担忧、恐惧、歉疚等心理。

（四）辅助检查

1. 外周血常规　外周血红细胞数和血红蛋白量均低于正常，红细胞数减少比血红蛋白量减少更明显，呈大细胞性贫血。MCV、MCH升高，而MCHC正常。血涂片可见红细胞大小不等，以大细胞为多，中央淡染区不明显，中性粒细胞有分叶过多现象。网织红细胞、白细胞、血小板计数常减少。

2. 骨髓象　红细胞系统增生明显活跃，粒、红细胞系均出现巨幼变，表现为胞体变大、胞核的发育落后于细胞质。中性粒细胞的细胞质空泡形成，核分叶过多。巨核细胞的核有过度分叶现象。

3. 血清维生素 B_{12} 和叶酸测定　血清维生素 $B_{12} < 100$ng/L，血清叶酸 < 3μg/L。

考点 巨幼红细胞性贫血的临床表现及血涂片的特点

三、治疗要点

1. 一般治疗　加强营养，及时添加换乳食物；防治感染。

2. 祛除病因　祛除导致维生素 B_{12} 和叶酸缺乏的病因。

3. 维生素 B_{12} 和叶酸治疗　有精神神经症状者，应以维生素 B_{12} 治疗为主，如加用叶酸有加重症状的可能。维生素 B_{12} 肌内注射，每次 100μg，每周 2 ～ 3 次，连用 2 ～ 4 周，直至临床症状好转，血常规恢复正常为止。

叶酸 5mg 口服，每日 3 次，连用数周，至临床症状明显好转，血常规恢复正常为止。同时口服维生素 C 有助于叶酸的吸收。

4. 其他　重度贫血者可输注红细胞制剂。肌肉震颤者可给镇静剂。

四、主要护理诊断 / 问题

1. 营养失调：低于机体需要量　与维生素 B_{12} 和（或）叶酸摄入不足、吸收不良等有关。

2. 活动无耐力　与贫血致组织、器官缺氧有关。

3. 有受伤的危险　与肢体或全身震颤及抽搐有关。

4. 生长发育迟缓　与营养不足、贫血及维生素 B_{12} 缺乏影响生长发育有关。

5. 知识缺乏：家长缺乏有关本病的防治和护理知识。

考点 巨幼红细胞性贫血的首优护理诊断

五、护理措施

（一）注意休息，适当活动

根据患儿耐受情况安排休息与活动，一般不需要严格卧床，贫血严重的患儿可适当限制活动，协助其满足日常生活所需。有烦躁、震颤、抽搐的患儿限制活动，必要时遵医嘱用镇静剂。

（二）补充维生素 B_{12} 和（或）叶酸

1. 改善乳母营养及时添加富含维生素 B_{12} 的食物，如动物肝脏、肾脏、肉类、蛋类、海产品等；给予富含叶酸的食物，如绿色新鲜蔬菜、水果、酵母、谷类和动物肝脏、肾脏等。患儿食物应合理搭配，防止年长儿偏食、挑食，养成良好的饮食习惯；对年幼儿要耐心喂养，少量多餐，改变烹调方法，注意食物色、香、味、形的调配，以提高患儿食欲。而对震颤严重不能吞咽者可改用鼻饲。

2. 按医嘱合理用药，并观察疗效。一般用药 2 ～ 4 天后患儿精神症状好转、食欲增加，网织红细胞上升，2 ～ 6 周红细胞和血红蛋白恢复正常，但神经精神症状恢复较慢。单纯维生素 B_{12} 缺乏者，不宜加用叶酸治疗，以免加重神经精神症状。维生素 C 有助于叶酸的吸收，同时服用可提高疗效。恢复期应加用铁剂，防止红细胞增加过快而出现缺铁。

（三）防止受伤

维生素 B_{12} 缺乏患儿可出现全身震颤、抽搐、感觉异常、共济失调等，应严密观察患儿的病情进展，及时发现，及时处理。如震颤严重应按医嘱给予镇静剂和维生素 B_{12}；上下门齿之间垫缠有纱布的压舌板，以防咬破口唇和舌尖；限制活动，防止发生外伤等。

（四）心理护理

针对家长及患儿存在的心理问题，耐心讲解本病的有关知识，告诉家长本病的预后良好，消除家长及患儿的担忧和焦虑心理。护理工作中要关爱体贴患儿，增强其战胜疾病的信心。

六、健康教育

1. 根据患儿家长的文化程度和理解能力，采取恰当的方式向家长介绍本病的病因、治疗、护理及预防措施，告知家长本病早发现、早治疗，预后良好，但如治疗过晚可影响小儿正常的生长发育。

2. 应注意监测小儿的生长发育，定期进行健康体检，并向家长强调合理喂养、及时添加含叶酸及维生素 B_{12} 丰富的辅食、培养良好的饮食习惯的重要性。贫血纠正后继续合理饮食是预防本病的关键。

自测题

A_1/A_2 型题

1. 下列哪项是缺铁性贫血的临床表现
   A. 牙龈出血
   B. 发热伴大量出汗
   C. 骨质疏松
   D. 毛发无光泽及反甲
   E. 皮肤紫癜
2. 营养性巨幼细胞性贫血较突出的临床特征是
   A. 异食癖　B. 肝大
   C. 脾大　D. 淋巴结肿大
   E. 神经精神症状
3. 营养性缺铁性贫血患儿铁剂治疗有效的早期观察指标为
   A. 红细胞数上升
   B. 红细胞沉降率升高
   C. 血红蛋白量升高
   D. 网织红细胞升高
   E. 临床症状迅速好转
4. 患儿，男性，8 个月。牛乳喂养，未添加辅食。近 2 个月面色苍白，食欲低下，经检查诊断为缺铁性贫血，拟用铁剂治疗，下列说法不正确的是
   A. 宜在两餐之间服用
   B. 同时给含铁丰富的食物
   C. 可用鲜牛奶送服
   D. 与胃蛋白酶合剂同服
   E. 从小剂量开始
5. 一营养性缺铁性贫血患儿使用口服铁剂治疗，家长向护士咨询铁剂停用的时间是
   A. 血红蛋白达正常水平
   B. 血红蛋白达正常后再服 2 周
   C. 血红蛋白达正常后再服 3 个月
   D. 血红蛋白正常，临床症状消失，实验室检查正常
   E. 血红蛋白达正常后再服 2 个月左右
6. 新生儿，日龄 5 天，胎龄 36 周，出生体重 2kg。家长咨询，生后什么时间给予铁剂预防贫血

A. 生后 1 个月　B. 生后 2 个月
C. 生后 3 个月　D. 生后 4 个月
E. 生后 5 个月

A_3/A_4 型题

（7～9 题共用题干）

患儿，女性，1 岁。母乳喂养，未添加辅食，约 3 个月前发现患儿活动少，不哭、不笑，表情呆滞，面色蜡黄，手及下肢颤抖。检查发现肝、脾、淋巴结增大，血红细胞 1×10^{12}/L，血红蛋白 54g/L。

7. 该患儿可能为
A. 轻度贫血　B. 中度贫血
C. 重度贫血　D. 极重度贫血
E. 溶血性贫血

8. 该患儿最可能的诊断是
A. 营养性缺铁性贫血
B. 再生障碍性贫血
C. 白血病
D. 血友病
E. 营养性巨幼细胞性贫血

9. 对该患儿，下列哪项处理不妥
A. 主要用铁剂治疗
B. 主要用维生素 B_{12} 治疗
C. 预防交叉感染
D. 必要时可少量输血
E. 可同时服维生素 C

（王灿灿）

第 13 章 神经系统疾病患儿的护理

第 1 节　小儿神经系统解剖、生理特点

小儿的中枢及周围神经系统发育未完善，其解剖、生理情况与成人相比有所不同。在不同年龄阶段，小儿神经系统的解剖、生理情况有其相应的特征，因此需根据各年龄段的特点及病种选做必要的检查。

一、脑、脊髓

小儿脑、脊髓发育较快，胎儿时期神经系统发育最早，尤其是脑的发育最为迅速。出生时脑在大体形态上与成人相似，脑皮质细胞数已与成人相近，以后随着年龄的增长，主要发生细胞体积增大和突触增多。小儿至 3 岁时脑细胞已大致分化完成，8 岁时已与成人相似。神经纤维的髓鞘在出生时不够完善，生后 3 个月逐渐形成，周围神经髓鞘化 4 岁左右才完成。因此，婴幼儿在接受外来刺激时易于泛化，遇到强刺激时易发生昏睡或惊厥。胎儿时期脊髓下端位于第 2 腰椎下缘，出生时脊髓末端位于第 3 ～ 4 腰椎水平，随着年龄的增长，4 岁时上移至第 1 ～ 2 腰椎间隙，故婴幼儿时期行腰椎穿刺时进针位置要低，以 4 ～ 5 腰椎间隙为宜（图 13-1），以免损伤脊髓。

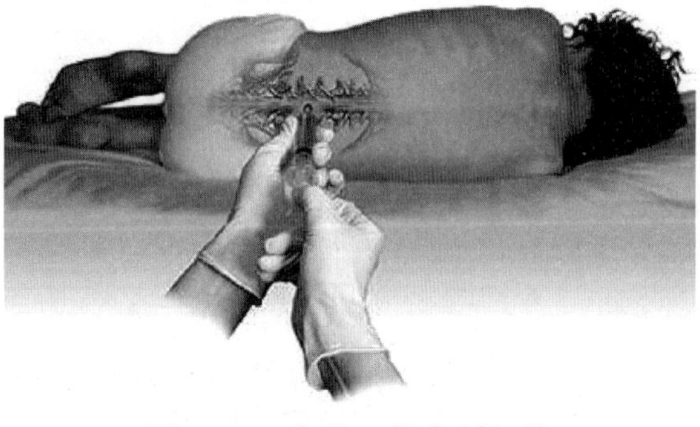

图 13-1　小儿腰椎穿刺部位

考点　4 岁以内小儿腰椎穿刺的部位

二、脑 脊 液

新生儿脑脊液量较少，一般约为 50ml，压力低，以后随着年龄的增长，量逐渐增多，压力逐渐升高。正常小儿脑脊液外观透明，压力 0.69 ～ 1.96kPa，细胞数不超过 10×10^6/L（新生儿可达 34×10^6/L），氯化物 117 ～ 127mmol/L，蛋白质 0.2 ～ 0.4g/L，糖 2.8 ～ 4.5mmol/L。

三、神经反射

1. 终身存在的反射　指浅反射和腱反射。其中结膜反射、角膜反射、瞳孔对光反射、吞咽反射等出生时已存在，终身不消失；腹壁反射要到 1 岁后才比较容易引出，提睾反射出生 4 ～ 6 个月后才明显；新生儿期已可引出肱二头肌、膝和踝反射。

2. 暂时性反射　出生后最初数月婴儿存在许多暂时性反射，如觅食反射、吸吮反射、握持反射、拥抱反射、颈肢反射、踏步反射等，一般于出生后 3 ～ 6 个月消失。当它们在应出现的时间内不出现，或该消失的时间不消失，或两侧持续不对称都提示神经系统异常。

3. 病理反射　有些反射如巴宾斯基征，18 个月以下婴儿可引出双侧阳性，若单侧出现或 18 个月以后出现为病理状态。

4. 脑膜刺激征　小儿重点检查颈强直、克尼格征、布鲁津斯基征等。因小婴儿屈肌张力紧张，故而生后 3 ～ 4 个月表现为阳性，多无病理意义。在婴儿期颅骨骨缝和颅囟尚未闭合，使得脑膜刺激征表现可能不明显或者出现较迟。

考点 神经反射的类别

第 2 节　化脓性脑膜炎

案例 13-1

患儿，男性，13 个月，因发热 3 天、抽搐 1 次入院。体检：体温 39.5℃，脉搏 116 次 / 分，呼吸 38 次 / 分，烦躁不安，前囟饱满，颈强直（+），脑脊液检查：外观浑浊，细胞数和蛋白质增高，糖和氯化物低于正常。医生诊断为化脓性脑膜炎。

问题：1. 该患儿的主要护理诊断是什么？

2. 应为该患儿实施哪些护理措施？

3. 该患儿出院后应进行健康指导的内容是什么？

一、概　　述

化脓性脑膜炎是一种由各种化脓性细菌感染引起的脑膜炎症，可以出现在任何季节，但以冬季多见。临床上典型者以发热、意识障碍、惊厥、颅内压增高、脑膜刺激征和脑脊液脓性改变为特征。婴幼儿时期多见，若治疗及时，处理得当，预后较好，否则可危及生命或留有不同程度的神经系统后遗症。

（一）病因

多种化脓性细菌皆可引起本病，其致病原因与季节、年龄、地区、机体免疫能力、头颅外伤以及是否有先天性的神经或皮肤缺陷有关，其中致病菌的类型与患儿年龄有密切关系。新生儿及出生 3 个月以内的婴儿，常见致病菌为大肠埃希菌、B 族溶血性链球菌、肺炎链球菌；3 个月至 3 岁小儿多由肺炎链球菌、流感嗜血杆菌和脑膜炎球菌等引起；年长儿以脑膜炎球菌、肺炎链球菌、流感嗜血杆菌和金黄色葡萄球菌引起多见。

考点 不同年龄化脓性脑膜炎的病原体

（二）发病机制

化脓性细菌可通过多种途径侵入脑膜，一般以血行感染最常见，大多是从上呼吸道侵入血流，也可由皮肤、胃肠道黏膜或新生儿脐部侵入。当致病菌进入血液循环后，易透过血－脑屏障进入脑膜；少数化脓性脑膜炎患儿可因有中耳炎、乳突炎、鼻窦炎、脑脊膜膨出或颅脑外伤时，被致病菌直接蔓延到脑膜导致。

二、护理评估

（一）健康史

评估患儿的年龄、营养状况和生长发育情况。评估患儿生命体征，了解患儿发病前有无呼吸道、胃肠道或皮肤（新生儿脐部）感染史。注意患儿面色、精神状态、颅囟是否隆起或紧张，有无脑膜刺激征等。

（二）身体状况

化脓性脑膜炎的临床表现与年龄有关，年龄越小，其临床表现越不典型。

1. 典型表现

（1）感染中毒及脑功能障碍症状：体温升高，食欲下降，意识改变进行性加重，患儿烦躁不安或精神萎靡。随着病情发展，严重者可出现嗜睡、昏睡、昏迷甚至深昏迷。脑膜炎球菌感染者容易出现瘀点、瘀斑和休克。

（2）脑膜刺激征：患儿有颈强直、克尼格征和布鲁津斯基征阳性，其中以颈强直最常见。

（3）颅内压增高：患儿出现剧烈头痛、喷射性呕吐，婴儿有颅囟饱满与头围增大、张力增高等表现。严重者出现昏迷，合并发生脑疝时，则出现呼吸不规则、瞳孔不等大、对光反射迟钝等。

2. 非典型表现　新生儿以及 3 个月以下的小婴儿化脓性脑膜炎的临床特征常不典型，临床表现多以全身中毒症状为主。

（1）体温可高可低，甚至可以不发热。

（2）惊厥发作不典型，可仅见面部或肢体抽动等，如两眼凝视、面肌抽动、眼皮跳动、口部吸吮或咀嚼动作、屏气、呼吸不规则、肢体强直等。

（3）患儿颅缝及囟门尚未闭合，因此对颅内高压有一定的缓冲作用，使得颅内压增高征和脑膜刺激征不明显。患儿可表现为面色青灰、吸吮力差、拒食、吐奶、尖叫、凝视、颅缝分离等。

3. 并发症　患儿在病程中较常见的并发症有硬脑膜下积液、脑积水（图 13-2）、脑性低钠血症、脑室管膜炎等，其他如脑神经受损或脑实质病变，可产生失明、耳聋、眼球运动障碍、面瘫（图 13-3）、癫痫、肢体瘫痪及智力发育障碍等。

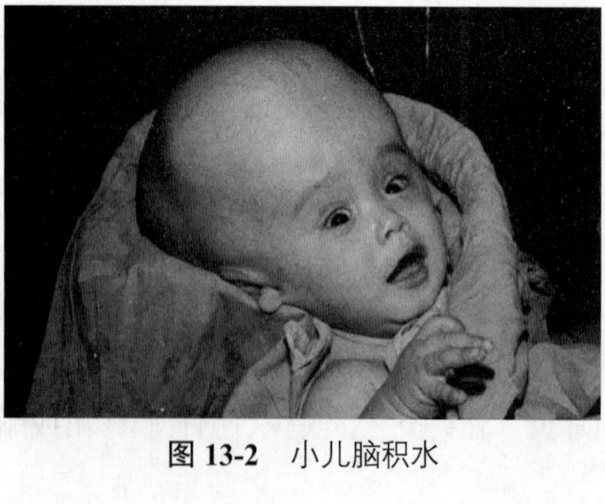

图 13-2　小儿脑积水

考点 化脓性脑膜炎常见的并发症

（三）心理 – 社会状况

由于本病为颅内感染性疾病，患儿家长担心颅内疾病严重且会危及生命或留有后遗症，从而产生焦虑不安、沮丧、自责等心理变化。注意评估家长对疾病的认知程度。各年龄期的患儿都会因疾病及医院的刺激而产生焦虑和恐惧；尤其是意识清楚的年长儿，在得知自己脑内发生疾病时，焦虑会更加突出，对医护人员的言行和态度会更加敏感，因此他们需要更多的心理支持。

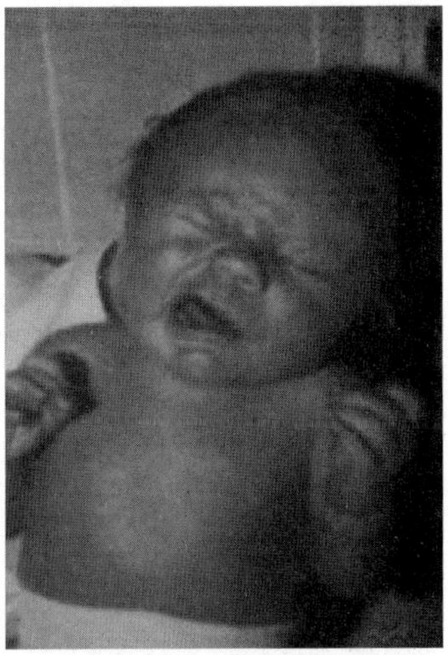

图 13-3　小儿面瘫

（四）辅助检查

1. 血常规　外周血白细胞明显增多，可达（20 ～ 40）×10^9/L 以上，以中性粒细胞为主，但在严重感染时，白细胞也可能会降低。

2. 脑脊液检查　此项检查是本病确诊的重要依据。脑脊液表现为压力增高，外观浑浊，白细胞显著增多，在 1000×10^6/L 以上，分类以中性粒细胞为主，蛋白质增多，糖含量明显降低。脑脊液常规涂片查找细菌，或者细菌培养可进一步明确病因。不同病原体感染所导致的脑膜炎脑脊液鉴别见表 13-1。

表 13-1　不同病原体感染所导致的脑膜炎脑脊液鉴别

类型	外观	压力（kPa）	白细胞（×10^6/L）	糖（mmol/L）	氯化物（mmol/L）	蛋白（g/L）	其他
正常	清亮透明	0.69 ～ 1.96	0 ～ 10	2.8 ～ 4.5	117 ～ 127	0.2 ～ 0.4	—
化脓性脑膜炎	米汤样浑浊	不同程度增高	数百至数千，多核细胞为主	明显降低	多数降低	明显增高	涂片或培养可发现致病菌
病毒性脑膜炎	清亮	正常或轻度增高	正常至数百，淋巴细胞为主	正常	正常	正常或轻度增高	特异性抗体阳性，病毒分离可阳性
结核性脑膜炎	微浊，毛玻璃样	增高	数十至数百，淋巴细胞为主	降低	降低	增高	涂片或培养可发现抗酸杆菌

3. 病原学检查　病程早期可通过血培养来帮助确定病原菌。

4. 头颅 CT　有助于并发症的诊断与监测。

考点　化脓性脑膜炎脑脊液的表现

三、治疗要点

1. 抗生素治疗　应选择容易透过血 – 脑屏障，在脑脊液中达到有效浓度的、敏感的杀菌药。选择毒性低的抗生素，早期、联合、足量、足疗程、静脉给药，争取 24 小时内杀灭脑脊液中的致病菌。病原菌尚未明确时，主张选用第三代头孢菌素，如头孢曲松或头孢噻肟。病原菌明确后，可根据药物敏感试验结果选用抗生素（表 13-2）。

表 13-2　化脓性脑膜炎治疗的抗生素选择

细菌类型	药敏结果	标准治疗
肺炎链球菌	青霉素敏感	青霉素或阿莫西林
	青霉素耐药	
	三代头孢菌素敏感	头孢曲松或头孢噻肟

续表

细菌类型	药敏结果	标准治疗
肺炎链球菌	头孢菌素不敏感	万古霉素＋头孢曲松和（或）头孢噻肟或利福平＋头孢曲松和（或）头孢噻肟或万古霉素＋头孢曲松和（或）头孢噻肟＋利福平
脑膜炎球菌	青霉素敏感	青霉素或阿莫西林
	青霉素耐药	头孢曲松或头孢噻肟
流感嗜血杆菌	*β*- 内酰胺酶阴性	阿莫西林或氨苄西林
	β- 内酰胺酶阴性且氨苄西林耐药	头孢曲松或头孢噻肟＋美罗培南
	β- 内酰胺酶阳性	头孢曲松或头孢噻肟
金黄色葡萄球菌	甲氧西林敏感	氟氯西林或萘夫西林或苯唑西林
	甲氧西林耐药	万古霉素
	万古霉素耐药	利奈唑胺
大肠埃希菌	三代头孢菌素敏感	头孢曲松或头孢噻肟
	头孢菌素不敏感	美罗培南

用药疗程：流感嗜血杆菌脑膜炎和肺炎链球菌脑膜炎应静脉滴注抗生素 10 ～ 14 天，脑膜炎球菌导致的脑膜炎静脉用药疗程一般为 7 天，革兰氏阴性杆菌和金黄色葡萄球菌用药疗程应在 21 天以上。若有并发症，给药时间应适当延长。

2. 并发症治疗　硬脑膜下积液量少时，无须特殊处理；若积液量多并导致颅内压增高时，可采取硬膜下穿刺放出积液，每次每侧不大于 15ml。脑积水主要进行手术治疗，可采取包括正中孔粘连松解、导水管扩张和脑脊液分流术。脑室管膜炎可采用侧脑室穿刺引流缓解症状，同时应选择适宜的抗生素进行脑室注入。

3. 肾上腺糖皮质激素的应用　通常选择地塞米松，连用 2 ～ 3 天，可使脑水肿和颅内压增高症状得以缓解。

4. 对症治疗及支持疗法　监测生命体征和神志变化，密切注意患儿意识、瞳孔和呼吸的改变。及时处理颅内压增高、高热、惊厥等情况，积极防治并发症，保证能量供应，维持水、电解质及酸碱平衡。

考点 化脓性脑膜炎抗生素使用的疗程

四、主要护理诊断 / 问题

1. 体温过高　与颅内细菌感染有关。
2. 潜在并发症：颅内压增高症、硬脑膜下积液。
3. 营养失调：低于机体需要量　与摄入不足、机体消耗过多有关。
4. 有受伤的危险　与抽搐有关。
5. 有窒息的危险　与呕吐及昏迷有关。
6. 焦虑（家长）　与病情重、预后不良有关。

五、护理措施

（一）注意休息、减轻疼痛

1. 注意休息　患儿住院期间，应尽量保持病室安静，避免声、光等刺激，提供舒适环境，保持室内空气新鲜，可根据患儿的年龄和体温情况调节室内环境的温湿度。患儿绝对卧床休息，非必要的情况下，尽量避免搬动。

2. 减轻疼痛　采取舒适体位，置患儿于头肩抬高 15°～30° 体位，并侧卧位休息，有利于静脉回流，避免颅内压进一步升高，还可以预防脑疝的发生。治疗及各种护理操作尽量集中进行，以减少对患儿的刺激。

考点 化脓性脑膜炎防止颅内压升高的护理措施

（二）维持正常体温

患儿需卧床休息，注意监测体温，每 4 小时测体温一次，观察热型及伴随症状，并记录。高热患儿及时给予物理降温，如头部置冰袋、温水擦浴等，必要时遵医嘱给予药物降温，减少大脑耗氧量，防止发生高热惊厥。鼓励患儿多饮水，必要时采取静脉补液的方式。出汗后一定要及时更换衣被，注意保暖。

（三）用药护理

遵医嘱用药，给予抗生素、利尿剂、脱水剂、糖皮质激素等。应用 20% 甘露醇降低颅内压，用药前先检查药液，若有结晶不可使用，需加温待结晶消失后使用，或重新更换无结晶药物给患儿输注。静脉推注时注意不能漏到血管外面，以免引起局部刺激和水肿。注意随时观察静脉输液处，以免药液外渗，引起组织坏死。另外静脉输液速度不宜太快，否则容易加重脑水肿。保护好静脉通路，保证电解质及液体的输入，详细记录 24 小时出入量。

（四）病情观察

密切观察患儿病情变化，及时监测患儿生命体征、神志、瞳孔、面色及囟门等情况的改变。若患儿出现躁动不安、意识障碍、剧烈头痛、频繁呕吐、前囟紧张或隆起、肌张力增高等表现，则提示有颅内压升高。若患儿出现呼吸不规则、瞳孔双侧不等大或忽大忽小、对光反射迟钝或消失、血压升高等，应警惕脑疝及中枢性呼吸衰竭的存在。若在治疗中患儿出现高热不退、颅缝分离、前囟隆起、反复有惊厥发生、频繁呕吐等，则提示有硬脑膜下积液的可能。护士应经常巡视，仔细观察，详细记录，如有并发症发生，则可以尽早发现，及时通知医生，配合医生抢救，以便患儿能得到快速有效的治疗。

（五）防止外伤及日常护理

病房保持安静，减少刺激，注意患儿安全；烦躁不安或惊厥发作时，将患儿头偏向一侧，做好口腔保护防止舌咬伤，拉好床档，移开床上一切硬物，专人照看，防止受伤或坠床，必要时遵医嘱给予镇静剂。及时清除呕吐物，保持呼吸道通畅，防止反流或误吸引发患儿窒息。做好口腔护理，呕吐后帮助患儿漱口，保持口腔清洁。协助患儿日常生活护理，如进食、洗漱、大小便及个人卫生等。做好皮肤护理，及时清除大小便，保持皮肤清洁干燥，尤其是臀部皮肤，可以适当使用气垫等措施来缓解，昏迷患儿卧床时更需注意防止发生压力性损伤（压疮）。

（六）保证营养供给

根据每个患儿的机体营养需求，制订饮食计划，保证足够的热量摄入，并给予高维生素、高蛋白、清淡且易消化的流质或半流质食物，少吃多餐，注意营养搭配，以减轻胃的饱胀感，防止呕吐的发生。频繁呕吐不能进食的患儿或意识障碍者，应注意观察呕吐情况，相应给予鼻饲或补充静脉营养，以保证能量摄入，维持水、电解质平衡。

（七）心理护理

介绍病情、治疗及护理的目的和方法，观察患儿的情绪反应，与家长积极沟通，介绍疗效进展。在进行护理操作时，技术要熟练，尽量减少患儿对治疗的恐惧感，减轻患儿的痛苦。多关心、爱护和安慰患儿，使其树立战胜疾病的信心。在进行特殊治疗的过程中，要向家长解释治疗的目的和方法，以及这些措施对于疾病治疗的重要性，消除焦虑和恐惧心理，积极争取家长和患儿的大力配合。

六、健康教育

1. 根据接受程度，向患儿及家长介绍本病的基本情况，简单讲解治疗及护理的方法，耐心解答，积极沟通，减少家长及患儿的恐惧、紧张、焦虑情绪，并取得配合。

2. 做好宣教工作，加强卫生预防知识的宣传，主要是减少呼吸道和消化道感染，预防化脓性脑膜炎。

3. 对恢复期或有神经后遗症的患儿，要采取功能锻炼的办法，指导家长根据患儿的自身情况，制订相应的训练计划，给予正确有效的护理手段，促使其功能恢复，以减轻或减少后遗症的发生。

4. 鼓励患儿积极锻炼身体，提高免疫力，预防各种途径的感染，尤其是呼吸道和消化道的感染，从根本上遏止疾病的发生。

第3节　病毒性脑炎

案例 13-2

患儿，女性，9个月。因“抽搐2次伴意识丧失”入院。体温39.5℃，嗜睡状，呕吐1次，抽搐时双眼凝视，四肢抽动。脑脊液检查：压力升高，外观清亮，白细胞数200×10^6/L，以淋巴细胞为主，糖和氯化物正常，蛋白质轻度增高。1周前曾患上呼吸道感染。诊断为病毒性脑炎。

问题： 1. 该患儿主要护理诊断是什么？

2. 应采取哪些措施护理该患儿？

3. 健康指导的内容是什么？

一、概　　述

病毒性脑炎是中枢神经系统的急性炎症，它是一组由各种病毒引起的以精神和意识障碍为突出表现的颅内感染性疾病。病情轻重不等，大多数患儿呈自限性病程，轻者可自行缓解，危重症患儿急进性加重，可留有不同程度的后遗症，甚至死亡。若炎症过程主要在脑膜，临床重点表现为病毒性脑膜炎；若主要累及大脑实质，则表现为病毒性脑炎；若脑膜和脑实质同时受累，则称为病毒性脑膜脑炎。

（一）病因

多种病毒可引起脑炎，其中 80% 为肠道病毒（如柯萨奇病毒、埃可病毒）引起，其次为腮腺炎病毒、单纯疱疹病毒、虫媒病毒（如乙型脑炎病毒）等。

（二）发病机制

病毒自胃肠道、呼吸道或者经昆虫叮咬侵入人体，在淋巴系统内开始繁殖，繁殖后通过血液循环感染各个脏器；在入侵中枢神经系统前，即可有发热等全身中毒症状。病毒也可以在侵入人体后迅速增殖，对中枢神经系统造成直接损伤，也可以是“感染后”的“过敏性”脑炎改变，进一步导致神经脱髓鞘病变、血管和血管周围的脑组织损伤等。

二、护理评估

（一）健康史

了解患儿发病前数日或 1 ～ 3 周是否有呼吸道、胃肠道感染史，是否有动物接触史，是否有被蚊虫叮咬情况。详细了解患儿预防接种史。评估患儿的生活环境是否有本病流行的情况。评估患儿的年龄、营养状况和生长发育史。

（二）身体状况

多数患儿呈急性起病，病情轻重有很大的差异，主要与病变的范围、部位和程度有关。即使感染同一种病毒，临床表现也可以不同。

1. 一般表现　患儿前驱期多伴有上呼吸道感染或胃肠道症状，有不同程度的发热表现，有头痛、腹痛、腹泻、恶心、呕吐、肌痛、精神萎靡、轻度鼻咽痛等。

2. 神经系统表现

（1）患儿主要表现为反复的惊厥发作，常出现全身或局灶性抽搐，严重者可呈惊厥持续状态。

（2）一般轻型患儿可有表情淡漠、嗜睡，重者神志不清、昏睡、昏迷、深昏迷。可伴有精神障碍症状和一些异常动作。

（3）颅内压增高主要表现为头痛、呕吐、血压升高、心动过缓、婴儿前囟饱满等，严重者可出现呼吸不规则，引发脑疝甚至危及生命。

（4）由于中枢神经系统受损部位不同，故会出现不同的局限性神经系统体征，如单瘫、偏瘫、双侧瘫痪、截瘫、脑神经受损、多发性神经根炎、小脑共济失调、不自主动作等。

3. 其他表现　单纯疱疹病毒感染时可伴有口唇或角膜疱疹，腮腺炎病毒感染时常伴有腮腺肿大，肠道病毒感染时可伴有心肌炎和各种不同类型的皮疹。

本病病程大多为 2 ～ 3 周，患儿一般预后良好，多数患儿可完全恢复。重症患儿易在急性期死亡，重症病程也可持续数周或数月，并留有不同程度后遗症，如智能发育迟缓、失语、癫痫、失明、听力障碍、肢体瘫痪等。

（三）心理 – 社会状况

评估患儿及家长对本病相关知识的了解程度，对疾病转归的认知能力以及家长对护理知识的掌握程度。评估患儿及家长是否有焦虑或恐惧的心理及达到的程度，以及出现负面情绪的应对方式。

（四）辅助检查

1. 脑脊液检查　压力正常或增高，外观清亮。白细胞计数正常或轻度增多（多在 300×10^6/L 以下），以淋巴细胞为主，病初可以中性粒细胞为主，蛋白正常或轻度升高，糖和氯化物无明显变化。脑脊液直接涂片无细菌发现。

2. 病毒学检查　血清学检查双份血清特异性抗体滴度呈 4 倍增高有诊断价值。部分患儿取脑脊液及脑组织进行病毒分离和特异性抗体检测均为阳性。

3. 脑电图　患病早期以弥漫性或局限性异常慢波背景活动为特征，少数伴有棘波、棘－慢综合波。慢波背景活动可提示有脑功能异常。

4. 其他检查　CT、MRI 扫描可协助诊断。

考点 本病脑脊液的表现

三、治疗要点

本病无特异性治疗方法，由于本病病程有其自限性，以对症与支持治疗为主，这也是降低致残率和病死率的关键，可以有效地保证病情顺利恢复。

1. 对症治疗　高热患儿可采取物理降温或药物降温；积极控制惊厥，保持镇静，必要时可予以地西泮、苯巴比妥等止惊药物；减轻脑水肿，降低颅内压，可使用脱水剂，并严格控制液体入量，改善脑循环。为促进脑功能恢复，可输入营养脑细胞的药物。

2. 抗病毒治疗　疱疹病毒性感染可使用阿昔洛韦，其他病毒感染可选用干扰素、利巴韦林及静脉注射免疫球蛋白等。患儿若合并细菌感染可酌情使用抗生素。

四、主要护理诊断 / 问题

1. 体温过高　与病毒血症有关。
2. 潜在并发症：颅内压增高。
3. 营养失调：低于机体需要量　与摄入不足、机体消耗过多有关。
4. 躯体移动障碍　与昏迷、瘫痪有关。
5. 恐惧　与疾病本身以及各种治疗护理所带来的躯体痛苦有关。

五、护理措施

（一）发热护理

监测患儿体温，观察热型以及伴随症状。高热时采取物理降温或遵医嘱给予药物降温，降温处理后复测体温，以便观察降温效果。出汗后及时更换衣被，鼓励患儿多饮水，保证足够的液体摄入。

（二）积极促进功能恢复

1. 促进脑功能恢复　保持病房安静，护理操作集中进行，减少不必要的刺激，为患儿提供保护性看护和日常生活护理。保持镇静，减少烦躁和哭闹，减轻脑缺氧，控制惊厥。遵医嘱使用能量合剂和恢复脑细胞的药物，促进脑功能恢复。必要时给予氧气吸入。

2. 促进肢体功能恢复

（1）卧床期间协助患儿洗漱、进食等，做好生活护理。注意保护眼角膜，做好口腔护理。

协助患儿翻身，做好皮肤护理，防止压力性损伤出现。

（2）使瘫痪肢体处于功能位，避免出现关节变形、挛缩、足下垂等。病情稳定以后，要尽早督促患儿进行肢体的主动和被动功能锻炼。训练过程中要注意循序渐进，加强防护措施，防止患儿受伤。每次改变训练方式时，要给予指导、帮助以及正面鼓励。

（3）对于昏迷中的患儿，应注意保持呼吸道通畅，防止出现窒息。若有痰液或呕吐物堵塞，立即使用吸引器吸出呼吸道异物或气管插管吸痰，必要时做气管切开或使用人工呼吸机。昏迷患儿取平卧位，一侧背部稍垫高，使头偏向一侧，便于分泌物排出。定时翻身及按摩皮肤，轻柔拍背，促进排痰，防止压力性损伤的同时还可以减少坠积性肺炎的发生。

（三）保证营养供给

保证足够的热量摄入，维持水、电解质平衡。日常饮食应给予患儿营养搭配合理的易消化食物，防止便秘的发生。喂养时需有耐心，防止呛咳。对吞咽困难或者昏迷的患儿，可以尽早给予鼻饲或静脉营养，以保证热量供应。

（四）病情观察

监测患儿生命体征的变化，尤其是血压、呼吸频率和节律。观察患儿的神志情况、精神状态、瞳孔大小和对光反应，尽早发现脑水肿、脑疝、呼吸衰竭等并发症的先兆，及时报告医生，并配合医生抢救。

（五）心理护理

向患儿介绍环境，态度和蔼，以减少其情绪中的不安与焦虑；对患儿关心体贴，耐心沟通，加强心理支持，增强患儿自我照顾能力和战胜疾病的信心。积极与家长沟通，取得他们的信任并得到其良好配合。

考点 促进肢体功能恢复的护理措施

六、健康教育

1. 向患儿及家长介绍与疾病相关的基本知识、治疗方法、护理手段以及疾病预后，提高他们对疾病的认知，减少恐惧与焦虑，提供心理支持，帮助患儿建立战胜疾病的信心。

2. 向家长提供保护性看护和日常生活护理的相关知识。指导家长合理用药，鼓励家长协助患儿做好长期的智力训练和肢体功能锻炼。出院患儿应定期随访。

3. 注意个人卫生，饭前、便后、打喷嚏和咳嗽之后，都要用肥皂洗手。避免蚊虫叮咬。

第4节　小儿惊厥

案例 13-3

患儿，1岁半，发热、流涕、咳嗽1天，因“上呼吸道感染”到门诊治疗。就诊后10分钟患儿突然全身抽搐，双手紧握拳头，两眼上翻，持续约2分钟，发作后如常。1岁时曾因发热也发作抽搐1次，情况与本次相似。体格检查：体温39.5℃，神志清楚，一般情况良好，咽部充血，心肺无异常表现，神经系统检查未见异常。

问题：1. 该患儿抽搐最有可能的原因是什么？
2. 应给予患儿哪些护理措施？
3. 健康指导的内容是什么？

一、概　　述

惊厥是指全身或局部骨骼肌群突然发生不自主强直性或阵挛性收缩，主要由神经细胞异常放电引起，常伴有意识障碍，是一种神经系统功能暂时紊乱的状态。惊厥是儿科常见急症。年龄越小越明显，以婴幼儿最多见。

（一）病因

1. 感染性疾病

（1）颅内感染：各种病原体（如细菌、病毒、真菌、寄生虫、原虫等）引起的脑脓肿、脑炎、脑膜炎等。

（2）颅外感染：各种感染造成的高热惊厥、其他部位感染（如败血症、重症肺炎、细菌性痢疾等）导致的中毒性脑病、破伤风等。

2. 非感染性疾病

（1）颅内疾病：颅内损伤与出血（如产伤、颅脑外伤引起的出血等）、颅内占位性病变（如囊肿、肿瘤、血肿等）、先天脑发育异常（如小头畸形、脑积水、脑血管畸形等）、各种癫痫等。

（2）颅外疾病：各种急性中毒（如药物中毒、一氧化碳中毒等）、缺氧缺血性脑病、溺水、窒息、各类内分泌代谢紊乱性疾病（如水电解质紊乱、苯丙酮尿症、半乳糖血症等）、肾源性疾病、肝脏衰竭等。

（二）发病机制

小儿易发生惊厥主要是由于大脑皮质功能尚未发育完善，神经元树突发育不全，髓鞘也未完全形成，使得绝缘和保护作用差。即使比较弱的刺激也可以在大脑皮质产生强烈的兴奋灶，导致神经细胞大量异常反复放电，并迅速泛化，使神经元功能紊乱，最终导致惊厥的发生。

二、护理评估

（一）健康史

注意询问患儿的出生史，比如是否有窒息、产伤引发的缺氧缺血性脑病或颅内出血。评估患儿喂养史，新生儿喂养不当易发生低血糖，婴儿维生素D缺乏可引起低血钙，这些均可引发惊厥。评估患儿有无上呼吸道感染史或其他部位感染史，感染是小儿惊厥常见原因。评估患儿其他病史，如中毒史、心肾疾病史、颅脑损伤或畸形、既往发作史等。

（二）身体状况

1. 惊厥　发作前可有先兆，但多数患儿为突然发生全身或局部肌群的强直性或阵挛性抽搐，面色苍白或发绀，头向后仰，双眼凝视、斜视或上翻，牙关紧闭，口吐白沫，伴有不同程度的意识障碍。发作过程可持续数秒至数分钟不等，重者可持续数十分钟或反复发作。发作后因疲劳大多昏睡，醒后如常。

新生儿和幼小婴儿惊厥发作的表现常不典型，呈轻微发作状态。大多是局限性抽搐，可表现为瞪眼、凝视、斜视、反复眨眼或震颤；还会出现一侧眼轮匝肌、面肌或口轮匝肌抽动，以及单侧肢体抽动等不显性发作。

2. 惊厥持续状态　若 1 次惊厥发作持续 30 分钟以上或 2 次发作间歇期意识不能恢复，这种表现被称为惊厥持续状态，此为惊厥的危重型。一般严重感染引发的脑炎、脑膜炎、中毒性脑病、颅内出血、癫痫大发作等，皆可引发缺氧性脑损伤、脑水肿，甚至死亡。

3. 热性惊厥　是婴幼儿最常见的类型，多由急性上呼吸道感染或其他感染性疾病早期体温骤然升高所致。大多发生于 6 个月～3 岁，持续数秒至数分钟，发作后短暂嗜睡，无神经系统阳性体征。发作后患儿除原发疾病表现外，一切恢复如常。

（三）心理 – 社会状况

评估患儿及家长对本病的认知程度。惊厥患儿的心理变化多发生在发作后。年幼患儿不明显，年长儿如癫痫患儿容易产生自卑与恐惧心理，担心再次发作。患儿家长因知识缺乏，恐惧情绪比较明显，面对发作的患儿易惊慌和不知所措，很可能采取错误的处理方式。同时担心疾病严重，影响大脑的发育，从而产生焦虑情绪。

考点 小儿惊厥最常见的类型

（四）辅助检查

根据病情需要进行血、尿、粪常规检查，做血糖、血钠、血钙、血尿素氮测定等血生化检查。必要时进行脑脊液、脑电图、颅脑 B 超、颅脑 CT、磁共振成像等检查。辅助检查对病因诊断、判断病情轻重及了解病情的动态发展有重要作用。

三、治疗要点

1. 控制惊厥　迅速控制惊厥是惊厥发作时的首要措施，常用的止惊药物有地西泮（安定）、苯巴比妥、10% 水合氯醛、苯妥英钠等。地西泮是控制惊厥的首选药物，缓慢静脉注射，但不可过量，否则可引起呼吸抑制和血压下降。苯巴比妥肌内注射吸收较慢，不是急救的一线用药，可选用静脉制剂。上述治疗无效时，可选用 10% 水合氯醛稀释后灌肠。苯妥英钠用于惊厥持续状态。

2. 对症治疗　降低体温，维持水、电解质平衡，降低颅内压，防治脑水肿等。

3. 祛除病因　对因治疗是控制惊厥的根本措施，根据患儿不同的病因，采取相应的治疗措施。

考点 控制惊厥的常用药物

四、主要护理诊断 / 问题

1. 有窒息的危险　与惊厥发作、喉痉挛、呼吸道分泌物增多或呕吐、误吸有关。

2. 有受伤的危险　与抽搐、意识丧失有关。

3. 体温过高　与感染或惊厥持续状态有关。

4. 潜在并发症：颅内高压症。

5. 焦虑　与家长缺乏疾病的相关知识有关。

五、护理措施

（一）迅速控制惊厥

惊厥发作时应就地抢救，勿强行移动患儿。遵医嘱应用抗惊厥药物，并观察用药的效果。保持安静，避免声、光等一切不必要的刺激，护理操作集中进行。

（二）保持呼吸道通畅

首先就地抢救，立即将患儿去枕仰卧，松解衣扣，头偏向一侧，及时清除患儿口腔、鼻腔、咽部的分泌物和呕吐物；备好吸痰器等急救物品和药品，必要时行负压吸引或气管切开。

（三）防止外伤

保持病房安静，要有专人看护，拉上床档，防止患儿坠床。在床栏杆处应放置棉垫，防止患儿抽搐时碰撞，同时注意移开床上的一切硬物，以免造成患儿损伤。若患儿发作时倒地，应就地平卧，移开周围可能伤害患儿的物品；切勿用力摇晃、强行牵拉或按压患儿肢体，切勿用约束带捆绑四肢，以免造成骨折或脱臼。已出牙的患儿在上下牙齿之间垫上牙垫，或使用缠有纱布的压舌板，防止舌咬伤。为防止皮肤摩擦受损，需在患儿的手中或腋下垫上纱布。

（四）病情观察

密切观察患儿的生命体征，尤其是呼吸和血压。密切注意患儿的瞳孔大小、对光反应和意识变化等情况。注意惊厥发作的类型，并记录其相关情况。若发现异常，如颅内压增高、脑水肿、呼吸不规则、瞳孔不等大、血压升高等，立即报告医生，并配合抢救。高热时给予物理降温或药物降温，并观察降温效果，必要时给予氧气吸入。

（五）心理护理

帮助患儿和家长进行心理调适，给他们以安全感和信任感。要关心、体贴、鼓励患儿，消除患儿内心的紧张和恐惧。积极与家长沟通，主动倾听并耐心解答家长疑问，介绍患儿的病情和预后，缓解家长的焦虑情绪，使其更好地与医护人员配合。

考点 控制惊厥的护理措施

六、健康教育

1. 选择适当的方式向患儿及家长耐心讲解引起惊厥的病因、患儿的病情以及预后估计。给予家长和患儿有力的心理支持，树立信心，消除恐惧和焦虑情绪。教会家长在惊厥发作时应如何急救。指导家长掌握预防惊厥的措施，以及惊厥发作时的正确处理方法。惊厥缓解后应及时就医，查明病因。

2. 对于高热惊厥的患儿应向家长解释，今后有发热后复发的可能，并向家长阐明及时控制体温是预防惊厥的关键措施，教会家长简单有效的物理降温和药物降温方法。指导家长惊厥发作时的正确处理手段。

3. 患儿应加强营养，合理作息，适当锻炼身体，增强体质，提高自身免疫力。

自 测 题

A_1/A_2 型题

1. 出生时存在，以后不消失的反射是
   A. 腹壁反射　B. 角膜反射
   C. 颈肢反射　D. 握持反射
   E. 觅食反射
2. 新生儿出生时存在，以后消失的反射是
   A. 角膜反射　B. 拥抱反射
   C. 结膜反射　D. 瞳孔反射
   E. 吞咽反射
3. 患儿，2 岁，化脓性脑膜炎，入院后出现意识不清，呼吸不规则，两侧瞳孔不等大，对光反射迟钝。该患儿可能出现的并发症是
   A. 脑疝　B. 脑积水
   C. 脑脓肿　D. 脑室管膜炎
   E. 脑神经损伤
4. 患儿，男性，3 岁，因化脓性脑膜炎入院。脑脊液细菌培养显示为脑膜炎球菌感染，进行抗菌治疗首选的抗生素是
   A. 青霉素　B. 阿奇霉素
   C. 庆大霉素　D. 红霉素
   E. 链霉素
5. 预防化脓性脑膜炎的健康教育应强调
   A. 限制饮水量
   B. 预防细菌引起的上呼吸道感染
   C. 预防性使用抗生素
   D. 监测基础体温
   E. 限制患者户外活动
6. 可出现在化脓性脑膜炎脑脊液检查结果中的是
   A. 外观清亮
   B. 糖含量正常
   C. 淋巴细胞大量增多
   D. 蛋白质明显增多
   E. 氯化物含量正常
7. 患儿，女性，9 岁。患病毒性脑炎入院。入院当天患儿突然出现全身抽搐，喷射性呕吐，口腔及支气管内有大量呕吐物。护士应立即采取的措施是
   A. 给予氧气吸入
   B. 约束四肢，制止抽搐
   C. 吸引器吸出呼吸道分泌物
   D. 应用镇静剂
   E. 开通静脉通道，应用脱水药物
8. 患儿，男性，3 岁。3 天前无明显诱因出现咳嗽、流涕，之后出现发热、呕吐，入院前 2 小时突然出现惊厥，经脑脊液检查，初步诊断为病毒性脑炎，家长非常焦虑。护士在介绍疾病相关知识时，正确的是
   A. 多数患儿会留有后遗症
   B. 病情轻重取决于病变受累部位
   C. 有特异性治疗药物
   D. 病程一般 1 周左右
   E. 惊厥多表现为局部发作

A_3/A_4 型题

（9 ～ 10 题共用题干）

患儿，男性，14 个月，因“发热、流涕 2 天”就诊。查体：体温 39.7℃，脉搏 135 次 / 分；神志清，咽部充血，心肺检查无异常；查体时患儿突然双眼上翻，四肢强直性、阵挛性抽搐。

9. 引起患儿病情变化的原因，最可能是
   A. 癫痫　B. 低血糖症
   C. 高热惊厥　D. 病毒性脑炎
   E. 化脓性脑膜炎
10. 为防止患儿外伤，错误的做法是
   A. 床边设置防护栏
   B. 用约束带束缚四肢
   C. 移开床上一切硬物
   D. 将纱布放在患儿手中
   E. 压舌板裹纱布置于上、下磨牙间

（李庆超）

第 14 章
免疫性疾病患儿的护理

第 1 节　风　湿　热

案例 14-1

患儿，女性，13 岁，现中度发热 2 周，右膝关节和右肘关节红、肿、痛 5 天入院。体格检查：体温 38.8℃，神志清，面色苍白，咽充血，下肢和背部可见环形和半环形红斑，时有耸肩缩颈，心率 128 次 / 分，搏动减弱，双肺无异常，腹软，肝脾肋下未触及，一周前曾患咽峡炎。

问题：1. 结合该病例做出护理诊断。

2. 该患儿应采取的护理措施是什么？

一、概　　述

风湿热是一种具有反复发作倾向的免疫性疾病。临床表现以关节炎和心脏炎症为主，可伴有发热、皮疹、皮下结节、环形红斑和舞蹈病等。发病年龄以 5 ～ 15 岁的儿童和青少年多见。以冬春季节多见，如治疗不彻底可形成慢性风湿性心瓣膜病。

（一）病因

风湿热的发生与 A 组乙型溶血性链球菌感染后的免疫反应有关。

（二）发病机制

A 组乙型溶血性链球菌的荚膜透明质酸、细胞膜的脂蛋白等与人体滑膜、关节、心肌等有交叉抗原，链球菌感染后，机体产生抗链球菌抗体，一方面可清除链球菌起到保护作用，另一方面可与人体组织产生免疫交叉反应导致器官损害，这是风湿热发病的主要机制。链球菌抗原与抗链球菌抗体可结合形成循环免疫复合物，沉积于人体滑膜、关节、心肌、心瓣膜后激活补体，产生炎性病变。

考点 病因

二、护理评估

（一）健康史

询问患儿发病前有无上呼吸道感染、猩红热的表现；有无发热、皮疹、关节疼痛；家庭居住条件及家族成员有无类似疾病。

（二）身体状况

1. 一般表现　发热，热型不规则，有面色苍白、食欲差、多汗、疲倦、腹痛等症状。

2. 主要表现

（1）心脏炎症：40% ～ 50% 的风湿热患儿累及心脏，是本病最严重的表现，也是风湿热唯一的持续性器官损害。以心肌炎、心内膜炎最多见。

1）心肌炎：轻者可无症状，重者伴有不同程度的心力衰竭。安静状态下心率增快，与体温升高不成比例；心音低钝、心律失常、心尖部闻及轻度收缩期吹风样杂音；X 线检查提示心脏扩大（图 14-1）。心电图显示 P-R 间期延长，ST 段下移，T 波低平。

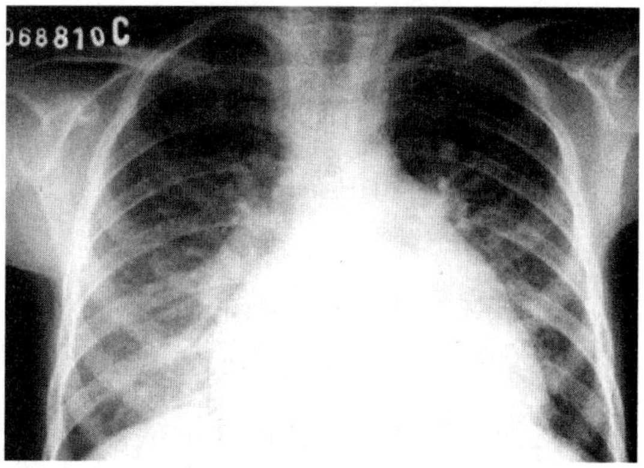

图 14-1　心肌炎提示心脏扩大

2）心内膜炎：主要累及二尖瓣，其次是主动脉瓣。二尖瓣关闭不全在心尖部可闻及吹风样收缩期杂音，向腋下传导。主动脉瓣关闭不全于胸骨左缘第 3 肋间闻及舒张期叹气样杂音。多次复发形成心瓣膜永久性瘢痕，导致风湿性心瓣膜病。

3）心包炎：临床表现为心前区疼痛、心动过速、呼吸困难，有 5% ～ 10% 病例在心底部听到心包摩擦音，积液量多时，心音遥远。

（2）关节炎：年长儿多见，以游走性和多发性为特点，主要累及膝、踝、肩、肘、腕等大关节，局部出现红、肿、热、痛，以疼痛和功能障碍为主。经治疗关节功能可恢复，不留强直或畸形。轻症患儿仅有关节酸痛而无局部红、肿表现。

（3）舞蹈病：女童多见，是一种累及椎体外系的风湿性神经系统疾病，表现为以四肢和面部肌肉为主的轻重程度不等的、不自主、不协调、无目的的快速运动，呈现皱眉、挤眼、努嘴、伸舌等奇异面容和颜面肌肉抽动、耸肩等动作，在兴奋或注意力集中时加剧，入睡后消失。

（4）皮下结节：常见于复发病例，好发于肘、腕、膝、踝等关节伸侧，为粟米到豌豆大小、可活动无压痛的硬结，常在起病数周后才出现，经 2 ～ 4 周自然消失。

（5）环形红斑：多分布于躯干及四肢屈侧，呈环形或半环形边界明显，边缘可轻度隆起，环内肤色正常，多于数小时或 1 ～ 2 天内消失，反复出现，不留痕迹（图 14-2）。

考点 主要表现

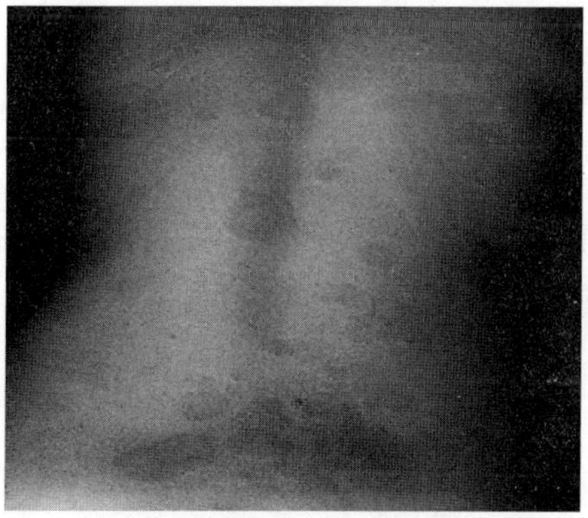
图 14-2　环形红斑

（三）心理 – 社会状况

由于风湿热易反复发作，会产生心脏损害，导致慢性风湿性心脏病，严重影响患儿的生命质量，应注意评估家长有无焦虑、恐惧、内疚等心理；同时评估家长对该病的预后、护理方法、药物的副作用、预防复发等方面的认知程度；评估年长儿有无长期休学引起的担忧和舞蹈病带来的自卑等；评估患儿家庭经济情况。

（四）辅助检查

1. 风湿热活动指标　白细胞计数增高、血沉增快、

C反应蛋白（CRP）阳性和黏蛋白增高为风湿热活动的重要标志。

2. 抗链球菌抗体测定　抗链球菌溶血素O（ASO）的滴度升高，同时测定抗脱氧核糖核酸酶B、抗链激酶和抗透明质酸酶，阳性率可提高。

三、治疗要点

1. 一般治疗　卧床休息，加强营养，补充维生素A、维生素C等。

2. 清除链球菌感染　大剂量青霉素静脉滴注，用药时间不少于2周，青霉素过敏者可改用红霉素。

3. 抗风湿热治疗　有心脏炎症时宜早期使用肾上腺皮质激素，常用泼尼松、地塞米松，口服，重症可静脉滴注地塞米松，症状好转后逐渐减量至停药。总疗程8～12周。在停用激素之前要用阿司匹林治疗量接替，以防激素停药反跳。无心脏炎症患儿可用阿司匹林，口服，至体温恢复正常、关节肿痛消失和风湿热活动指标正常后，剂量减半，总疗程4～8周。

四、常见护理诊断/问题

1. 心排血量减少　与心脏受损有关。

2. 疼痛　与关节炎有关。

3. 体温过高　与感染有关。

4. 潜在并发症：心力衰竭。

5. 焦虑　与担心预后不良有关。

五、护理措施

1. 防止发生严重的心功能损害

（1）观察病情：观察患儿面色、呼吸、心率及心音变化。

（2）限制活动：急性期卧床休息2周，伴心脏炎症时轻者绝对卧床4周，重者6～12周，至急性症状完全消失，伴心力衰竭者卧床休息至少8周，待心功能恢复后再卧床3～4周。红细胞沉降率接近正常时方可下床活动，活动量应据心率、心音、呼吸、有无疲劳而进行调节。

（3）加强饮食管理：给予患儿易消化、营养丰富的饮食，少量多餐。有心力衰竭者限水和盐摄入，保持大便通畅。

（4）药物治疗：遵医嘱给药，注意观察疗效和毒副作用。阿司匹林可引起胃肠道反应、肝功能损害和出血，饭后服用或同服氢氧化铝可减少对胃黏膜的刺激；加用维生素K可防止出血；泼尼松可引起消化性溃疡、肾上腺皮质功能不全、精神症状、血压增高、电解质紊乱、免疫抑制等；心肌炎时对洋地黄敏感且易出现中毒，服药期间应注意有无恶心、呕吐、心律不齐、心动过缓等副作用，并应注意补钾。

2. 减轻关节疼痛　用热水袋热敷局部关节以缓解疼痛。

3. 高热护理　采用降温措施并遵医嘱抗风湿治疗。

4. 心理护理　关爱患儿，帮助患儿及时解除不适感；耐心介绍各项检测、治疗、护理措施的意义，争取患儿配合。有针对性地向家长介绍疾病治疗护理及预后，缓解焦虑；使患儿及家长树立战胜疾病的信心。伴有心脏炎者，耐心介绍严格限制活动的意义，缓解压力。

考点 心功能受损护理和用药护理

六、健康教育

向患儿及家长讲解疾病的有关知识和护理要点，使家长学会病情观察、预防感染和防止复发的各种措施，合理安排患儿的日常生活，防止受凉，改善居住条件，避免寒冷潮湿，避免去公共场所，不参加剧烈的活动以免过度劳累，定期门诊复查。

第 2 节　过敏性紫癜

案例 14-2

患儿，男性，9 岁，4 天前因“双下肢皮疹伴关节肿痛 4 天”而入院。以“西咪替丁、维生素 C、葡萄糖酸钙、甲泼尼龙”治疗，皮疹及关节肿痛好转，3 天后家长要求自动出院，当天晚上患儿双下肢又出现新皮疹，双下肢及踝关节肿痛明显，行走困难，再次就诊，拟以“过敏性紫癜”收住院。病程中患儿无外伤，无发热，有腹痛，无吐泻，有血尿，纳差，大便正常。

问题：如何对过敏性紫癜患儿的皮肤和关节疼痛进行护理？

一、概　述

过敏性紫癜是一种以全身小血管炎症为主要病变的血管炎综合征，为非血小板减少性紫癜，常伴关节肿痛、关节积液、腹痛、便血及蛋白尿、血尿等表现。多发于学龄前期和学龄期儿童，男孩发病率高于女孩。一年四季均有发病，以春秋两季居多。

（一）病因

本病病因尚未明了，一般认为可能的诱发因素有：微生物（细菌、病毒等）感染，药物（抗生素、水杨酸类、异烟肼等）使用，食物过敏（鱼、虾、蛋类、乳类），疫苗接种，花粉过敏，蚊虫叮咬等。

考点 病因

（二）发病机制

机体对致敏因素产生异常免疫应答，形成免疫复合物，沉积于小血管，引起皮肤、胃、肠、关节的广泛毛细血管炎。

二、护理评估

（一）健康史

询问患儿近期有无感染病史，有无疫苗接种史，有无药物食物过敏史。查看皮肤紫癜出现的部位、形态、是否反复发作，有无关节疼痛、呕吐、腹泻、水肿等症状。

（二）身体状况

多急性起病，首发症状以皮肤紫癜为主，部分病例有腹痛、关节炎或肾脏症状首先出现。

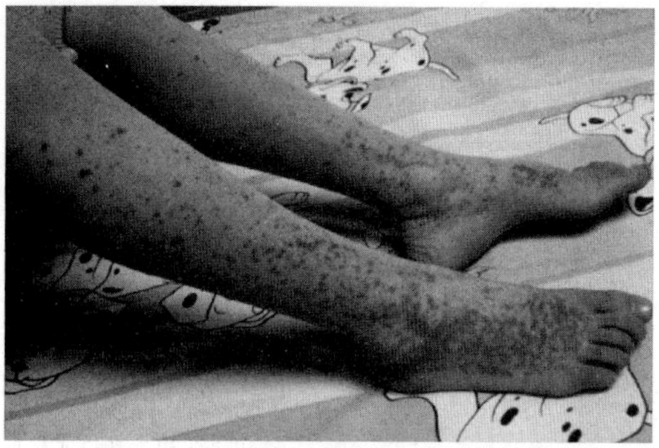
图 14-3　下肢对称性过敏性紫癜

起病前 1 ～ 3 周常有上呼吸道感染史。可伴有低热、纳差、乏力等全身症状。

1. 皮肤症状　病程中反复出现皮肤紫癜为本病特征，多见于下肢及臀部，对称分布，关节伸侧较多，分批出现，面部及躯干较少；初起呈紫红色斑丘疹，高出皮面，继而呈棕褐色而消退（图 14-3），可伴有荨麻疹和血管神经性水肿，重症患儿紫癜可融合成大疱伴出血性坏死。

2. 消化道症状　半数以上患儿出现反复的阵发性腹痛，位于脐周或下腹部，疼痛剧烈，可伴呕吐，但呕血少见，部分患儿有黑便或血便、腹泻或便秘，偶见并发肠套叠、肠梗阻或肠穿孔。

3. 关节症状　约 1/3 的患儿出现膝、踝、肘、腕等大关节肿痛，活动受限，呈单发或多发，关节腔常有积液，关节症状消失较快，亦可持续数月消失，不留后遗症。

4. 肾脏症状　本病是否引起肾脏病变及其程度是决定本病远期预后的关键因素。肾脏症状轻重不一，多数患儿是以单一的血尿和（或）蛋白尿为主，也可伴尿中管型、血压增高及水肿，称为紫癜性肾炎，少数呈肾病综合征表现。虽然有些患儿的血尿、蛋白尿持续数月甚至数年，但大多数都能完全恢复，少数发展为慢性肾炎、死于慢性肾衰竭。

5. 其他症状　偶可发生颅内出血，导致惊厥、瘫痪、昏迷、失语，还可有鼻出血、牙龈出血、咯血、睾丸出血等出血表现。偶尔累及循环系统发生心肌炎和心包炎，累及呼吸系统发生喉头水肿、哮喘、肺出血等。

考点　皮肤护理评估

（三）心理－社会状况

应了解患儿的饮食、家庭经济和环境状况；家长是否能够掌握本病反复发作和并发肾损害的有关知识，是否有心理焦虑等。

（四）辅助检查

1. 血液检查　白细胞正常或增加，中性粒细胞和嗜酸性粒细胞可增高。出血严重时可有贫血。血小板计数正常甚至升高。出血时间、凝血时间及血块退缩试验均正常，部分患儿毛细血管脆性试验阳性。血沉增快。血清 IgA 升高，补体 C3、C4 正常或升高。抗核抗体及类风湿因子阴性。

2. 尿常规　可见红细胞管型和蛋白管型。

3. 大便常规　大便隐血试验多呈阳性。

4. 腹部超声波检查　有利于早期诊断腹部病变。头颅 MRI 可用于了解颅内病变。肾脏病变患儿必要时可行肾穿刺等。

考点　辅助检查

三、治疗要点

1. 一般治疗　积极寻找并去除致病因素，卧床休息。给予低蛋白、高维生素饮食，消化道出血时应暂时禁食。

2. 使用肾上腺皮质激素和免疫抑制剂　急性期使用激素可缓解腹痛、关节痛，但对预防肾脏损害的发生疗效不肯定，也不能影响预后。泼尼松每日 1 ～ 2mg/kg，分次口服或用甲泼尼龙每日 5 ～ 10mg/kg，静脉滴注，症状缓解后停药。重症过敏性紫癜肾炎患儿可加用免疫抑制剂如环磷酰胺、雷公藤多苷片等。

3. 抗凝治疗　阿司匹林每日 3 ～ 5mg/kg，双嘧达莫（潘生丁）每日 3 ～ 5mg/kg，口服。以过敏性紫癜肾炎为主要病变时，选用肝素治疗，每次 0.5 ～ 1.0 mg/kg，首日 3 次，次日 2 次，以后每日 1 次，连续 7 天。

4. 对症治疗　有荨麻疹时使用钙剂或抗组胺药。腹痛时给予解痉剂止痛。非甾体抗炎药，如吲哚美辛，有利于血管炎的恢复。

5. 使用中成药　可选用黄芪颗粒、复方丹参片等补肾益气、活血化瘀。

四、常见护理诊断 / 问题

1. 皮肤完整性受损　与血管炎有关。

2. 疼痛　与肠道炎症、关节肿痛有关。

3. 潜在并发症：消化道出血、紫癜性肾炎。

4. 焦虑　与担心预后不良有关。

五、护理措施

1. 皮肤护理

（1）观察皮疹部位、数量、形态、颜色，是否反复出现，详细记录皮疹变化。

（2）保持皮肤清洁，防止抓伤、出血、感染。

（3）衣物宽松，质地柔软，勤更换。

（4）尽量避免接触可能的致敏因素。

2. 缓解疼痛　腹痛时卧床休息，遵医嘱使用药物缓解疼痛。关节疼痛患儿协助将患肢置于舒适的功能位，热敷、转移注意力缓解关节疼痛。

3. 病情观察　观察有无腹痛、便血等消化道症状，如有消化道出血，卧床休息，限制饮食，必要时禁食。观察尿量、尿色，监测尿常规，如出现血尿、蛋白尿、水肿，提示肾脏损害，按肾炎护理。

4. 心理护理　爱护患儿，及时帮助解除其不适。因本病反复发作或可能并发肾脏损害，故应有针对性地向家长及患儿介绍疾病治疗、护理及预后，缓解焦虑，使患儿及家长树立战胜疾病的信心。

考点　缓解疼痛的护理措施及病情观察

六、健康教育

过敏性紫癜可反复发作和并发肾损害，给患儿和家长带来不安和痛苦，故应针对具体情况予以解释，帮助其树立战胜疾病的信心。做好出院指导，尽可能避免接触诱发因素。有肾及消化道症状者宜在症状消失后3个月复学，同时教会患儿和家长继续观察病情，合理调配饮食，积极锻炼身体，增强体质，定期来院复查，及早发现肾脏并发症。

自测题

A_1/A_2型题

1. 与风湿热发病有关的病原菌是
   A. 肺炎链球菌
   B. 金黄色葡萄球菌
   C. 皮肤溶血性链球菌
   D. A组A型溶血性链球菌
   E. A组乙型溶血性链球菌
2. 风湿热心内膜炎中最常受累的是
   A. 心包　B. 二尖瓣
   C. 三尖瓣　D. 主动脉瓣
   E. 肺动脉瓣
3. 抗风湿治疗，选用肾上腺皮质激素的指征是
   A. 心脏炎　B. 舞蹈病
   C. 皮下结节　D. 环形红斑
   E. 多发性关节炎
4. 风湿性心脏炎患者，抗风湿治疗疗程是
   A. 1～2周　B. 3～4周
   C. 5～6周　D. 8～12周
   E. 6个月
5. 风湿热患儿予阿司匹林治疗的注意事项中，错误的是
   A. 最好空腹服用
   B. 最好饭后服用
   C. 最好同服氢氧化铝
   D. 加服维生素K可预防出血
   E. 应注意观察药物的副作用
6. 下列不符合关节型紫癜的临床表现是
   A. 关节肿痛
   B. 多发于大关节
   C. 部位固定，非游走性
   D. 不遗留关节畸形
   E. 活动受限，呈单发或多发
7. 过敏性紫癜的病因应考虑为
   A. 抗血小板抗体增多
   B. 血小板收缩功能不良
   C. 凝血因子功能不良
   D. 血管变反应性炎症
   E. 感染、药物、食物过敏、遗传
8. 下列哪项不是过敏性紫癜的临床表现
   A. 皮肤紫癜　B. 关节肿痛
   C. 腹痛、血便　D. 血尿、蛋白尿
   E. 环形红斑

（黄　宏）

第15章
遗传代谢性疾病患儿的护理

第1节　唐氏综合征

一、概　　述

唐氏综合征又称21三体综合征或先天愚型，属常染色体畸变疾病，活婴中发生率1/1000～1/600。其主要临床特征为特殊面容、智能落后和生长发育迟缓，并可伴有先天性心脏病等畸形。

（一）病因

1. 孕母高龄　发病高峰与母亲年龄有明显关系，可能与卵子衰老有关。孕母年龄在35岁以上者子女发生率为1/300，40～45岁为1/100，45岁以上则高达1/50。

2. 物化因素　孕期接触放射线照射、口服抗代谢药物、抗癫痫药物等。

3. 病毒感染　遭受EB病毒、流行性腮腺炎病毒、风疹病毒及肝炎病毒等病毒感染，均可使染色体发生畸变。

4. 遗传因素　细胞遗传学特征是第21号染色体呈三体型。

（二）发病机制

本病包括标准型、易位型及嵌合型三种类型。标准型可起自父母生殖细胞减数分裂期21号染色体的不分离，此型占全部患儿的95%。孕母高龄导致卵子老化，是21号染色体发生不分离的重要原因。易位型和嵌合型则是由父母的21号染色体存在嵌合细胞系、单亲二体或平衡易位所致。年轻母亲染色体易位型多见。

二、护理评估

（一）健康史

1. 一般情况　评估患儿是否有智力低下及体格发育落后表现，评估患儿生活自理能力、生活环境、居住条件、卫生习惯等。

2. 既往史　既往健康状况，有无喂养困难，是否易反复患感染性疾病。

3. 家族史　家族成员中是否有类似疾病发生；患儿父母是否为近亲结婚；母亲妊娠年龄，母孕期是否接触放射线、化学药物，孕期是否患病毒感染性疾病。

（二）身体状况

1. 特殊外貌　眼距宽、眼裂小、鼻梁低平、面圆而扁平、眼外眦上翘，常张口伸舌流涎多（图15-1）。

2. 智能落后　是本病最突出、最严重的临床表现。绝大部分患儿都有不同程度的智能发育障碍，随年龄的增长日益明显。

3. 发育落后　身材矮小，毛发稀少，骨龄落后。前囟大且闭合延迟，出牙延迟且常错位，四肢短粗，肌张力低下，关节可过伸。手掌皮纹呈通贯纹（图 15-2），扁平足。腹膨隆，可伴有脐疝。

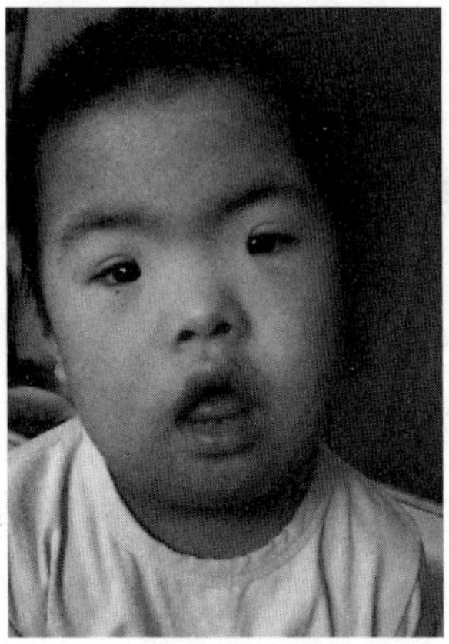

图 15-1　唐氏综合征特殊外貌

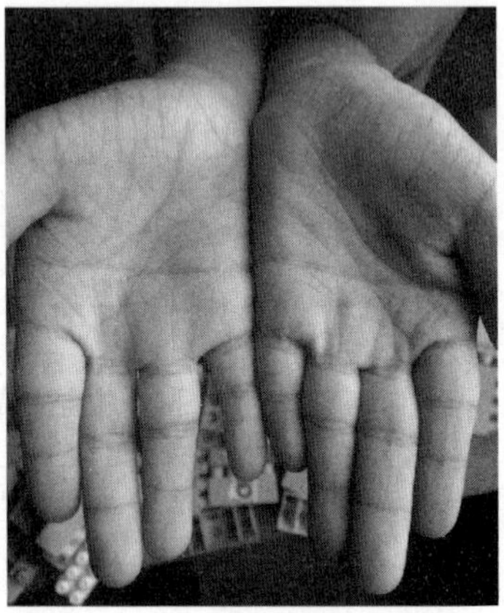

图 15-2　唐氏综合征手掌通贯纹

4. 伴发畸形　约 50% 患儿伴有先天性心脏病，其次是消化道畸形。男性阴茎短小，常为隐睾，血清睾酮低，未见可生育报道。部分女性有月经及生育能力。免疫功能低下，易患各种感染性疾病。白血病、甲状腺疾病的发病率明显高于正常人群，偶见癫痫发作。存活至成人期者，常在 30 岁以后即出现老年痴呆症状。

考点　身体状况

（三）心理 – 社会状况

评估患儿及家长的心理状态，对病情、护理方法、遗传病相关知识的了解程度；评估父母角色是否称职，家庭的经济承受能力及社会支持系统。

（四）辅助检查

唐氏综合征染色体核型分析，分为三型。

1. 标准型　约占 95%，患儿染色体总数为 47 条，在 21 号染色体上多了一条，核型为 47，XY（XX）+21。

2. 易位型　占 2.5% ～ 5.0%，染色体总数为 46 条，一条常见为 D/G 易位，另一条为 G/G 易位。

3. 嵌合型　占 2% ～ 4%，患儿体内既有正常细胞株又有异常细胞株，两者的比例决定患儿的智力水平。

考点　染色体标准核型

三、治疗要点

目前尚无特殊有效治疗方法。注意预防感染，对轻型患儿可以进行长期耐心教育训练，以提高生活自理的能力。如伴有其他畸形，可考虑手术矫治。

四、主要护理诊断 / 问题

1. 自理缺陷　与智能低下有关。

2. 有感染的危险　与机体免疫力低下有关。

3. 焦虑（家长）　与小儿智力低下担心预后有关。

4. 知识缺乏：家长缺乏对疾病的认识。

五、护理措施

1. 加强生活护理，培养自理能力

（1）细心照顾患儿，协助吃饭、穿衣，并防止意外事故。

（2）保持皮肤清洁，定期洗澡，患儿长期流涎应及时擦干，保持下颌及颈部清洁，以免皮肤糜烂。

（3）帮助母亲制订教育、训练方案，并进行示范，使患儿通过训练逐步达到生活自理，并能从事简单劳动。

2. 预防及控制感染　保持患儿生活环境空气清新，避免去人群密集的地方，避免接触有感染性疾病的患者。注意个人卫生，保持口腔、鼻腔清洁，勤洗手。呼吸道感染者接触患儿需戴口罩。

3. 心理护理　当家长得知孩子患本病时，常难以接受并表现出焦虑忧伤自责等情绪，护士应予以耐心开导，帮助家长面对现实、增强心理承受力、树立信心，并提供有关孩子养育、家庭照顾方面的知识，协助建立个性化的养育和培养计划，使他们尽快适应疾病带来的影响。

六、健康教育

1. 介绍相关知识　向家长讲解本病的相关知识，协助其制订训练计划，促进智力发展，使患儿能逐步掌握生活自理的方法，从事简单劳动，提高生活质量，鼓励家长定期随访和遗传咨询。

2. 遗传咨询　35 岁以上妇女，妊娠期应完善羊水细胞学检查。易位染色体携带者、子代或姨表姐妹中有先天愚型患者的人，应及早检查子代及亲代的染色体核型。

3. 预防　孕期避免接受 X 线照射，勿滥用药物，预防病毒感染。应注意避免可能导致染色体异常的危险因素，开展血清学产前筛查，对高危病例进行产前诊断，确诊病例可根据情况选择终止妊娠。

第 2 节　苯丙酮尿症

案例 15-1

女孩，1 岁，顺产，出生时正常，4 个月后发现不会发音，表情呆滞，爱哭闹，体格发育和神经精神发育滞后。父母亲为表兄妹结婚。查体：体温 36.4℃，呼吸 30 次 / 分，脉搏 120 次 / 分，体重 10kg，身长 76cm，肌张力增高，反射亢进。婴儿有呕吐，为胃内容物，易激惹，面部、前胸有湿疹，生后外表与常人无异，皮肤白嫩，5月龄后头发渐变棕色；逐渐色浅，虹膜在4个月后也由黑色变黄色，颜色渐淡，至今不能独坐，不会叫爸爸、妈妈；曾有过惊厥史，尿有特殊气味，似霉味、鼠尿臭，尿三氯化铁试验呈阳性。

问题：1. 结合案例找出该患儿的护理评估依据？

2. 如何对苯丙酮尿症患儿进行饮食指导？

一、概　述

苯丙酮尿症是一种先天性氨基酸代谢障碍性疾病，属常染色体隐性遗传。临床主要表现为智能低下，发育迟缓，皮肤、毛发颜色变浅，癫痫等。我国该病的发病率为 1 ∶ 10 397。

苯丙氨酸是人体必需氨基酸，摄入体内的苯丙氨酸一部分用于蛋白质的合成，一部分通过苯丙氨酸羟化酶作用转变为酪氨酸，仅有少部分苯丙氨酸转变成苯丙酮酸。由于患儿苯丙氨酸羟化酶活性降低，不能将苯丙氨酸转化为酪氨酸，导致苯丙氨酸在血液、脑脊液及组织中的浓度极度增高，并通过旁路代谢产生大量苯丙酮酸、苯乙酸、苯乳酸等，高浓度的苯丙氨酸及其代谢产物在脑中大量蓄积，导致脑损伤，并从尿中排出，使尿液产生特殊气味，同时，由于酪氨酸生成减少，黑色素合成不足，故患儿毛发、皮肤色素减少。

考点 苯丙酮尿症的概念

二、护理评估

（一）健康史

询问父母是否近亲婚配，家族中有无智力低下或类似疾病的患者，围生期有无异常。了解发病时间、喂养情况、饮食结构、尿和汗液有无特殊气味等。

（二）身体状况

智力低下是本病最突出的特点。新生儿期无明显特殊的临床症状，部分患儿可能出现喂养困难、呕吐、易激惹等非特异性症状。患儿 3 ～ 6 个月开始逐渐出现症状。

（1）外貌：出生数月因黑色素合成不足，头发由黑变黄，皮肤白皙，虹膜颜色变浅，皮肤干燥，常伴有湿疹。

（2）体味：全身和尿液有特殊鼠臭味，是由排出较多的苯乙酸所致。

（3）神经系统表现：随着年龄增长，患儿智力落后越来越明显。患儿可有轻微的神经系统体征，如肌张力增高、腱反射亢进、小头畸形等，严重者可有脑性瘫痪；患儿也可有癫痫发作，常在 18 个月以前出现，可表现为婴儿痉挛性发作、点头样发作或其他形式，约 80% 患儿有脑电图异常；可出现一些行为、性格异常，如忧郁、多动、自卑、孤僻等。

考点 苯丙酮尿症的主要表现

（三）心理 – 社会状况

评估患儿及家长的心理状态，对病情、护理方法、遗传病相关知识的了解程度；评估父母角色是否称职，家庭的经济承受能力及社会支持系统。

（四）辅助检查

对于阳性家族史及父母之间有亲缘关系的新生儿以及临床上有可疑症状者，应选做以下检查。

（1）新生儿筛查：采用 Guthrie 细菌抑制试验测定血中苯丙氨酸含量，是目前国内外应用最广泛的新生儿筛查方法，简单易行，特异性高，结果可靠。生后 3 ～ 5 天，在新生儿足跟部采一滴血，吸在滤纸片上，放在含有抑制剂的变异型枯草杆菌培养基上进行培养，根据细菌生长带的大小，可估计血中苯丙氨酸（PA）含量。

（2）尿三氯化铁试验：取尿 5ml，滴入数滴 10% 三氯化铁，如尿中存在苯丙酮酸，便立即出现绿色。由于患儿尿中苯丙酮酸的排泄是呈间歇性的，故一次阴性不能排除本病，应做多次检查。此方法简单易行，但缺乏特异性，并且也不适用于新生儿筛查，因为生后 4 周患儿尿中才会出现苯丙酮酸。适用于较大婴儿和儿童筛查。

（3）尿 2, 4- 二硝基苯肼试验：1ml 尿液中加入 1ml 的二硝基苯肼（DNPH）试剂，阳性尿呈黄色或有黄色沉淀。新生儿苯丙酮尿症因苯丙氨酸代谢旁路尚未健全，患者尿液测定为阴性，该方法不能用于新生儿筛查。

（4）血清苯丙氨酸浓度测定：为确诊试验，凡上述筛查的可疑病例，再进行血浆苯丙氨酸测定。正常人浓度为＜ 120μmol/L（2mg/dl），而本病经典病例多持续高于 1200μmol/L（20mg/dl）。应注意许多未成熟儿及部分足月新生儿，因苯丙氨酸羟化酶成熟延迟，血浆苯丙氨酸浓度可暂时性升高，但于出生后 2 周内降至正常。

（5）四氢生物蝶呤负荷试验及尿蝶呤分析：用于 BH4 缺乏型苯丙酮尿症的诊断及鉴别诊断。

（6）DNA 分析：用于基因突变检测、基因诊断和产前诊断。

考点 新生儿筛查、较大婴儿和儿童筛查

三、治疗要点

该病一旦确诊，应立即开始治疗，开始治疗的年龄越小，效果越好。

1. 低苯丙氨酸饮食　为主要治疗手段，其原则是使摄入苯丙氨酸的量既能保证生长发育和体内代谢的最低需要，又能使血中苯丙氨酸浓度维持在理想控制范围内。如果血苯丙氨酸浓度异常，需每周监测一次；如果血苯丙氨酸浓度在理想控制范围之内，饮食无明显变化时，可每月监测 1 ～ 2 次。

2. 四氢生物蝶呤、5- 羟色氨酸和左旋多巴治疗　对非典型病例除饮食控制外，还需给予此类药物。

四、主要护理诊断 / 问题

1. 生长发育迟缓　与高浓度苯丙氨酸及其代谢产物导致脑细胞受损有关。

2. 有皮肤完整性受损的危险　与皮肤异常分泌物的刺激有关。

3. 焦虑　与家长担心患儿疾病预后有关。

4. 知识缺乏：患儿家长缺乏本病的相关知识。

五、护理措施

1. 加强生活护理，促进生长发育　患儿有智能和生长发育落后，且有逐渐加重可能，需要护理人员和家长耐心细致照顾，如协助穿衣、洗漱、饮食、洗澡和排大小便，并防止突发抽搐引起外伤。做好皮肤护理，预防感染。

2. 饮食护理　新生儿首选无（低）苯丙氨酸配方奶，待血中苯丙氨酸浓度降至理想状态时，可逐渐添加少量天然食物，如首选母乳，母乳的苯丙氨酸含量仅为牛奶的1/3。较大婴儿和儿童可添加牛奶、粥、面、蛋等。添加食品以低蛋白、低苯丙氨酸为原则（常用食物的苯丙氨酸含量见表15-1）。饮食控制应至少持续到青春期以后，终身治疗对患儿更为有益。

表15-1　常用食物的苯丙氨酸含量（每100g食物）

食物	蛋白质（g）	苯丙氨酸（mg）	食物	蛋白质（g）	苯丙氨酸（mg）
人乳	1.3	36	藕粉或麦淀粉	0.8	4
牛乳	2.9	113	北豆腐	10.2	507
籼米	7.0	352	南豆腐	5.5	226
小麦粉	10.9	514	豆腐干	15.8	691
小米	9.3	510	瘦猪肉	17.3	805
白薯	1.0	51	瘦牛肉	19.0	700
土豆	2.1	70	鸡蛋	14.7	715
胡萝卜	0.9	17	水果	1.0	—

考点 饮食护理

3. 心理护理　由于患儿智能发育落后、体格发育障碍，家长往往表现出焦虑、悲观的心理，护理人员应经常与家长沟通，宣传本病可治性，协助建立个性化的养育计划，使家长积极配合治疗。

六、健康教育

1. 宣传优生优育知识，避免近亲婚配。对有本病家族史的孕妇，应行DNA分析或检测羊水中蝶呤水平，进行产前诊断。发现异常者，及时终止妊娠。成年女性患者在怀孕前应重新开始饮食控制，血苯丙氨酸浓度应控制在120～360μmol/L，直至分娩，避免因母亲高苯丙氨酸血症而影响胎儿。

2. 推行新生儿筛查，做到早诊断、早治疗，防止智力低下发生。

3. 告诉家长本病主要危害在于智能障碍，并认识饮食控制的重要性，使其能积极配合治疗。

4. 协助家长制订食谱，督促定期复查。嘱咐饮食疗法停用不可过早，应持续到青春期后。

自 测 题

A_1/A_2 型题

1. 唐氏综合征最常见伴发的器官畸形是
   A. 肾脏畸形 B. 心脏畸形
   C. 消化道畸形 D. 呼吸道畸形
   E. 生殖器畸形
2. 唐氏综合征患儿染色体检查核型 95% 以上为
   A. 47，XY（或 XX），+21
   B. 46，XX（或 XY），−14，+t（14q21q）
   C. 45，XX（或 XY），−14，−21，+t（14q21q）
   D. 46，XX（或 XY），−21，+t（21q21q）
   E. 46，XX（或 XY），−22，+t（21q22q）
3. 唐氏综合征患儿的确诊需经
   A. 骨骼 X 线检查
   B. 染色体核型检查
   C. 血清 T_3、T_4 检查
   D. 尿三氯化铁试验
   E. 血浆游离氨基酸分析
4. 唐氏综合征属于
   A. 染色体疾病 B. 单基因遗传病
   C. 多基因遗传病 D. 内分泌病
   E. 免疫缺陷症
5. 唐氏综合征突出表现是
   A. 眼距宽，眼外侧上斜
   B. 骨龄落后
   C. 智力低下
   D. 头围小于正常
   E. 舌常伸出口外
6. 苯丙酮尿症属于
   A. 染色体畸变
   B. 常染色体显性遗传病
   C. 常染色体隐性遗传病
   D. X 连锁显性遗传病
   E. X 连锁隐性遗传病
7. 典型的苯丙酮尿症是因肝脏缺乏
   A. 苯丙氨酸羟化酶
   B. 酪氨酸羟化酶
   C. 谷氨酸羟化酶
   D. 二氢生物蝶呤合成酶
   E. 羟苯丙酮酸氧化酶
8. 苯丙酮尿症神经系统表现主要为
   A. 行为异常 B. 癫痫小发作
   C. 智力发育落后 D. 肌张力增高
   E. 腱反射亢进
9. 典型苯丙酮尿症患者日后的智能水平取决于
   A. 是否执行无苯丙氨酸饮食
   B. 是否进行强化教育
   C. 治疗开始的早晚和饮食控制是否严格
   D. 是否应用药物四氢生物蝶呤
   E. 治疗开始的早晚、饮食控制是否严格和治疗的疗程
10. 苯丙酮尿症新生儿筛查采用的方法为
   A. 尿三氯化铁试验
   B. 2, 4- 二硝基苯肼试验
   C. Guthrie 细菌抑制试验
   D. 血浆游离氨基酸分析
   E. 尿液有机酸分析

（黄　宏）

第16章 感染性疾病患儿的护理

第1节　麻　　疹

案例 16-1

患儿，男性，7月余。因发热3天伴皮疹、咳嗽1天入院。其母诉患儿3天前无明显诱因出现发热，体温波动在38～39.1℃，自服退热药效果不明显。

入院时情况：患儿急性热病容，精神较差，体温38.6℃，前囟平坦，耳后、颜面、躯干及四肢可见红色斑丘疹，疹间皮肤正常，部分皮疹融合成片。口腔内可见科氏斑，心率140次/分，心律齐，未闻及杂音，双肺呼吸音粗，闻及湿啰音，肝脾未触及。医疗诊断：麻疹，肺炎。

问题：麻疹病因是什么？如何预防？

一、概　　述

麻疹是麻疹病毒引起的一种急性、出疹性、呼吸道传染病，以发热、上呼吸道炎、眼结膜炎、科氏斑（又称麻疹黏膜斑，Koplik spot）、全身斑丘疹及疹退后留有色素沉着伴糠麸样脱屑为主要临床表现。目前，由于我国麻疹疫苗的广泛接种，麻疹的发病率及死亡率已显著下降。

（一）病因及发病机制

麻疹病毒为RNA病毒，属副黏病毒科，仅有一个血清型。人是唯一宿主。病毒在外界生存力弱，不耐热，对紫外线和消毒剂敏感，但耐干燥和寒冷，0℃可存活1个月左右，但在阳光下或流通的空气中30分钟即失去活性。

麻疹病毒通过鼻咽部侵入人体，在呼吸道上皮细胞和局部淋巴组织中繁殖并侵入血液，通过血液的单核细胞向其他器官传播，引起全身广泛损害而出现一系列临床症状。

（二）流行病学

麻疹患者是唯一的传染源。患者出疹前5天至出疹后5天均有传染性，有并发症的患者传染性可延长至出疹后10天。病毒通过喷嚏、咳嗽、讲话等产生的飞沫排出体外，经呼吸道进行传播；与患儿密切接触或直接接触患儿鼻咽的分泌物也可感染本病毒。本病儿童普遍易感，病后能获得持久免疫力，大多可达到终生免疫。麻疹多见于6个月至5岁小儿。四季皆可发生，以冬、春季为主。

考点 麻疹的病因、传播途径

二、护理评估

（一）健康史

询问有无麻疹接触史、麻疹疫苗接种史，既往有无麻疹病史，当地麻疹流行情况。有无结核病或其他引起免疫力低下的疾病。询问此次发病的经过，有无呼吸道症状，出疹时间、顺序，是否用过可致过敏的药物、食物等。近期有无接受过主动或被动免疫等。

（二）身体状况

1. 典型麻疹　临床经过可分为 4 期。

（1）潜伏期：麻疹潜伏期为 6 ～ 18 天，平均约 10 天。潜伏期末可有低热或全身不适。

（2）前驱期（出疹前期）：常持续 3 ～ 4 天，主要有以下症状。①发热为首发症状，体温一般≥ 38℃，热型不一。②上呼吸道感染及结膜炎症状，发热同时出现咳嗽、喷嚏、咽部充血等上呼吸道感染症状。结膜充血、流泪、畏光及眼睑水肿是本病的特点。③麻疹黏膜斑一般在出疹前 1 ～ 2 天出现于第二磨牙相对的颊黏膜上，直径为 0.5 ～ 1.0mm，灰白色小点，即科氏斑，是早期诊断麻疹的有力依据。其周围有红晕，随后迅速增多并融合，于出疹后 1 ～ 2 天迅速消退。此外，还可伴有非特异症状，如全身不适、食欲减退、精神不振、呕吐、腹泻等。偶见皮肤荨麻疹、猩红热样皮疹，在出现典型皮疹时消失。

（3）出疹期：多在发热后 3 ～ 4 天出疹，持续 3 ～ 5 天。出疹顺序为耳后、发际、额、面、颈部，自上而下蔓延至躯干、四肢，最后达手心、足底。皮疹为略高出皮肤的红色斑丘疹，后渐融合成片，颜色加深呈暗红色，呈充血性，疹间皮肤正常，不伴痒感（图 16-1）。出疹时全身中毒症状加重，体温可高达 40℃，咳嗽加剧，伴嗜睡或烦躁，重者出现谵妄、抽搐。此期肺部可闻及少量干、湿啰音。

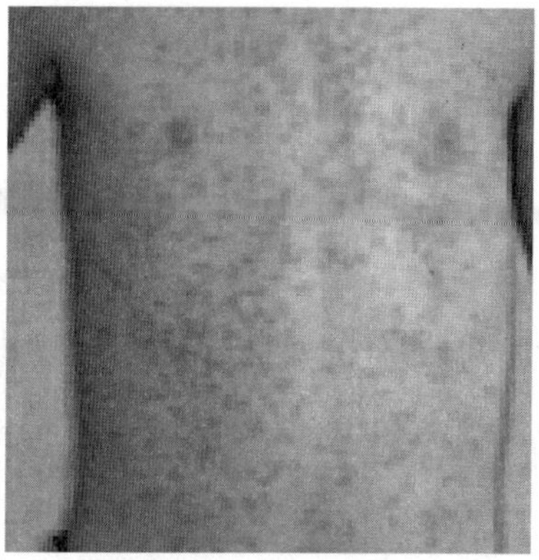

图 16-1　麻疹皮疹

（4）恢复期：一般为 3 ～ 5 天。无并发症时，出疹 3 ～ 4 天后皮疹开始按出疹顺序消退，体温逐渐降为正常，全身症状逐渐好转；疹退后皮肤可留有棕色色素沉着伴糠麸状脱屑。一般 7 ～ 10 天后消退。

麻疹与其他小儿出疹性疾病鉴别（表 16-1）。

表 16-1　小儿常见出疹性疾病的鉴别要点

疾病	病原体	皮疹特点	发热与皮疹的关系	全身症状和其他特征
麻疹	麻疹病毒	红色斑丘疹，特别的出疹顺序，疹退后有色素沉着及细小脱屑	发热 3 ～ 4 天出疹，出疹时体温更高	呼吸道卡他症状，结膜炎，发热，科氏斑
风疹	风疹病毒	疹退后无色素沉着及脱屑	发热半天或 1 天后出疹	耳后、颈后、枕后淋巴结肿大，一般情况好
幼儿急疹	人疱疹病毒 6 型	颈及躯干部多见，一天出齐，次日消退	高热 3 ～ 5 天，热退疹出	耳后、颈后、枕后淋巴结可肿大

续表

疾病	病原体	皮疹特点	发热与皮疹的关系	全身症状和其他特征
猩红热	乙型溶血性链球菌	皮肤弥漫性充血，密集针尖大小丘疹，1周后全身大片脱皮	发热1～2天出疹，出疹时高热	高热，中毒症状重，咽峡炎，杨梅舌，环口苍白圈，扁桃体炎
肠道病毒感染	柯萨奇病毒，埃可病毒	散在斑疹或斑丘疹，很少融合，1～3天消退，不脱屑，有时可呈紫癜或水疱样皮疹	发热时热退后出疹	发热，咽痛，流涕，结膜炎，腹泻，全身或颈、枕后淋巴结肿大
药物疹	—	无皮疹痒感，摩擦状，皮疹形态多种	发热及卡他症状	原发病症状及受压部位多，有用药史

2. 并发症　以支气管肺炎最常见，多为继发感染，可并发喉炎、心肌炎、脑炎、亚急性硬化性全脑炎、营养不良及维生素A缺乏症等，可使结核病恶化。

考点 麻疹的临床特征

（三）心理–社会状况

麻疹传染性极强，患儿因隔离治疗而产生孤独感、恐惧心理。患儿出现高热皮疹及色素沉着，家长容易出现紧张不安、焦虑和失望等反应。注意评估家长对麻疹相关知识了解程度及有无以上心理反应。

（四）辅助检查

1. 血常规　外周血白细胞总数减少，淋巴细胞相对增多。

2. 血清学检查　出疹早期采用酶联免疫吸附试验进行麻疹病毒特异性IgM抗体检测，敏感性和特异性均好，可帮助早期快速诊断。

3. 病毒学检查　前驱期或出疹初期取血、尿、鼻咽分泌物进行麻疹病毒分离。

三、治疗要点

无特异性抗病毒疗法，主要是对症治疗，加强护理和预防并发症。

四、主要护理诊断/问题

1. 体温过高　与毒血症或继发感染有关。
2. 皮肤完整性受损　与麻疹病毒感染有关。
3. 有感染的危险　与免疫功能下降有关。
4. 潜在并发症：肺炎、喉炎、麻疹脑炎等。
5. 营养失调：低于机体需要量　与消化功能异常和高热有关。

五、护理措施

1. 一般护理　建议卧床休息至皮疹消退、体温正常。保持室内空气清新、温湿度适宜、避免强光、保持皮肤清洁及时更换汗湿的衣服。

2. 保持皮肤黏膜的完整性

（1）皮肤、黏膜护理：保持皮肤清洁干燥。勤换内衣，在保温的情况下进行温水浴（忌用肥皂）。剪短指甲，避免患儿抓伤皮肤引起继发感染。

（2）五官的护理：常用生理盐水或漱口液洗漱口腔；眼部避免强光刺激；应用生理盐水洗净眼痂后再涂眼膏，一日数次，可遵医嘱给予维生素 A，减少并发症发生，有利于疾病的恢复；防止眼泪及呕吐物流入耳道，引起中耳炎；鼻腔分泌物多时易形成鼻痂，可用生理盐水将棉签湿润后轻轻拭除，以保持鼻腔通畅。

3. 维持体温正常　密切监测体温变化，处理麻疹高热时宜兼顾透疹，应避免急骤退热，尤其禁用冷敷及乙醇擦浴，以免皮肤血管收缩、末梢循环障碍，使皮疹不易透发或突然隐退。如体温升至 40℃以上时，可用小剂量退热剂，使体温稍降以免惊厥。

4. 保证营养和水分　发热期间给予清淡、易消化、营养丰富的流质或半流质饮食，少量多餐。多饮水，利于排毒、退热、透疹。恢复期高蛋白、高热量、高维生素饮食，无须忌口。

5. 观察病情　麻疹并发症较多，护理时应密切监测病情，及早发现并立即配合医生进行处理。患儿出现透疹不畅、疹色暗紫、持续高热、咳嗽加剧、呼吸困难及肺部细湿啰音等为并发肺炎的表现；患儿出现声音嘶哑、犬吠样咳嗽、吸气性呼吸困难及三凹征等为并发喉炎的表现；患儿出现抽搐、意识障碍、脑膜刺激征等为并发脑炎的表现。

6. 预防感染的传播

（1）控制传染源：患儿隔离至出疹后 5 天，有并发症者延至出疹后 10 天。接触的易感儿隔离观察 21 天，并给予被动免疫。

（2）切断传播途径：病室每天 2 次通风换气并消毒；患儿衣被应暴晒 2 小时；减少不必要的探视；接触患儿后，须在日光下或流动空气中停留 30 分钟以上；医护人员接触患儿前后应洗手、更换隔离衣。流行期间易感儿不宜去公共场所。托幼机构暂不接纳新生。

（3）保护易感人群：①被动免疫，对年幼、体弱的易感儿接触后 5 日内给予免疫血清球蛋白，可免于发病或减轻症状，有效免疫期为 3 ～ 8 周；②主动免疫，为提高易感者免疫力，对 8 个月以上未患麻疹的小儿可接种麻疹疫苗。

7. 心理护理　年长儿担心自己容貌受损，有自卑感，不愿见人。应介绍麻疹的特征、治疗、预后以及消毒与隔离方法，并告诉患儿及家长单纯麻疹的预后好。

六、健康教育

麻疹传染性强，应向家长介绍本病的流行特点、病程、隔离时间、早期症状、并发症及预后；指导家长做好消毒隔离、皮肤护理及病情观察，防止继发感染。教育家长流行期间不带易感儿去公共场所。

考点 麻疹的隔离时间、护理措施

第2节 水　　痘

一、概　　述

水痘是由水痘 – 带状疱疹病毒引起的急性传染病。临床特点为分批出现、同时存在皮肤黏膜斑疹、丘疹、疱疹和结痂等。

（一）病因及发病机制

水痘 – 带状疱疹病毒为DNA病毒，只有一个血清型。在体外抵抗力弱，不耐酸、不耐热，对乙醚敏感，不能在痂皮中存活。人是该病毒唯一已知自然宿主。病毒侵入人体后存在于呼吸道和血液中，并可在疱疹液中长期存活。儿童初次感染时引起水痘，但病毒可长期潜伏在脊神经后根神经节或脑神经的感觉神经节内，少数人在青春期或成年后，当机体免疫力下降或受药物、创伤、恶性肿瘤、放射线等因素的影响，病毒被激活后复制，再次发病，表现为带状疱疹。

病毒侵入机体后在呼吸道黏膜细胞中复制，而后进入血液，形成第一次病毒血症。在单核 – 巨噬细胞系统内再次增殖后释放入血，引起第二次病毒血症，由于病毒入血往往是间歇性的，故导致患儿皮疹分批出现。

（二）流行病学

水痘患者是唯一的传染源。从出疹前1～2至病损结痂，持续7～8天均有极强传染性。通过呼吸道飞沫和直接接触传播。人群普遍易感，以2～6岁小儿多见。患水痘后可获得持久免疫力。易感儿与患带状疱疹成人发生密切接触后可发生水痘。本病一年四季均可发生，以冬、春季高发。

考点 水痘的病因、流行病学

二、护理评估

（一）健康史

询问患儿有无水痘接触史、既往有无水痘病史、水痘疫苗接种情况。近期有无接受过主动或被动免疫，如注射丙种球蛋白等。近期是否用过肾上腺皮质激素和免疫抑制剂等药物。评估社会有无流行情况。

（二）身体状况

1. 典型水痘临床分期及特点

（1）潜伏期：10～21天，平均14天。

（2）前驱期：可无症状或仅有轻微症状，出现全身不适、发热、厌食等，持续1～2天迅速进入出疹期。

（3）出疹期：发热第1天即可出疹，其皮疹有以下特点。①皮疹分批出现：开始为红色斑疹或斑丘疹，迅速发展为清亮、椭圆形小水疱，周围伴有红晕。疱疹先透明而后浑浊，且疱疹出现脐凹现象，易破溃，伴明显痒感，约2～3天迅速结痂。疾病高峰期可见斑疹、丘疹、疱疹、脓疱、结痂同时存在，这是水痘皮疹的重要特征。②皮疹为向心性分布：首发于头、面和躯干，躯干多，四肢少，这是水痘皮疹的又一特征。③黏膜疱疹可出现在口腔、眼结膜和生殖器等处，破溃后形成溃疡，疼痛明显。

2. 并发症　常见皮肤继发感染，如蜂窝织炎、脓疱疮、丹毒及败血症等。神经系统并发症可见水痘后脑炎、横断性脊髓炎、面神经瘫痪、瑞氏综合征等。免疫缺陷儿和新生儿也易并发水痘肺炎。少数病例可并发心肌炎、肾炎、肝炎等。

考点 水痘的临床特征

（三）心理－社会状况

水痘常有明显瘙痒，影响患儿睡眠，出现烦躁、焦虑心理反应；患儿也可因隔离治疗产生孤独感。应注意评估患儿的心理反应及家长预防、护理及隔离消毒方面的知识水平。

（四）辅助检查

血常规白细胞正常或稍高。疱疹刮片可发现多核巨细胞及核内包涵体。血清学检测特异性抗体，在出疹 1 ～ 4 天后即出现，2 ～ 3 周后抗体滴度增高 4 倍以上即可诊断。

三、治疗要点

本病是自限性疾病，主要是对症治疗。抗病毒药物首选阿昔洛韦治疗，越早效果越好。皮肤瘙痒时局部给予炉甘石洗剂减轻痒感；高热者可用物理降温或适量退热剂，忌用阿司匹林以免增加发生瑞氏综合征（Reye 综合征）的危险。在水痘出疹期间，不宜使用糖皮质激素及免疫抑制剂，以防病毒播散。

考点 水痘的治疗首选药

四、主要护理诊断 / 问题

1. 皮肤完整性受损　与水痘－带状疱疹病毒感染有关。

2. 体温过高　与病毒血症有关。

3. 有感染的危险　与免疫功能下降有关。

五、护理措施

1. 减轻皮肤病损，恢复皮肤完整性

（1）室温适宜，衣被合适：勤换内衣，保持皮肤清洁，防止继发感染。剪短指甲，戴手套，以免抓伤皮肤继发感染或留下瘢痕。

（2）减少皮肤瘙痒：疱疹未破溃时局部涂炉甘石洗剂或 5% 碳酸氢钠溶液；疱疹破溃继发感染者局部用抗生素软膏，或遵医嘱给予抗生素控制感染。

2. 高热护理　患儿体温低于 38.5℃时，不必使用药物降温。多饮水、卧床休息至热退、症状减轻。高热时用物理降温，必要时遵医嘱用药物降温，忌用阿司匹林，避免增加发生 Reye 综合征的危险。

3. 观察病情　水痘患儿症状一般较轻，偶可出现并发症。注意观察精神、体温、食欲及有无呕吐等，如发现患儿高热不退、咳喘，提示并发肺炎；如出现呕吐、头痛、烦躁不安或嗜睡提示并发脑炎，应早发现并予以相应的治疗及护理。

4. 预防感染传播

（1）控制传染源：患儿执行呼吸道及接触隔离，直至全部疱疹结痂。易感儿接触后应隔离观察 3 周。

（2）切断传播途径：患儿被褥及用具，应用暴晒、煮沸、紫外线照射等方法消毒。无并发症的患儿多居家隔离治疗。

（3）保护易感人群：对高危易感个体（免疫受损者、接受免疫抑制治疗者等）接触水痘患儿后 72 小时内肌内注射水痘－带状疱疹免疫球蛋白，可起到被动免疫作用。

5. 心理护理　家长因担心疱疹结痂后患儿会留下瘢痕，可能存在心理负担，应耐心讲解，告知如未继发感染，一般不会留下瘢痕。

六、健康教育

水痘预后良好，一般 10 天左右自愈。无并发症者即可在家进行隔离护理，消除家长和患儿的思想顾虑。指导患儿家长有关水痘的隔离、护理知识，并提醒家长，病程中忌用皮质激素。为家长示范皮肤护理方法，注意检查，防止继发感染。叮嘱家长如果患儿神志、体温、呼吸、皮疹情况出现异常改变时，应立即就诊。体弱多病者、孕妇及健康儿童要特别注意，不能接触水痘患者。

考点 水痘的护理措施

第 3 节　猩　红　热

案例 16-2

患儿，男性，8 岁。因发热、咽痛 2 天，全身出现皮疹 1 天入院。

入院时情况：患儿高热病容，体温 39.6℃，全身皮肤充血，且见小点状红色斑疹，有的融合成片，压之褪色，有痒感，舌乳头色红增大，似杨梅状。咽部充血，扁桃体Ⅰ度肿大，表面有散在的白点。心率 100 次 / 分，心律齐，听诊无杂音。初步诊断为：猩红热。

问题： 1. 患儿目前存在哪些护理问题？

2. 应配合医师治疗给予什么相应的护理措施？

一、概　　述

猩红热是一种急性呼吸道传染病，以发热、咽峡炎、全身弥漫性鲜红色皮疹和疹退后皮肤脱屑为临床特征。少数患者在病后 2 ～ 3 周可出现变态反应性心、肾并发症。本病及时治疗预后良好，近年来猩红热症状趋于轻微和不典型。

（一）病因及发病机制

本病的致病菌 A 组乙型溶血性链球菌，在外界生存力较强，在痰和渗出物中可存活数周。对热及干燥抵抗力不强，加热 55℃、30 分钟及一般消毒剂均可将其杀灭。但在 0℃环境中可存活数月。

溶血性链球菌从上呼吸道侵入，引起咽峡炎和扁桃体炎，并向周围组织扩散，少数引起败血症。其红疹毒素可使皮肤、黏膜的血管弥漫性充血，形成点状充血样皮疹，重者出现出血样皮疹，表皮坏死、角化、脱落，形成特征性脱皮。肝、脾、肾、淋巴结、心肌、关节滑膜等可有不同程度的炎症变化。

（二）流行病学

猩红热患者和带菌者为传染源。自发病期 24 小时至疾病高峰传染性最强。主要通过呼吸道飞沫传播，也可经破损的皮肤传播。人群普遍易感，但以 3 ～ 7 岁儿童多见。本病一年四季均可发生，以冬、春季高发。

考点 猩红热的病因、流行病学

二、护理评估

（一）健康史

询问患儿有无咽峡炎、扁桃体炎病史，有无猩红热接触史，既往有无猩红热病史，社区是否有猩红热流行。近期有无接受过主动或被动免疫。

（二）身体状况

1. 典型病例

（1）发热：体温突然升高，可高达 40℃左右，潜伏期一般 2 ～ 3 天。患者寒战、喉痛、呕吐、吞咽困难、乏力和全身不适。一般持续约 1 周。

（2）咽峡炎：表现为咽痛、咽部充血并可有脓性渗出物，颈部淋巴结肿大。

（3）皮疹：发热第 2 天开始出疹，始于耳后、颈部、上胸部，迅速波及全身。皮疹有以下特点。①针尖大小的充血性皮疹，压之褪色，有痒感，严重者出现出血性皮疹（图 16-2）。②疹间无正常皮肤。③皮肤皱褶处如肘窝、腘窝、腹股沟等处，皮疹密集易摩擦出血而呈紫红色线条，称为“帕氏线”。④颜面部仅有充血而无皮疹，口鼻周围充血不明显，相比之下显得尤为苍白，称为“口周苍白圈”。⑤杨梅舌。病初 2 ～ 3 天，舌面灰白，舌乳头突起，呈现“白杨梅舌”（图 16-3）；病后 4 ～ 5 天，舌面呈深红色，舌乳头突起，称为“红杨梅舌”（图 16-4）。杨梅舌是猩红热的特征性表现，是与其他出疹性疾病的鉴别点之一。⑥皮疹于 48 小时达高峰，持续大约 1 周，按出疹顺序消退伴脱皮。面部及躯干常为糠屑状脱皮，手足掌、指趾处脱皮常完整而呈套状。

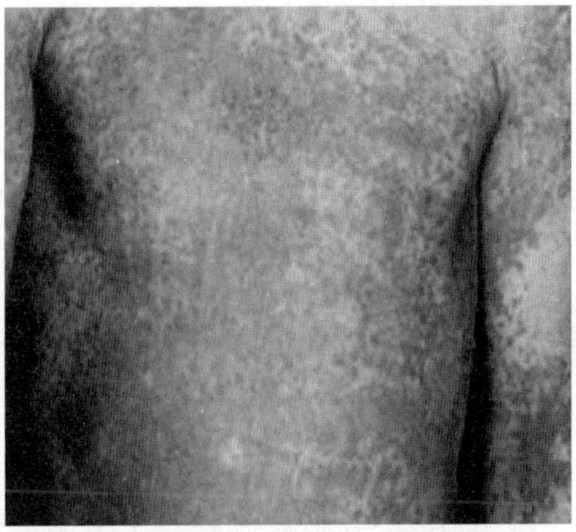

图 16-2　猩红热出血性皮疹

2. 并发症　常发生变态反应性疾病如急性肾小球肾炎和风湿热等。

考点 猩红热的临床特征

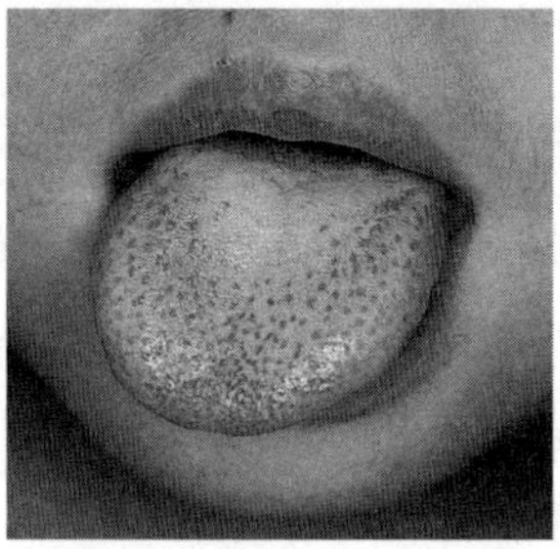

图 16-3 白杨梅舌

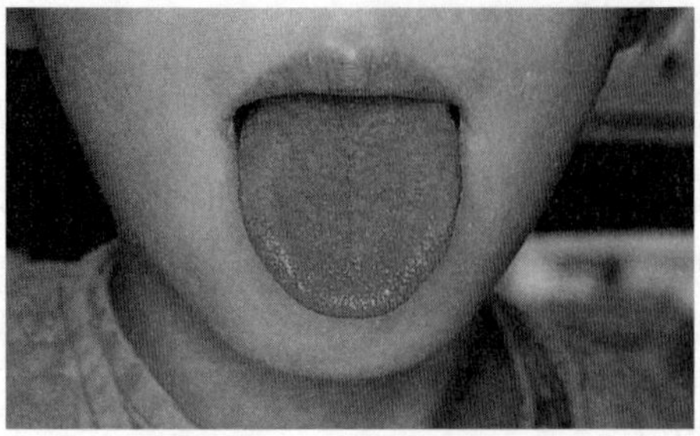

图 16-4 红杨梅舌

（三）心理 – 社会状况

评估患儿及家长有无焦虑、恐惧情绪；患儿有无孤独感；家长是否缺乏相关的护理和康复知识，能否采取恰当的措施帮助患儿，有无不良的应对方式如急躁、易激惹、退缩等。

（四）辅助检查

1. 血常规　白细胞总数增高，以中性粒细胞为主，严重者可出现中毒颗粒。

2. 细菌培养　取咽部或其他病灶分泌物做细菌培养。

3. 血清学检查　采用免疫荧光法检测咽拭涂片进行快速诊断。

三、治疗要点

早期治疗可缩短病程，减少并发症。

1. 一般治疗　供给充分的营养和热量。发热、咽痛期间可给予流质或半流质饮食，保持口腔清洁。高热患儿物理或药物降温。

2. 控制感染　首选青霉素，对青霉素过敏或耐药者用红霉素或头孢菌素，疗程为 7 ～ 10 天。

3. 对症治疗　中毒症状重或伴休克者，应积极补充血容量，纠正酸中毒，给予血管活性药物。

考点 猩红热治疗的首选药

四、主要护理诊断 / 问题

1. 体温过高　与感染、毒血症有关。

2. 皮肤完整性受损　与皮疹和脱皮有关。

3. 疼痛　与咽喉部炎症有关。

4. 潜在并发症：急性肾小球肾炎、风湿热。

五、护理措施

1. 维持体温正常　监测体温变化，必要时遵医嘱使用退热剂，及时更换汗湿衣物，保持室内空气流通，温湿度适宜。

2. 皮肤护理　观察皮疹及脱皮情况，保持皮肤清洁，沐浴时避免水温过高，忌用刺激性强的肥皂或沐浴液。剪短指甲，避免患儿抓破皮肤引起继发感染。大块脱皮时，用消毒剪刀修剪。

3. 减轻疼痛　保持口腔清洁，鼓励患儿多饮水，年长儿可用生理盐水漱口。患儿咽喉肿痛时，遵医嘱使用解热止痛剂。给予高营养、易消化的流质、半流质饮食，忌酸、辣、硬的食物。

4. 观察病情　密切观察患儿排尿变化，以及尿液颜色，留取尿标本检查，每周尿常规检查 2 次，警惕肾炎的发生。观察患儿关节、心脏的表现，有风湿热的迹象及时采取措施。

5. 预防感染传播　患儿呼吸道隔离至症状消退后 1 周，连续咽拭子培养 3 次阴性。有化脓性并发症者应隔离至痊愈为止。对密切接触者须医学观察 7 天。

考点 猩红热的护理措施和隔离时间

六、健康教育

积极治疗咽峡炎和扁桃体炎。本病流行时不带儿童去公共场所。告知家长猩红热的治疗、护理和隔离知识，消除思想顾虑。详细向患儿家长讲解病情观察的要点，解释定期检查尿液、心脏的重要性。

第 4 节　流行性腮腺炎

一、概　　述

流行性腮腺炎是由腮腺炎病毒引起的急性呼吸道传染病，临床特征为腮腺非化脓性肿痛、发热、咀嚼受限，也可累及其他腺体组织及心、肾、肝、神经系统等。

（一）病因及发病机制

腮腺炎病毒是 RNA 病毒，属副黏病毒科，仅有一个血清型。该病毒对物理和化学因素敏感，加热至 56℃，20 分钟即可失去活性；对 75% 乙醇、甲醛等消毒剂敏感，2 ～ 5 分钟即可灭活。紫外线照射也可将其迅速灭活。

腮腺炎病毒经口、鼻侵入人体后，在局部黏膜上皮细胞中增殖引起局部炎症和免疫反应，然后入血液产生病毒血症。病毒经血液播散至全身器官，可使腮腺、颌下腺、舌下腺、胰腺、性腺等发生炎性病变，也可侵犯中枢神经系统。在这些器官组织中病毒再度繁殖，并再次侵入血液循环，散布至第一次未曾侵入的其他器官引起炎症，表现为非化脓性炎症。

（二）流行病学

患者和健康带病毒者是本病的传染源。主要通过呼吸道飞沫传播和直接接触传播。自发病前 6 天至发病后 9 天皆有传染性。人群普遍易感，以 5 ～ 15 岁患者多见。感染后可获得持久免疫力。全年均可发病，以冬春季发病最多。常在儿童机构和学校流行。

考点 流行性腮腺炎的流行病学

二、护理评估

（一）健康史

询问有无流行性腮腺炎患者接触史、腮腺炎疫苗接种情况、社区是否有腮腺炎流行。

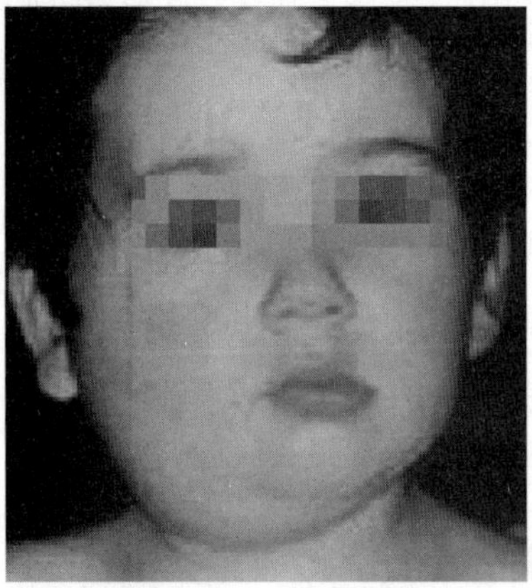
图 16-5　腮腺肿大

（二）身体状况

本病潜伏期 14 ～ 25 天，平均 18 天。部分患儿有发热、头痛、乏力、纳差、呕吐等前驱症状。

1. 典型症状　腮腺肿大、疼痛常为首发体征和症状。常见一侧腮腺先肿大，之后波及对侧。肿大的特点是以耳垂为中心，向前、向后、向下发展，边缘不清，表面发热，触之有弹性及触痛，表面皮肤不红。张口、咀嚼、进食酸性食物时胀痛加剧（图 16-5）。在上颌第二臼齿相对应的颊黏膜处，可见红肿的腮腺管口，有助于早期诊断。腮腺肿大持续约 5 天，以后逐渐消退。

2. 常见并发症

（1）脑膜脑炎：较为常见，常发生在腮腺炎高峰时，可有头痛、颈项强直、呕吐、嗜睡、高热等症状，少数可有昏迷、惊厥。脑脊液改变与病毒性脑炎相似，大多数预后好，症状 2 周内恢复。重者可留有后遗症如耳聋、视力下降或死亡。

（2）睾丸炎和卵巢炎：常见于青春期和成人，多发生于腮腺炎起病后 1 周内。病变的睾丸多为单侧，临床表现有高热、头痛、恶心、呕吐，阴囊有触痛、肿胀、皮肤发红。卵巢炎发生率低，症状也轻，仅有腰部酸痛、下腹疼痛及压痛、月经失调等。一般不影响生育，双侧睾丸或卵巢萎缩者可导致不育。

（3）急性胰腺炎：常发生于腮腺肿大数日后，表现为体温骤然上升，伴有频繁的呕吐，上腹剧痛、压痛和肌紧张。血、尿淀粉酶增高，血清脂肪酶增高。

（4）其他：可有肾炎、心肌炎等。

考点 流行性腮腺炎的临床特征

（三）心理 - 社会状况

疼痛是困扰患儿的最主要症状，并影响进食，容易使患儿及家长紧张不安。评估患儿、家长心理状况及消毒隔离方面的知识水平，了解社区居民对本病的认知程度、防治态度。

（四）辅助检查

1. 血常规　白细胞总数正常或稍低，淋巴细胞相对增多。有并发症时白细胞总数及中性粒细胞可增高。

2. 血清和尿液淀粉酶　病程早期血清和尿液淀粉酶增高，胰腺炎者显著增高，且脂肪酶也增高。

3. 特异性抗体测定　血清或脑脊液中特异性 IgM 抗体增高，提示近期感染。

4. 病毒分离　患儿唾液、尿液、脑脊液中可分离出腮腺炎病毒。

三、治疗要点

自限性疾病，无特异性抗病毒治疗，主要是对症及支持治疗。头痛或腮腺肿痛者可用局部冷敷，亦可用中药内服或外用。发生脑膜脑炎病例可短期使用肾上腺皮质激素及脱水剂。

四、主要护理诊断 / 问题

1. 体温过高　与病毒感染有关。

2. 疼痛　与腮腺非化脓性炎症有关。

3. 潜在并发症：脑膜脑炎、胰腺炎、睾丸炎、卵巢炎等。

五、护理措施

1. 一般护理

（1）发热护理：患儿卧床休息，限制活动量，以减少并发症发生，鼓励多饮水，以利于降温。监测体温变化，高热时给予物理或药物降温，降温后 30 分钟测量体温并记录。

（2）口腔护理：保持口腔清洁，可用温盐水漱口，以防继发感染。

（3）饮食护理：给予营养丰富、易消化软食或半流饮食。忌酸、辣、硬而干燥的食物，以免引起唾液分泌增多，加剧肿痛。

2. 减轻疼痛　常采用局部冷敷收缩血管，减轻炎症充血程度。也可用中药等湿敷于患处，缓解腮腺肿痛。

3. 病情观察　患儿并发脑膜脑炎多于腮腺炎高峰时发生，应密切观察。注意观察睾丸有无肿大、触痛，睾丸鞘膜积液和阴囊皮肤水肿等睾丸炎的表现。睾丸肿痛时可用丁字带托起阴囊，局部冷敷以减轻肿胀和疼痛。密切观察有无发热，上腹剧痛、压痛和肌紧张等胰腺炎表现，给予相应治疗和护理。

4. 预防感染传播

（1）控制感染源：对腮腺炎患儿采取呼吸道隔离，至腮腺肿大完全消退。有接触史的易感儿应隔离观察 3 周。

（2）切断传播途径：对呼吸道分泌物及其污染的物品应进行消毒。在流行期间应加强托幼机构的晨检，及时发现并隔离患儿。

（3）保护易感人群：居室内应空气新鲜，经常开窗通风。流行季节少带儿童去人群密集的公共场所。对易感儿接种腮腺炎减毒活疫苗，目前采用麻疹 – 风疹 – 腮腺炎三联疫苗。

六、健康教育

单纯腮腺炎患儿可居家隔离治疗与护理，指导家长做好隔离、用药、饮食、退热等护理。在病情恢复过程中，患儿体温若再度升高，并伴有并发症表现时，应立即就诊。做好患儿和家长的心理护理，介绍减轻疼痛的方法，使患儿配合治疗。

考点 流行性腮腺炎护理措施

第 5 节　手足口病

一、概　　述

手足口病是由多种肠道病毒引起的常见传染病。多数患者症状轻微，以发热和手、足、口腔等部位的皮疹或疱疹为主要特征；少数患者可并发无菌性脑膜炎、脑炎、急性弛缓性麻痹、心肺功能衰竭等；个别重症患儿病情进展快，易致死亡。

（一）病因及发病机制

主要病原体为柯萨奇病毒A16型和肠道病毒71型。该类病毒对外界抵抗力强，适合在湿、热环境生存，不易被胃酸及胆汁灭活。对乙醚、来苏、氯仿等不敏感，不耐强碱，对紫外线及干燥敏感。漂白粉、甲醛等能使其灭活。发病机制不完全明确。

（二）流行病学

患者和隐性感染者为主要的传染源。主要通过粪-口传播，也可通过接触患者唾液、疱疹液、粪便等污染的手、毛巾等间接接触传播。人群普遍易感，感染后可获得免疫力。患者主要为5岁以下儿童。四季均可发病，以夏秋季多见。本病常呈暴发流行后散在发生，该病流行期间，幼儿园和托儿所易发生集体感染。

考点 手足口病的流行病学

二、护理评估

（一）健康史

询问患儿的饮食及卫生情况，询问患儿有无手足口病患者接触史。

（二）身体状况

1. 普通病例　急性起病，发热或不伴发热、口腔黏膜出现散在疱疹，手足和臀部出现斑丘疹、疱疹，疱疹周围可有炎性红晕，疱内液体较少。可伴有咳嗽、流涕、食欲不振等症状。部分病例仅表现为皮疹或疱疹性咽峡炎。多在一周内痊愈，预后良好。部分病例皮疹表现不典型。

2. 重症病例　少数病例病情进展迅速，在发病1～5天出现脑膜炎、脑炎、脑脊髓炎、肺水肿、循环障碍等，极少数病例病情危重，可致死亡。存活病例可留有后遗症。

（1）神经系统表现：精神差、嗜睡、易激惹、头痛、呕吐、谵妄甚至昏迷；肢体抖动、肌阵挛、眼球震颤、共济失调、眼球运动障碍；无力或急性弛缓性麻痹、惊厥。查体可见脑膜刺激征，腱反射减弱或消失，巴宾斯基征等病理征阳性。

（2）呼吸系统表现：呼吸浅促、呼吸困难或节律改变，口唇发绀，咳嗽，咳白色、粉红色或血性泡沫样痰液；肺部可闻及湿啰音或痰鸣音。

（3）循环系统表现：面色苍灰、皮肤花纹、四肢发凉，指（趾）端发绀；出冷汗；毛细血管再充盈时间延长。心率增快或减慢，脉搏浅速或减弱甚至消失；血压升高或下降。

3. 并发症　病毒性脑炎、脑膜炎、迟缓性瘫痪、病毒性心肌炎、神经源性肺水肿等。

（三）心理–社会状况

观察患儿有无烦躁、焦虑，有无影响休息和睡眠，以及家长对治疗和护理的需求。评估患儿家属、社会支持系统及对患儿的关心程度，对疾病和护理知识的了解程度。评估流行病学情况。

（四）辅助检查

1. 血常规　白细胞计数正常或降低，病情危重者白细胞计数可明显升高。

2. 血清学检查　急性期与恢复期血清肠道病毒中和抗体有 4 倍以上的升高。

3. 病原学检查　咽、气道分泌物，疱疹液，粪便等标本中分离到 EV71、CV-A16 等肠道病毒，或检测到肠道病毒核酸。

三、治疗要点

目前尚无特异性治疗措施，主要为对症治疗。加强隔离，避免交叉感染。适当休息，清淡饮食，做好口腔护理和皮肤护理。重症合并脑炎、脑膜炎、心肌炎等并发症时，应进行相应治疗。

四、主要护理诊断 / 问题

1. 舒适度的改变　与咽痛、鼻塞等有关。

2. 体温过高　与病毒感染有关。

3. 皮肤完整性受损　与疱疹破损有关。

五、护理措施

1. 一般护理

（1）口腔护理：进食前后用温水或生理盐水漱口，保持口腔清洁。有口腔溃疡的患儿可用维生素 B_2 粉剂直接涂于口腔糜烂部位，或涂以碘甘油，消炎止痛，促进溃疡面愈合。

（2）皮肤护理：保持床单元清洁、干燥、平整、无皱褶、无渣屑，患儿衣被清洁干燥，避免用肥皂、沐浴露清洁皮肤，以免刺激皮肤。剪短指甲，防止抓破皮肤。手足部疱疹未破溃处涂炉甘石洗剂或 5% 碳酸氢钠溶液；疱疹已破溃，有继发感染者，局部用抗生素软膏。臀部有皮疹的患儿，保持臀部清洁干燥，及时清理大小便。

（3）饮食护理：给予高热量、高蛋白、高维生素、易消化的流质或半流质饮食，如牛奶、鸡蛋汤、菜粥等保持营养均衡。饮食定时定量，少吃零食，以减少对口腔黏膜的刺激。因口腔溃疡疼痛拒食、拒饮造成脱水、酸中毒者，给予补液以纠正水电解质紊乱。

2. 治疗配合

（1）发热的护理：低热或中等热患儿无须特殊处理，鼓励患儿多饮水；体温 38.5℃以上者，遵医嘱给予降温。

（2）预防惊厥和窒息：加强监测有高热惊厥史患儿的病情，预防惊厥发作。患儿发生抽搐时及时报告医生，遵医嘱给予镇静止惊药物；出现窒息时保持患儿呼吸道通畅。

3. 观察病情　密切观察病情，尤其是重症患儿。若患儿出现烦躁不安、嗜睡、肢体抖动、呼吸及心率增快等表现时，提示有神经系统受累或心肺功能衰竭的表现，应立即通知医生，并积极配合治疗，给予相应护理。保持呼吸道通畅，积极控制颅内压；使用脱水剂等药物治疗时应观察药物的作用及不良反应。

4. 预防感染传播　住院患儿进行床旁隔离。病房每日开窗通风 2 次，并消毒室内空气。医务人员接触患儿前后消毒双手。患儿用具、呕吐物和粪便均应使用消毒液处理，尽量减少陪护及探视人员，并做好宣教，勤洗手、戴口罩等。

考点 手足口病的护理措施

六、健康教育

向患儿家长介绍本病的流行特征、临床表现、预防措施等知识。在本病流行期间不宜带儿童到人群聚集的公共场所，以减少感染；指导家长培养婴幼儿良好的卫生习惯，饭前、便后洗手；玩具、餐具定期清洗消毒等。保持家庭环境卫生，经常通风，勤晒衣被、玩具。注意孩子的营养、休息，加强锻炼，提高机体抵抗力。确诊的患儿需立即隔离，不需住院治疗的患儿可居家隔离，教会家长做好口腔护理、皮肤护理及病情观察。如有病情变化应及时就诊。

第 6 节　中毒型细菌性痢疾

案例 16-3

患儿，男性，1 岁 5 个月。因发热 8 小时，腹泻 5 小时，2 小时前发作惊厥 2 次收入院。

入院时情况：体温 39.3℃，脉搏 140 次 / 分，呼吸 38 次 / 分，血压 90/50mmHg，昏迷状态，神志不清，压眶有反应，不能应答，面色灰白，口唇发绀，四肢末梢发凉、发绀。双侧瞳孔等大等圆，直径 0.3cm，对光反射存在。医疗诊断：中毒型细菌性痢疾。

问题：如何预防中毒型细菌性痢疾？其护理措施有哪些？

一、概　述

细菌性痢疾是由志贺菌属引起的肠道传染病，中毒型细菌性痢疾是急性细菌性痢疾的危重型。起病急骤，临床以突发高热、反复惊厥、嗜睡、昏迷，迅速发生循环衰竭和（或）呼吸衰竭为特征。该病病死率高。

（一）病因及发病机制

病原菌为志贺菌属，革兰氏阴性杆菌，对外界环境抵抗力较强，耐寒、耐湿。其在水果、蔬菜中能存活 10 天左右，在牛奶中存活 20 天，在阴暗潮湿或冰冻的条件下，可存活数周。痢疾杆菌对理化因素敏感，日光照射 30 分钟或加热 60℃、5 ～ 10 分钟均可将其杀灭。常用的各种消毒剂也能迅速将其杀灭。

痢疾杆菌经口进入结肠，侵入肠黏膜上皮细胞和黏膜固有层，在局部迅速繁殖并裂解，产生大量内毒素，形成内毒素血症，引起周身和（或）脑的急性微循环障碍，发生休克和（或）脑病。抽搐的发生与神经毒素有关。

（二）流行病学

急、慢性患者和带菌者。主要通过粪 - 口传播。人群普遍易感，多见于 2 ～ 7 岁的小儿。全年均可发生，以夏、秋季为高峰。

考点 中毒型细菌性痢疾的病因、传播途径

二、护理评估

（一）健康史

了解患儿年龄、发病季节、平时健康状况，有无不洁饮食史、与痢疾患者接触史。询问大便的性质、次数、是否排黏液脓血便。有无高热、惊厥表现。

（二）身体状况

潜伏期通常为 1 ~ 2 天，可短至数小时。起病急骤，体温可达 40℃以上，反复惊厥、嗜睡、昏迷；迅速发生呼吸和循环衰竭。发病早期肠道症状多不明显或缺如。根据临床特点，可将本病分为 4 种类型。

1. 休克型（皮肤内脏微循环障碍型）　主要表现为感染性休克。患儿面色苍白、肢端厥冷、脉搏细速、呼吸增快、血压正常或偏低、脉压小；随着病情进展，微循环淤血、缺氧，面色青灰、肢端冷湿、皮肤出现花纹、血压明显降低或测不出、心音低钝、少尿或无尿。

2. 脑型（脑微循环障碍型）　以神志不清、反复惊厥、昏迷为主要表现。早期有嗜睡、呕吐、头痛；随之出现瞳孔大小不等，对光反射消失，呼吸节律不整，甚至呼吸停止。

3. 肺型（肺微循环障碍型）　主要表现为呼吸窘迫综合征。以肺循环障碍为主，常在脑型或休克型基础上发展而来，病情危重，病死率高。

4. 混合型　同时或先后出现以上两型或三型的征象，极为凶险，病死率更高。

考点　中毒型细菌性痢疾的临床表现

（三）心理 – 社会状况

评估家长及年长儿的认知水平、心理状况，有无紧张、焦虑、恐惧、自责、抱怨等。了解家庭及社区居民对本病的认知程度、防治态度。

（四）辅助检查

1. 血常规　白细胞总数与中性粒细胞增高。当有 DIC 时，血小板减少。

2. 大便常规　有黏液脓血便的患儿，镜检可见大量脓细胞、红细胞和巨噬细胞。怀疑为中毒型细菌性痢疾而未排便者，可用冷盐水灌肠，必要时多次镜检大便。

3. 细菌培养　可分离出志贺菌属痢疾杆菌是确诊的最直接依据。

三、治疗要点

病情凶险，须及时抢救。迅速扩充血容量，纠正酸中毒；改善微循环，维持水、电解质平衡；首选 20% 甘露醇降低颅内压；降温、止惊；选用敏感抗生素控制感染；吸氧，保持气道通畅。

四、主要护理诊断 / 问题

1. 体温过高　与毒血症有关。

2. 组织灌流量改变　与机体的高敏状态和毒血症致微循环障碍有关。

3. 潜在并发症：颅内压增高。

4. 焦虑　与病情危重有关。

五、护理措施

1. 一般护理　保持室内安静，减少刺激。卧床休息，监测体温。高热时遵医嘱降温，预防高热惊厥致脑缺氧、脑水肿加重。对持续高热不退甚至惊厥不止者可采用亚冬眠疗法。给予营养丰富、易消化的流质或半流质饮食，多饮水。禁食易引起胀气、多渣的刺激性食物。

2. 治疗配合

（1）休克的护理：患儿取仰卧中凹位，注意保暖，记录出入量，密切观察生命体征与神志变化，建立有效静脉通路，维持水电解质平衡，纠正酸中毒。

（2）防治脑水肿和呼吸衰竭：遵医嘱使用镇静剂、脱水剂、利尿剂等，控制惊厥，降低颅内压。注意大便次数、性质，观察有无脱水情况发生。保持呼吸道通畅，做好人工呼吸、气管插管、气管切开的准备工作，必要时使用呼吸机治疗。

（3）密切观察病情，监测并发症：严密观察有无颅内压增高、呼吸衰竭等并发症的表现，注意瞳孔、血压、尿量、呼吸等情况。瞳孔大小不等、对光反射消失、呼吸节律异常为脑疝、呼吸衰竭的表现。

3. 预防疾病的传播　对患儿采取消化道隔离至临床症状消失后1周或3次大便培养阴性。加强饮水、饮食、粪便的管理及灭蝇、灭蟑螂工作。养成良好卫生习惯。

4. 心理护理　护理患儿时冷静、耐心。主动向患儿和家属解释病情，消除心理紧张和顾虑，使之配合治疗并得到充分的休息。经常巡视病房，及时解决患儿的问题。

考点 中毒型细菌性痢疾的隔离时间

六、健康教育

指导家长与患儿急性期多饮水，学会观察大便的性状、量及伴随症状。学会观察药物的疗效和不良反应。指导家长与患儿注意饮食卫生，向患儿及家长讲解本病的传播方式和预防知识。

第7节　小儿结核病

一、概　　述

结核病是由结核杆菌引起的一种慢性、全身性的传染病。小儿以原发性肺结核最常见，严重病例可引起血行播散性肺结核或结核性脑膜炎，后者是小儿结核病引起死亡的主要原因。

（一）病因及发病机制

结核分枝杆菌属于分枝杆菌属，染色具有抗酸性，为需氧菌。对人具有致病性的是人型结核杆菌和牛型结核杆菌。结核杆菌对外界的抵抗力较强，在阴湿处可生存5个月以上，冰冻1年半后仍保持活力，但经65℃、30分钟或干热100℃、20分钟即可灭活，煮沸1分钟即可杀死。痰液内结核杆菌用5%苯酚或20%含氯石灰（漂白粉）经24小时处理可被杀灭，将痰吐在纸上直接焚烧是最简单的灭菌方法。

儿童发病与否主要与结核菌毒力和数量，以及机体的抵抗力有关，尤其是与细胞免疫力强弱有关。

（二）流行病学

开放性肺结核患者是主要传染源。呼吸道为主要传播途径，少数经消化道传播，经皮肤或胎盘传染者极少。新生儿对结核菌非常易感。生活贫困、居住拥挤、营养不良、卫生环境差、社会经济落后等是人群结核病高发的原因。

（三）辅助检查

1. 结核菌素皮肤试验　结核菌素皮肤试验可测定受试者是否感染过结核杆菌。小儿受结核杆菌感染 4 ～ 8 周后做结核菌素皮肤试验即呈阳性反应。

（1）试验方法：在左前臂掌侧面中下 1/3 交界处皮内注射 0.1ml 含 5 个结核菌素单位的纯蛋白衍生物（PPD），使之形成直径为 7 ～ 8mm 的皮丘。48 ～ 72 小时后观察反应结果，具体判断标准见表 16-2。

考点 结核菌素试验的方法

表 16-2　结核菌素皮肤试验结果判断

反应		符号	反应性质和强度
阴性		–	无硬结，有时有轻度发红，直径＜ 5mm
阳性	弱阳性	+	红硬，直径 5 ～ 9mm
	中阳性	++	红硬，直径 10 ～ 15mm
	强阳性	+++	红硬，直径≥ 15mm 或局部出现双圈、水疱、坏死及淋巴管炎

（2）临床意义：①卡介苗接种成功且无免疫缺陷的儿童，结核菌素皮肤试验硬结平均直径≥ 10mm 时判断为儿童结核分枝杆菌潜伏感染。②卡介苗接种成功，有免疫功能缺陷或接受免疫抑制剂治疗 >1 个月的儿童，硬结平均直径≥ 5mm 判断为儿童结核分枝杆菌潜伏感染。③与痰涂片阳性肺结核患者有密切接触的 5 岁以下儿童，硬结平均直径≥ 5mm 时判断为儿童结核分枝杆菌潜伏感染。④卡介苗接种未成功且除外非结核分枝杆菌感染的儿童，硬结平均直径≥ 5mm 时判断为儿童结核分枝杆菌潜伏感染。⑤反应由阴性转为阳性或 2 年内反应直径增加≥ 10mm 者也提示有结核分枝杆菌近期感染。⑥结核菌素皮肤试验结果阴性不支持儿童结核分枝杆菌潜伏感染，但应除外免疫功能受损患者（如 IIIV 感染者、重症疾病患者，原发或继发的免疫功能缺陷症等）或检测方法错误导致的假阴性可能。

考点 结核菌素试验的判定与意义

2. 实验室检查

（1）细菌学检查：从痰、胃液、脑脊液、浆膜腔液中找到结核分枝杆菌是确诊的重要手段。

（2）免疫学诊断及分子生物学诊断：可用酶联免疫吸附试验、聚合酶链反应等方法对患儿血清、脑脊液、浆膜腔液进行检测。

（3）血沉：多增快，可判断病灶是否具有活动性及判断疗效，但无特异性。

3. 影像学检查　胸部 X 线检查是筛查小儿结核病不可缺少的重要手段之一。X 线检查可确定病灶的部位、范围、性质、发展和决定治疗方案。最好同时做正、侧位 X 线检查，侧位片可发现肿大淋巴结或靠近肺门部位的原发病灶。必要时进行 CT 检查。

考点 肺结核的辅助检查

（四）预防

1. 控制传染源　结核菌涂片阳性患者是小儿结核病的主要传染源，早期发现并合理治疗结核菌涂片阳性患者，是预防小儿结核病传播的根本措施。

2. 接种卡介苗　是预防小儿结核病的有效措施。目前我国免疫规划要求在全国城乡普及新生儿卡介苗接种。接种卡介苗的禁忌证：①结核菌素试验阳性者；②注射部位有湿疹或患全身性皮肤病；③急性传染病恢复期；④先天性胸腺发育不全或严重免疫缺陷病患儿。

3. 应用预防性化疗药物

（1）目的：预防儿童活动性肺结核，预防肺外结核病发生，预防青春期结核病复燃等。

（2）方法：遵医嘱口服异烟肼每日 10mg/kg，每日＜ 300mg，疗程 6 ～ 9 个月。

（3）适应证：①密切接触家庭内开放性肺结核者；② 5 岁以下婴幼儿未接种卡介苗而结核菌素试验阳性者；③结核菌素试验新近由阴性转为阳性者；④结核菌素试验阳性伴结核中毒症状者；⑤结核菌素试验阳性，新患麻疹或百日咳小儿；⑥结核菌素试验阳性而需较长时间使用肾上腺皮质激素或其他免疫抑制剂者。

（五）治疗要点

1. 一般治疗　注意休息，有明显结核中毒症状及高度衰弱者应绝对卧床休息。居室环境应阳光充足，空气流通。加强营养，给予高蛋白和高维生素的食物。避免接触各种传染病。

2. 抗结核药物治疗

（1）抗结核治疗的原则：早期、适量、联合、规律、全程用药。

1）早期治疗：可将生长繁殖活跃的结核杆菌迅速消灭，使病变组织易于修复，争取不留后遗症。

2）适量疗程：消灭顽固菌必须坚持足够长的疗程，并可以防止病情的恶化及复发。

3）联合用药：目的在于防止结核杆菌产生耐药性。选用有协同作用的药物联合应用，但应避免联合使用不良反应相同、有交叉耐药性及效力过弱的药物。

4）规律用药：不让已被抑制的结核杆菌有再度活跃繁殖的机会，且可防止耐药菌的产生。

5）全程剂量：可发挥最大限度的杀菌或抑菌作用，保证全程治疗完成。

（2）抗结核药物种类：WHO 推荐的 6 种抗结核基本药物。

1）全杀菌药：异烟肼（INH）及利福平（RFP）。

2）半杀菌药：链霉素（SM）和吡嗪酰胺（PZA）。

3）抑菌药：乙胺丁醇（EMB）或乙硫异烟胺（ETH）。

（3）化疗方案

1）标准化疗方案：①初治活动性肺结核（含痰涂片阳性和阴性）通常选用 2HRZE/4HR 方案，即强化期使用异烟肼、利福平、吡嗪酰胺、乙胺丁醇，1 次 /d，共 2 个月；巩固期使用异烟肼、利福平，1 次 /d，共 4 个月。若强化期第 2 个月末痰涂片仍阳性，强化方案可延长 1 个月，总疗程 6 个月不变。对粟粒型肺结核或结核性胸膜炎上述疗程可适当延长，强化期为 3 个月，巩固期 6 ～ 9 个月，总疗程 9 ～ 12 个月。在异烟肼高耐药地区，可选择 2HRZE/4HRE 方案。②复治活动性肺结核（含痰涂片阳性和阴性），常用方案为 2HRZSE/6HRE，3HRZE/6HR，2HRZSE/1HRZE/5HRE。复治结核应进行药敏试验。

2）短程疗法：为现代结核病化疗的重大进展，直接监督下服药与短程化疗是 WHO 提出的治愈结核病患者的重要策略。一般需 6 ～ 9 个月，短程疗法方案见表 16-3。

表 16-3　短程疗法方案

方案	2 个月	4 个月
2HRZ/4HR	INH、RFP、PZA	INH、RFP
2SHRZ/4HR	SM、INH、RFP、PZA	INH、RFP
2EHRZ/4HR	EMB、INH、RFP、PZA	INH、RFP

注：方案中数字代表月，方案中的大写字母为每种药物英文编写名称的第一个大写字母。

二、原发性肺结核

案例 16-4

患儿，女性，21 个月，近日出现高热、咳嗽，伴疱疹性结膜炎和结节性红斑。与外婆居住，其外婆患有肺结核。患儿结核菌素试验后 72 小时观察结果为：局部硬结 17mm。体温 39.6℃，肝、脾轻度增大；颈无抵抗，巴宾斯基征阳性。胸片可见大小一致、密度相同、分布均匀的粟粒状阴影。

问题： 1. 该患儿初步诊断为哪种疾病？

2. 该患儿应采取的护理措施是什么？

（一）概述

原发性肺结核是人体初次感染结核杆菌后在体内形成的病灶，是小儿肺结核的主要类型，儿童原发性肺结核包括原发综合征，胸内淋巴结结核，干酪性肺炎，气管、支气管结核，此型吸收较快，预后一般较好。但也可进展，导致结核性胸膜炎，或急性血行播散性肺结核或结核性脑膜炎。

结核菌第一次经呼吸道入侵肺部，多位于胸膜下、肺上叶底部和下叶上部，右肺多见。基本病变为渗出、增殖与坏死。渗出性病变以炎性细胞、单核细胞和纤维蛋白为主要成分；增殖性改变以结核结节和结核性肉芽肿为主；坏死的特征改变为干酪样病变。在原发病灶的形成过程中，结核杆菌沿局部淋巴管侵入肺门或纵隔淋巴结，引起淋巴管炎和淋巴结肿大。与结核患者密切接触，特别是与开放性肺结核患者接触的小儿容易被感染；近期患有急性传染病，应用免疫抑制剂，既往有疱疹性结膜炎、结节性红斑等人群，对结核杆菌敏感。

（二）护理评估

1. 健康史　询问患儿是否接种过卡介苗，了解患儿有无与开放性肺结核患者的密切接触史，生活环境和居住条件如何，近期是否患过其他急性传染病，如麻疹、水痘、百日咳等。是否有持续2周以上原因不明的发热，是否体弱多病，经常感冒。

2. 身体状况

（1）结核中毒症状：轻症可无症状，仅在X线检查时被发现。一般起病缓慢，可有低热、轻咳、食欲减退、消瘦、盗汗、疲乏等结核中毒症状。婴幼儿及症状较重者起病急，表现为突然高热，但一般情况尚好，与发热不相称，2～3周后转为持续低热。

（2）呼吸系统症状：咳嗽、轻度呼吸困难等。

（3）淋巴结压迫症状：若有淋巴结高度肿大，可产生压迫症状，出现类似百日咳样痉咳，喘鸣或声音嘶哑。

（4）过敏状态：部分患儿可有疱疹性结膜炎、结节性红斑或多发性、一过性关节炎等结核变态反应表现。

（5）体征：肺部体征不明显，与肺内病变不一致，浅表淋巴结无痛性肿大伴有粘连。婴儿可伴肝脾大。

（6）其他：体重不增、生长发育障碍等。

3. 心理－社会状况　了解患儿生活习惯、居住环境，评估家长的心理状况，对本病病因、隔离方法、长期治疗等知识的了解程度和护理的认识程度，家庭经济承受能力及社会支持系统。

4. 辅助检查

（1）结核菌素试验：呈强阳性或由阴性转为阳性者，应做进一步检查。

（2）胸部X线检查：是诊断小儿肺结核的重要方法。原发综合征X线片呈典型哑铃“双极影”；支气管淋巴结结核表现为淋巴结肿大，边缘模糊称炎症型，边缘清晰称结节型。

（3）血沉：结核活动期血沉增快。

考点 肺结核辅助检查

（三）治疗要点

无明显自觉症状的原发性肺结核选用标准化疗，活动性原发性肺结核宜采用直接督导下短程化疗（DOTS）。高热、结核中毒症状重者，在充分使用抗结核药物的基础上，可使用糖皮质激素减轻炎症和变态反应，促进炎症吸收。

（四）主要护理诊断/问题

1. 营养失调：低于机体需要量　与食欲不振、消耗过多有关。

2. 活动无耐力　与结核杆菌感染有关。

3. 知识缺乏　家长及患儿缺乏隔离、服药的知识。

（五）护理措施

1. 饮食护理　给予高热量、高蛋白、高维生素的食物，如牛奶、鸡蛋、鱼、瘦肉、豆制品、新鲜水果和蔬菜等，以增强抵抗力，促进机体修复能力提高和病灶愈合。

2. 生活护理　居室空气新鲜、阳光充足；有发热和中毒症状的小儿应卧床休息，减少体力消耗；保证充足睡眠。可进行适当活动，但应避免受凉而引起上呼吸道感染。

3. 治疗配合　正确用药及观察药物副作用。指导正确的给药方法，如异烟肼和利福平宜在晨起时顿服；用异烟肼加服维生素 B_6 时，两者的服药时间要分开；链霉素可引起耳聋、耳鸣及肾功能损害；利福平可引起肝功能损害；异烟肼可引起皮疹、手足麻木及烧灼感；对氨基水杨酸可有胃肠道反应；乙胺丁醇可以出现球后视神经炎、视力减退及皮疹。发现患儿出现不良反应时及时报告医生。

4. 预防感染传播　实行呼吸道隔离，定期空气消毒；对患儿呼吸道分泌物、痰杯、餐具等进行消毒隔离。避免与麻疹、百日咳等急性传染病患儿接触，以免加重病情。

5. 心理护理　结核病病程长，治疗用药时间长。患儿常对服药、打针产生恐惧，担心受到同龄小朋友的冷遇。年长儿常担心治病而影响学习；家长担心疾病会威胁小儿生命和经济等。护士应多与患儿及家长沟通，了解他们的心理状态，介绍病情及用药情况，让他们消除顾虑，树立战胜疾病的信心。

（六）健康教育

1. 向家长讲明本病是慢性病，药物治疗和护理需要家长配合。

2. 积极防治各种急性传染病，如麻疹、百日咳等，防止结核病情恶化。

3. 对活动性原发性肺结核患儿需采取呼吸道隔离措施，对患儿呼吸道分泌物和用具进行消毒处理。如餐具放在消毒锅内煮沸消毒 30 分钟。

4. 指导家长做好患儿的日常生活护理和饮食护理。

5. 告知家长坚持全程正规服药是治愈结核病的关键。在化疗期间应密切观察药物的副作用。一旦发生不良反应立即就诊。

6. 定期复查，了解治疗效果和药物使用情况，以便酌情调整治疗方案。

三、结核性脑膜炎

案例 16-5

强强，6 岁，因不规则发热、呕吐、间断抽搐 1 周入院，根据家长介绍，强强无结核病接触史，但未接种卡介苗。入院诊断为结核性脑膜炎。

问题： 1. 该患儿存在哪些护理诊断？

2. 可采取哪些护理措施？

（一）概述

结核性脑膜炎简称结脑，是结核菌侵犯脑膜所引起的中枢神经系统感染，是小儿结核病中最严重的类型。病死率较高，存活者可有后遗症。多见于 3 岁以内的婴幼儿。

患儿感染原发性肺结核或血行播散性肺结核后，因婴幼儿免疫功能低下，血－脑屏障不完善，结核杆菌侵入淋巴系统，经血行播散进入脑膜和脑实质；结核杆菌侵入蛛网膜下隙，并随脑脊液播散，经数天至数周引起结核性脑膜炎，一般发生在原发感染后 12 个月内，尤其是初次感染结核杆菌后 3 ～ 6 个月最易发病。

考点 结核性脑膜炎病因

（二）护理评估

1. 健康史　了解患儿预防接种史、结核病接触史、近期急性传染病史；是否有结核病史、是否进行过治疗；有无早期性格改变及呕吐等。

2. 身体状况　评估患儿生命体征、神志、囟门张力、有无脑膜刺激征及脑神经受损与瘫痪等。本病多缓慢起病，婴儿以骤起高热、惊厥发病，典型临床表现分 3 期：

（1）早期（前驱期）：持续 1 ～ 2 周。主要症状为性格改变、精神呆滞、喜哭、易怒、睡眠不安、双目凝视等，同时有低热、呕吐、便秘，年长儿可诉头痛，婴儿则表现为嗜睡或发育迟滞等。

（2）中期（脑膜刺激征期）

1）颅内压增高的表现：持续 1 ～ 2 周，可出现剧烈头痛、喷射性呕吐、嗜睡或惊厥，体温进一步增高。

2）脑膜刺激征（颈强直，克尼格征、布鲁辛斯基征阳性）：是结脑最主要和常见的体征。较小的婴儿以前囟饱满为主。此期还可出现脑神经障碍，最常见者为面神经瘫痪（眼睑下垂、眼外斜、鼻唇沟消失等）。

3）晚期（昏迷期）：持续 1 ～ 3 周，上述症状逐渐加重，由意识朦胧、半昏迷进入昏迷。频繁惊厥甚至可呈强直状态。患儿极度消瘦，明显出现水、电解质代谢紊乱。最终死于脑疝导致的呼吸及心血管运动中枢麻痹。

3. 心理－社会状况　评估患儿及家长情绪反应、对疾病的承受能力和配合程度，患儿有无焦虑，家庭应对能力如何，了解社区居民对本病的认知程度、防治态度。家长是否有来自社会公众方面的心理压力。

考点 结核性脑膜炎身心状况

4. 辅助检查

（1）脑脊液检查：压力增高，外观透明或呈毛玻璃样，静置 12 ～ 24 小时后，可有蜘蛛网状薄膜形成，取之涂片检查，可查到结核杆菌。白细胞总数（50 ～ 500）$\times 10^9$/L，淋巴细胞占 0.70 ～ 0.80，糖和氯化物含量同时降低为结脑的典型改变，蛋白定量增加。脑脊液结核分枝杆菌培养阳性即可确诊。

（2）胸部 X 线检查：85% 的结核性脑膜炎患儿的胸片有结核病改变，其中 90% 为活动性肺结核。

（3）结核菌素试验：结核菌素试验阳性对诊断很有帮助，但约 50% 的结脑患儿结核菌素试验可呈阴性反应。

（4）抗结核抗体测定：PPD-IgG、PPD-IgM 抗体测定有助于早期诊断。

考点 结核性脑膜炎脑脊液检查

（三）治疗要点

把握抗结核治疗和降低颅内压两个重点环节。

1. 一般治疗 卧床休息，精心护理，保证足够的热量，防止压力性损伤，做好眼睛、口腔、皮肤护理等。

2. 抗结核治疗

（1）强化治疗阶段：联合使用 INH、RFP、PZA 及 SM，疗程 3 ～ 4 个月。开始治疗的 1 ～ 2 周，将 INH 全日量的一半加入 10% 葡萄糖中静脉滴注，余量口服，待病情好转后改为全日量口服。

（2）巩固治疗阶段：继续应用 INH、RFP 或 EMB。RFP 或 EMB 9 ～ 12 个月。抗结核药物总疗程不少于 12 个月，或待脑脊液恢复正常后继续治疗 6 个月。

3. 降低颅内压 可采取脱水、利尿、侧脑室穿刺引流、分流手术等。用 20% 甘露醇降颅内压，应于 30 分钟内快速静脉注入。急性脑积水或慢性脑积水急性发作者，用药物降颅内压无效或疑有脑疝者，应做引流术。

4. 应用糖皮质激素 可迅速减轻结核中毒症状，抑制炎症渗出，改善毛细血管通透性，降低颅内压，且可减轻粘连和脑积水的发生。常用泼尼松，疗程 8 ～ 12 周。

5. 对症治疗 抗惊厥，维持水、电解质平衡。

（四）主要护理诊断 / 问题

1. 潜在并发症：颅内压增高、水及电解质紊乱等。

2. 营养失调：低于机体需要量 与摄入不足、消耗增多有关。

3. 有皮肤完整性受损的危险 与长期卧床、意识障碍有关。

4. 有感染的危险 与免疫力下降有关。

5. 焦虑 与病情危重、预后差有关。

（五）护理措施

1. 一般护理

（1）安全护理：惊厥发作时，应保证患儿安全，在上下齿之间放置牙垫，以防舌咬伤；床边设置床栏，防止坠床，专人守护。保持室内安静，避免一切不必要的刺激，治疗、护理操作尽量集中完成。

（2）饮食护理：给予患儿营养丰富、易消化的饮食，保证足够能量以增强机体的抵抗力。清醒患儿采取舒适体位并协助进食。对昏迷、不能吞咽者，可鼻饲和静脉补液，维持水、电解质平衡。

（3）生活护理：保持床铺清洁、平整。保持皮肤清洁、干燥。及时清理呕吐物和大小便。对昏迷及瘫痪患儿，每 2 小时翻身、拍背一次，以防止压力性损伤和坠积性肺炎。对昏迷而眼不能闭合者，可涂红霉素眼膏并用无菌纱布覆盖，保护角膜。每日清洁口腔 2 ～ 3 次，以免由呕吐致口腔不洁，细菌繁殖或并发吸入性肺炎。

2. 病情观察，防止并发症 密切观察患儿体温、呼吸、脉搏、血压、神志、瞳孔大小和尿量，及早发现颅内高压或脑疝，以便及时采取急救措施。

3. 治疗配合 按医嘱给予脱水剂、利尿剂、肾上腺皮质激素、抗结核药物等，注意液体的速度和药物的副作用。脱水剂、利尿剂应用后应注意有无脱水和电解质紊乱。做好腰穿、侧脑室引流术后护理。颅内压增高时腰椎穿刺应在使用脱水剂半小时后进行，腰椎穿刺后去枕平卧4～6小时。惊厥发作时，就地抢救，松解患儿衣领，去枕仰卧位，头偏向一侧，将舌向外牵拉，及时清除呼吸道分泌物及口腔内呕吐物，保持呼吸道通畅，有呼吸功能障碍时给予吸氧，必要时进行人工辅助呼吸。按医嘱给予止惊药物。

4. 预防感染传播　大部分结脑患儿伴有肺部结核病灶，应采取呼吸道隔离措施。

5. 心理护理　结脑病情重、病程长，疾病和治疗给患儿带来不少痛苦。对患儿应和蔼可亲，关怀体贴，了解其心理需求，及时提供全身心的照顾。加强与患儿家长的沟通，及时了解其心理状态，体会其感受，并给予耐心解释和心理上的支持，使其克服焦虑心理，配合治疗护理。

（六）健康教育

自觉执行治疗计划，坚持全程、合理用药，并做好病情及药物毒副作用的观察，定期门诊复查。为患儿制订良好的生活制度，保证休息时间，适当进行户外活动。注意饮食，供给充足的营养。避免继续与开放性结核患者接触，以防重复感染。积极预防和治疗佝偻病、营养不良、贫血及各种急性传染病，防止疾病复发。对留有后遗症的患儿，指导家长进行功能锻炼，帮助肢体功能恢复，防止肌挛缩。对失语和智力低下者，进行语言训练和特殊教育。

自测题

A_1/A_2 型题

1. 关于麻疹的描述错误的是
   A. 经消化道传播
   B. 患者是唯一传染源
   C. 好发于冬春季节
   D. 儿童普遍易感
   E. 大多数愈后获终生免疫
2. 结核菌素试验判断结果的时间是注射后
   A. 4～6小时　B. 8～10小时
   C. 12～18小时　D. 24～36小时
   E. 48～72小时
3. 结核性脑膜炎最主要和常见的体征为
   A. 性情改变　B. 呕吐，便秘
   C. 脑膜刺激征　D. 脑神经症状
   E. 颅内压增高
4. 哪项不是流行性腮腺炎的并发症
   A. 脑膜脑炎　B. 急性咽喉炎
   C. 急性胰腺炎　D. 急性睾丸炎
   E. 急性卵巢炎
5. 结核性脑膜炎进入晚期的特征是
   A. 昏迷、半昏迷或强直性惊厥频繁发作
   B. 脑膜刺激征
   C. 脑神经受损
   D. 腹壁反射消失
   E. 偏瘫或肢体瘫痪
6. 5岁男孩，高热2小时，抽搐3次，意识不清，初步诊断为中毒型细菌性痢疾。首先应该做的检查是
   A. 腰椎穿刺
   B. 血常规
   C. 头颅CT
   D. 灌肠或肛门拭子检查粪便常规
   E. 脑电图

A_3/A_4 型题

（7～10题共用题干）

患儿，女性，2岁。发热，咳嗽，畏光4天就诊。体检见：体温39.2℃，呼吸38次/分，球结膜充血，耳后发际见红色斑丘疹，疹与疹之间皮肤正常。

7. 该患儿诊断可能是

A. 猩红热　　B. 麻疹

C. 风疹　　D. 幼儿急疹

E. 肠道病毒感染

8. 欲确诊的首选检查是

A. 血常规

B. 血培养

C. 咽拭子培养

D. 皮疹涂片找抗原

E. 血清特异性 IgM 抗体检测

9. 入院后咳嗽加重，声音嘶哑，犬吠样咳伴吸气性呼吸困难，口周发绀，可能发生的并发症是

A. 肺炎　　B. 脑炎

C. 急性喉炎　　D. 心力衰竭

E. 呼吸衰竭

10. 不恰当的护理措施是

A. 吸氧、吸痰

B. 眼部护理

C. 保持皮肤清洁

D. 口服阿司匹林或用乙醇擦浴退热

E. 避免强光刺激

（11 ～ 12 题共用题干）

患儿，女性，9 岁，小学生，因发热伴有右耳肿痛 2 天就诊。诊断为“流行性腮腺炎”。

11. 该患儿的隔离期应当是

A. 腮腺肿大前 5 天至肿大后 1 周

B. 腮腺肿大前 7 天至肿消退后一周

C. 腮腺肿大前 5 天至肿大后 10 天

D. 腮腺肿大开始至肿大消退后 10 天

E. 腮腺肿大开始至腮腺完全消肿

12. 患儿在家休养一周后，自述头痛剧烈，时有呕吐，烦躁，发作惊厥 2 次，立即就诊，考虑合并了

A. 中毒性脑病　　B. 化脓性脑膜炎

C. 高热惊厥　　D. 脑膜脑炎

E. 神经系统后遗症

（付昌萍）

第 17 章
儿科常用护理技术

第 1 节　婴儿身高（长）、体重测量

【操作目的】　掌握婴儿体重、身高（长）的测量方法，学会通过测量协助评估小儿营养及体格发育状况，了解病情变化，协助疾病诊断。

【操作准备】

1. 环境准备　保持适宜的环境温度（26 ～ 28℃），光线适宜、保持安静、安全。

2. 物品准备　婴儿磅秤、身高测量床、清洁布、污物桶、记录表、笔等。

3. 护士准备　着装整洁，修剪指甲，洗手，戴口罩。

【操作步骤】

1. 核对，解释（向家长说明测量体重、身高的意义及操作过程）。

2. 将婴儿磅秤、测量床稳妥地放于操作台上，清洁布铺在磅秤、测量床上，并校好婴儿磅秤刻度至 0 点。

3. 测量体重

（1）沐浴后或脱去婴儿衣服、鞋、袜、帽子及尿布等，注意保暖。

（2）将婴儿从床上抱起，轻轻放于秤盘上，放置位置正确（图 17-1），准确读数。向家长报告测量结果。

（3）将婴儿抱回床上，穿好衣、裤及尿布等。

4. 测量身高（长）

（1）将婴儿从床上抱起，轻轻放于测量床上，婴儿仰卧于测量床的中线。

（2）助手固定婴儿头部，使其轻贴测量床的顶板（图 17-2）。

（3）护士一手轻压婴儿双膝，使腿展平，一手轻轻推动滑板至婴儿足底，准确读数，读至小数点后 2 位。向家长报告测量结果。

（4）将婴儿抱回床上，为婴儿穿好鞋袜，戴好帽子。

5. 整理床单元，拉好床档，洗手，记录。

【注意事项】

1. 测量中因婴儿易动，操作应轻快，并准确读数。所测数值有异议时应重复测量核实。

2. 注意婴儿安全舒适，操作中避免离开婴儿。

3. 严格执行查对制度，操作规范，动作熟练。

4. 测量体重与身长的时机应选择在喂乳前或饭前、便后。

5. 关心婴儿，沟通亲切自然。

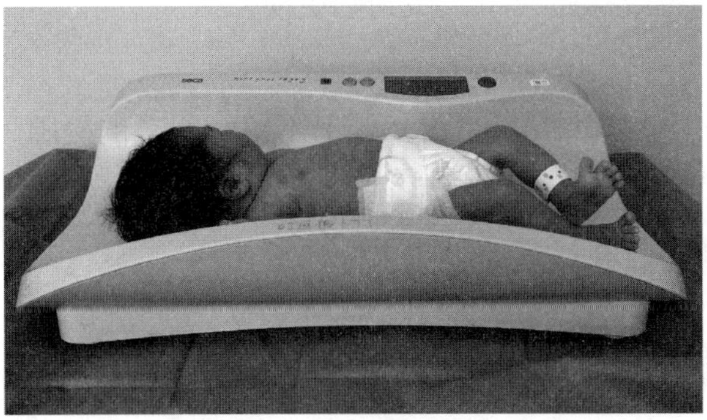

图 17-1　测量婴儿体重

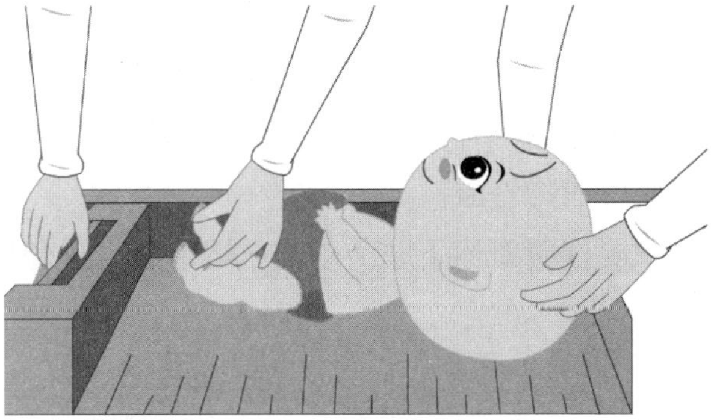

图 17-2　测量婴儿身长

第 2 节　更换尿布

【操作目的】　保持臀部皮肤干燥、清洁、舒适，防止尿液、粪便等对皮肤长时间的刺激，预防尿布性皮炎或皮肤破损的发生。

【操作准备】

1. 婴儿准备　评估婴儿情况，观察臀部皮肤状况。

2. 环境准备　调节室温至 26 ～ 28℃，湿度适宜，避免对流风。

3. 物品准备　尿布、污物桶、护臀霜或鞣酸软膏、操作台，根据需要准备小毛巾、温水或湿纸巾。

4. 护士准备　着装整洁，修剪指甲，洗手，戴口罩。

【操作步骤】

1. 解开包被，拉起婴儿的上衣，避免被排泄物污湿。

2. 解开尿布，一只手抓住婴儿双足，另一只手把尿片的前半部分相对洁净处从前向后擦拭婴儿的会阴部和臀部，并将洁净处遮盖污湿部分后垫于婴儿臀下。

3. 用湿纸巾或湿毛巾从前向后擦净臀部皮肤，注意擦拭皮肤的皱褶部分，如果臂部皮肤发红，用湿毛巾清洁后吸干皮肤表面水分。

4. 根据臀部情况将护臀霜或鞣酸软膏涂抹于臀部，注意涂抹于易接触排泄物或皮肤发红的部位。

5. 用一手轻轻提起双足，使臀部略抬高，另一手取下污湿尿布。

6. 将清洁的尿布置于腰下，放下婴儿双足，系好尿布，大小松紧适宜。如新生儿脐带未脱落，将尿片前部的上端向下折，使脐带残端处于暴露状态。

7. 整理衣服，包好包被。

8. 观察排泄物性状和量。

9. 清理用物，洗手，记录观察内容。

【注意事项】

1. 用物准备齐全，避免操作中离开婴儿。

2. 禁止将婴儿单独留在操作台上，确保一只手与婴儿接触，以防婴儿翻滚坠落。

3. 尿布应选透气性好、吸水性强的一次性尿布或棉质尿布，做到勤更换。

4. 房间温度应适宜，操作中注意保暖。

5. 男婴要保持阴茎指向下方，避免尿液从尿片上方漏出。大腿和腰部不留有明显的缝隙，造成排泄物外溢。

6. 注意观察下肢活动及血运情况，避免因尿布包扎过紧而影响下肢血液循环。

第3节 母乳喂养

【操作目的】 指导母亲掌握正确的授乳姿势和喂养技巧，促进成功实现母乳喂养，保证婴儿营养及水分的摄入。

【操作准备】

1. 母婴准备 评估母亲及婴儿情况。

2. 环境准备 环境温湿度适宜。

3. 物品准备 尿布、尿布桶、小毛巾、脸盆、垫枕、温水等。

【操作步骤】

1. 喂奶前给婴儿换去湿尿布，洗净双手。

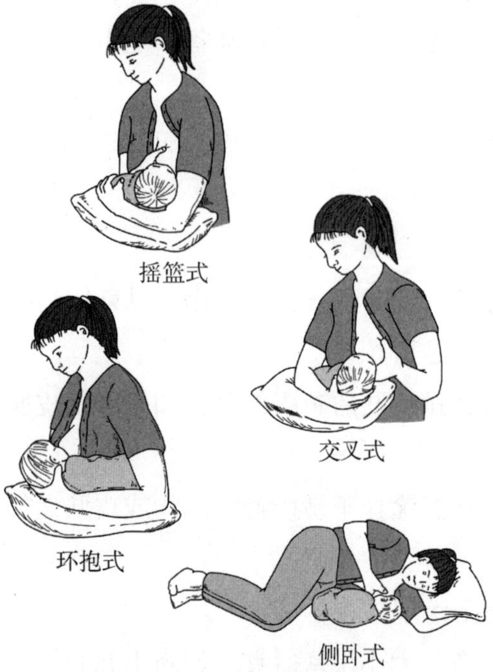

图 17-3 母乳喂养姿势

2. 协助母亲取舒适体位，交流母乳喂养的好处，指导母亲清洗双手。第一次给新生婴儿哺乳时，母亲应用肥皂清洗乳头、乳晕，再以清水洗净，以后每次可用温水毛巾擦净奶头、乳晕。喂奶前，先挤出几滴奶，将乳腺管顶端的脏物排掉。

3. 母亲选择一种正确的授乳姿势，可选择摇篮式、交叉式、环抱式、侧卧式（图 17-3）。

（1）摇篮式：最常见也是最方便的哺乳方式。选择合适的坐姿，协助母亲抱起婴儿使其紧贴自己，使婴儿的头与身体呈一条直线；脸对准乳房，鼻头对着乳头。让婴儿平躺，头部枕在母亲胳膊上。母亲手臂要托着婴儿的臀部，防止婴儿下滑。

（2）交叉式：母亲一只手放在婴儿肩胛之间，大拇指和其余四指张开，分别贴在婴儿头部两侧的耳后，用另一只手从下往上托住乳房，方便婴儿含住乳晕。

（3）环抱式：适合双胞胎、剖宫产以及纠正乳头错觉症时使用。将婴儿像抱橄榄球一样夹在腋下，用手托住婴儿头颈部，婴儿面朝乳房，嘴正对着乳头。

（4）侧卧式：最省力，也最方便，但月龄过小是不建议使用这种方法的。母亲在床上侧卧，让婴儿的脸朝向母亲，婴儿的头枕在臂弯上，嘴和乳头保持水平。用枕头支撑住后背。

4. 指导母亲用 C 形手法托起乳房，指导母亲用乳头触碰婴儿的嘴唇，使婴儿张嘴；也可挤出少量乳汁刺激吸吮，待婴儿张开嘴，再把乳头及大部分乳晕放入婴儿口中。稍稍松开手指，托握着乳房，确认婴儿开始吸吮。

5. 婴儿喂足后，指导母亲竖抱婴儿，将头部靠于母亲肩部，轻拍婴儿背部，驱除胃内空气。

【注意事项】

1. 婴儿出生后第一口食物不应是糖水或者配方奶，而应是母乳。

2. 婴儿吸吮前不需过分擦拭或消毒乳头。

3. 产后 30 分钟内开始哺乳，两侧乳房交替喂养（先吸空一侧，再吸另一侧）。每天喂奶 6 ～ 8 次或更多，特别是 3 月龄以前的婴儿按需哺乳。

4. 母乳喂养时，不要让乳房压住婴儿的鼻子，以防窒息。

第 4 节　人工喂养

【操作目的】　无法母乳喂养，必须用乳品替代喂养，以保证营养及水分的摄入。

【操作准备】

1. 婴儿准备　评估婴儿营养状况、口腔黏膜情况、腹部的症状和体征。

2. 环境准备　空气清新、环境温湿度适宜，保持安静。

3. 物品准备　配制好的配方奶、奶瓶、清洁的奶嘴、小毛巾、一次性尿布、手消毒液、污物桶。

4. 护士准备　着装整洁，修剪指甲，洗手，戴口罩。

【操作步骤】

1. 携用物至床旁，核对姓名，腕带，配方奶的种类、量及时间。

2. 选择合适的奶嘴套于奶瓶口。

3. 环抱婴儿，婴儿头部枕于喂奶者肘窝处，呈头高足低位。不能抱起者应将头垫高并取侧卧位。

4. 置小毛巾于患儿颌下。

5. 再次检查奶嘴孔大小是否合适。

6. 右手将奶瓶倾斜，奶嘴头内充满乳液，滴 1 ～ 2 滴奶液于哺喂者手腕内侧试温，以温热（40℃左右）不烫为宜。

7. 喂乳，利用吸吮反射使婴儿张嘴并充分含住奶嘴吸吮，密切观察喂乳情况。

8. 喂乳完毕，毛巾一角轻擦婴儿口角旁乳汁，将婴儿抱起伏于肩上，轻拍婴儿的背部，排出胃内的空气。

9. 安置婴儿右侧卧位并抬高床头 30°。

10. 整理床单元，洗手，记录进乳量及哺乳情况。喂奶后半小时内勤查看。

【注意事项】

1. 检查奶嘴开口的大小是否合适，避免过大或过小。开口过大，容易引起呛咳、窒息；

开口过小，婴儿吸吮费力。适宜奶嘴的选择按照月龄，如 3 ～ 4 个月内婴儿以奶瓶倒置时两奶滴之间稍有间隔为宜；4 ～ 6 个月的婴儿选择奶液能连续滴出的奶嘴；6 个月以上的婴儿可选择奶液流出可形成一条直线的奶嘴。

2. 喂奶时注意力集中，耐心喂养，注意观察婴儿吸吮力、面色、呼吸状态，有无呛咳、恶心等情况。

3. 喂奶后注意有无呕吐溢奶，避免误吸。

第 5 节 婴儿抚触

【操作目的】 促进母婴情感交流，促进神经系统、免疫系统的发育，提高应激能力和免疫力，加快食物的消化和吸收，增加体重，促进睡眠。

【操作准备】

1. 婴儿准备 评估婴儿精神状态、皮肤情况及进食时间。

2. 环境准备 室内清洁、明亮、关闭门窗，调节室温至 26 ～ 28℃；播放轻柔音乐。

3. 物品准备 操作台、温度计、一次性尿裤、润肤油、湿纸巾、包被、大浴巾、小毛巾、隔尿垫。

4. 护士准备 着装整洁，修剪指甲，洗净并温暖双手。

【操作步骤】

1. 准备用物与核对，向家长说明抚触的意义及操作过程。

2. 操作台先铺隔尿垫，上铺清洁大浴巾，解开婴儿包被和衣服。将婴儿取安全、舒适卧位，裸露放于操作台上，注意腹部保暖。

3. 双手涂润肤油，揉搓至温暖。

4. 进行抚触动作，动作轻柔，慢慢增加力度，抚触顺序及部位：头面部→胸部→腹部→上肢→下肢→背部→臀部。每个部位的动作重复 4 ～ 6 次，抚触整个过程耗时 10 ～ 15 分钟。

（1）头面部

1）两拇指指腹从前额中央向两侧推压至太阳穴，其余 4 指固定在头两侧。

2）两拇指从下颌部中央向两侧滑行至耳垂，其余四指固定在头两侧，让上下唇形成微笑状。

3）一手托头，另一手指腹从前额发际抚向脑后，最后示、中指在耳后乳突部轻压一下；换手，同法抚触另一侧。注意避开囟门。

（2）胸部：两手分别从两侧肋弓下缘向对侧上方交叉推进→两侧肩部→在胸部划一个大的交叉，注意避开乳头。

（3）腹部：指腹依次从右下腹至上腹向左下腹移动，呈顺时针方向画半圆，力度适宜，避开脐部和膀胱部。

（4）上肢

1）两手交替握住婴儿一侧上肢，从上臂至手腕轻轻滑行，在滑行过程中分段挤捏，对侧做法相同。

2）用拇指指腹从婴儿掌面向手指方向推进，示指从手背向指尖推进，并依次抚触每个手指，对侧做法相同。

（5）下肢

1）两手交替握住新生儿的一侧下肢，从大腿根部至脚踝轻轻滑行，然后在滑行的过程中分段挤捏，对侧做法相同。

2）用拇指指腹从新生儿脚跟向脚趾方向推进，示指从足背向脚尖推进，并依次抚触每个脚趾，对侧做法相同。

（6）背部

1）协助婴儿翻身，一手托住婴儿头、颈部及背上半部，另一手保护胸、腹部进行翻身，俯卧时把头偏向一侧。

2）以脊柱为中分线，双手示指、中指并拢，与脊柱呈直角，往相反方向重复移动双手，从背部上端开始移向臀部，最后沿脊柱抚摸至骶尾部，臀部做环形抚触。

5. 检查婴儿皮肤，更换衣裤，包好尿布，包裹松紧适宜。

6. 核对婴儿及母亲信息，协助婴儿取安全、舒适体位，整理床单元。

7. 整理用物，洗手、记录、签字。

【注意事项】

1. 抚触者洗净双手，把润肤油在手中揉搓温暖后开始抚触，注意保暖。

2. 抚触过程中避开囟门、乳头、脐部和膀胱区。

3. 抚触时，注重与婴儿语言及目光交流，出现哭闹、肌张力增高，兴奋性增加，肤色出现变化等，应停止抚触，必要时通知医生。

4. 抚触时间为 10 ～ 15 分钟，饥饿或进食后 1 小时内不宜进行抚触，最好在沐浴后。

第 6 节　婴儿沐浴

【操作目的】　保持婴儿皮肤清洁、舒适，协助皮肤排泄和散热。

【操作准备】

1. 婴儿准备　评估婴儿身体情况和皮肤状况。

2. 环境准备　关闭门窗，调节室温至 26 ～ 28℃。

3. 物品准备　浴盆、水温计、温水、婴儿浴液、婴儿洗发液、处置台、大小毛巾、婴儿尿布及衣服、包被、隔尿垫、棉签、棉球、碘伏、婴儿润肤露、护臀霜或鞣酸软膏、磅秤、弯盘，需要时备液体石蜡、指甲剪等，温水或湿纸巾。

4. 护士准备　着装整洁，修剪指甲，洗净并温暖双手。

【操作步骤】

1. 操作台上按使用顺序备好隔尿垫、浴巾、衣服、尿布、包被等。

2. 浴盆内备温水（先放凉水后放热水），水温 39 ～ 41℃，用于降温时，水温低于体温 1℃，备水时水温稍高 2 ～ 3℃。

3. 抱婴儿放于操作台上，脱衣服、尿布。

4. 左前臂托住婴儿背部，左手掌托住头颈部，拇指与中指分别将婴儿双耳郭折向前按住，防止水流进入造成内耳感染，左臂及腋下夹住婴儿臀部及下肢，将头移至盆边。

5. 用小毛巾擦洗婴儿双眼，方向由内眦向外眦，接着擦洗面部，注意擦洗耳后皮肤皱褶处，用棉签清洁鼻孔，洗发液清洗头部，用清水洗净。

6. 左手握住婴儿左肩及腋窝处，使头颈部枕于操作者左前臂，用右手握住婴儿左腿靠近腹股沟处，轻放婴儿于水中。

7. 保持左手的握持，用右手抹浴液按顺序洗颈、胸、腹、腋下、上肢、手、腹股沟、会阴、下肢，边洗边冲净浴液。

8. 以右手从婴儿前方握住婴儿左肩及腋窝处，使其头颈部俯于操作者右前臂，左手抹浴液清洗婴儿后颈、背部、臀部及下肢，边洗边冲净浴液。

9. 将婴儿从水中按放入水中的手法抱出，迅速用大毛巾包裹全身并将水分吸干。

10. 脐带未脱落者，用碘伏消毒，范围包括脐带残端和脐周。全身涂润肤露，女婴注意遮盖会阴部；臀部擦护臀霜或鞣酸软膏。

11. 包好尿布，穿衣，核对手腕带和床号，放回婴儿床。

12. 清理用物，洗手。

【注意事项】

1. 沐浴应在婴儿进食后 1 小时进行。

2. 沐浴过程中，注意观察面色、呼吸，注意皮肤、肢体活动等，如有异常，立即停止操作，及时报告和处理。

3. 注意保暖，避免受凉。注意水温，防止烫伤。不可将婴儿单独留在操作台上，防止坠落伤。

4. 注意保护未脱落的脐带残端，避免脐部被水浸泡或污水污染，可用脐带贴保护脐部。

5. 婴儿头部皮脂结痂不可用力去除，可涂油剂浸润，待痂皮软化后清洗。

第 7 节　约束保护法

【操作目的】 限制患儿活动，便于诊疗。保护躁动不安的患儿以免发生意外，防止碰伤、抓伤和坠床等意外。

【操作准备】

1. 患儿准备　评估患儿病情、约束的目的，向家长做好解释工作。

2. 环境准备　保持适宜的环境温度，保持安静。

3. 物品准备　全身约束时方便包裹患儿的物品皆可，如毯子、大毛巾、包被等，根据需要可备绷带。手足约束时需要准备棉垫、绷带或手足约束带。

4. 护士准备　着装整洁，修剪指甲，操作前洗手，戴口罩。

【操作步骤】

1. 全身约束法

（1）携用物至床旁，核对，解释。将包被折叠，宽度相当于患儿肩至踝，长度可以稍长，能包裹患儿两圈半左右。

（2）将患儿仰卧于包被上，用一侧的包被从肩部绕过前胸紧紧包裹患儿身体，至对侧腋窝处掖于身下；再用另侧包被绕过前胸包裹身体，将包被剩余部分塞于身下（图 17-4）。

（3）如患儿躁动明显，可用绷带系于包被外。

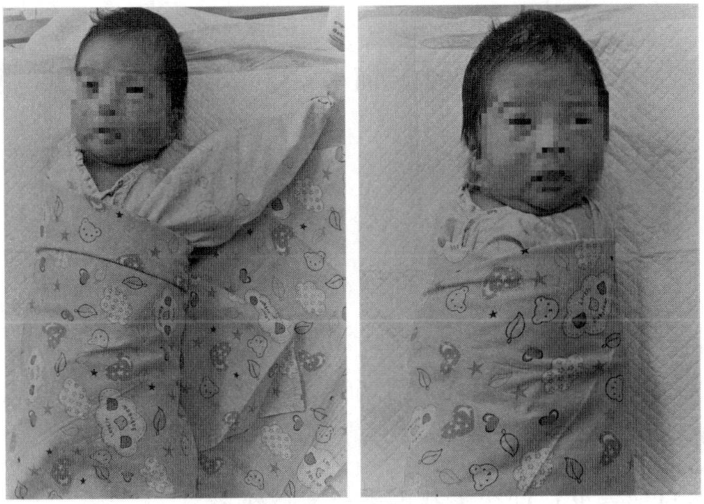

图 17-4　全身约束法

2. 手足约束法

（1）绷带及棉垫法：用棉垫包裹手腕或足踝，将绷带打成双套结，套在棉垫外拉紧，使肢体不能脱出，但不影响血液循环，将绷带系于床缘（图 17-5）。

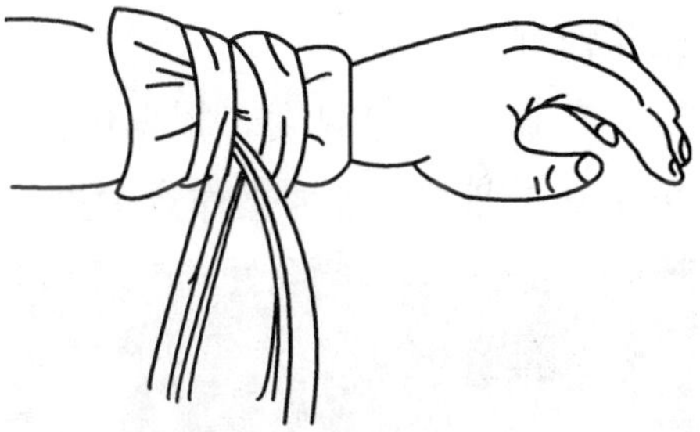

图 17-5　绷带及棉垫法

（2）手足约束带法：将手足置于约束带甲端，位于乙端和丙端之间，然后将乙丙两端绕手腕或踝部系好，使肢体不能脱出，但不影响血液循环，将丁端系于床缘。

（3）手套法：戴并指手套，避免指甲抓伤皮肤或伤口。

3. 整理用物，洗手，记录。

【注意事项】

1. 使用约束保护法应具有必要性，向患儿和家长解释使用保护用具的重要性、安全性，征得家长同意后使用。

2. 松紧应以能伸入 1 ～ 2 手指为宜，随时观察患儿约束部位局部皮肤状况，皮肤颜色、温度，约束肢体末梢循环状况。

3. 应每 2 小时解开、放松 1 次，并协助翻身，必要时进行局部按摩，并做好记录。

第 8 节　暖箱使用法

【操作目的】 为早产儿、低出生体重儿、危重症新生儿提供适宜的温度和湿度环境，保持体温稳定。

【操作准备】

1. 患儿准备　评估患儿胎龄、日龄、出生体重、皮肤情况、病情、生命体征。

2. 环境准备　病室安静、整洁。室温 26 ～ 28℃，暖箱应避开阳光直射、对流风、取暖设备的位置放置。

3. 用物准备　婴儿暖箱、胶布、灭菌蒸馏水、婴儿上衣、床单及垫褥、温控探头、一次性尿裤。

4. 护士准备　着装整洁；洗手，戴口罩。

【操作步骤】

1. 核对医嘱。

2. 准备暖箱。检查暖箱性能，保证安全，清洁备用暖箱，铺好箱内婴儿床，按暖箱操作说明加入蒸馏水，接通电源，使暖箱湿度在 60% ～ 80%，遵医嘱根据患儿体重、日龄设定暖箱温度，先预热暖箱。

3. 核对床号、姓名、腕带，称体重并记录，更换尿裤。

4. 打开预热好的暖箱，将患儿放入，用胶布固定温控探头于上腹部，固定各种管路，轻轻关闭箱门。设置探头温度，入暖箱过程中，注意观察患儿面色、呼吸、心率、体温、皮肤情况。

5. 调节暖箱温度。根据体温变化调节暖箱温度，使用过程中注意保持患儿体温维持在 36.5 ～ 37.5℃，各种操作集中进行。

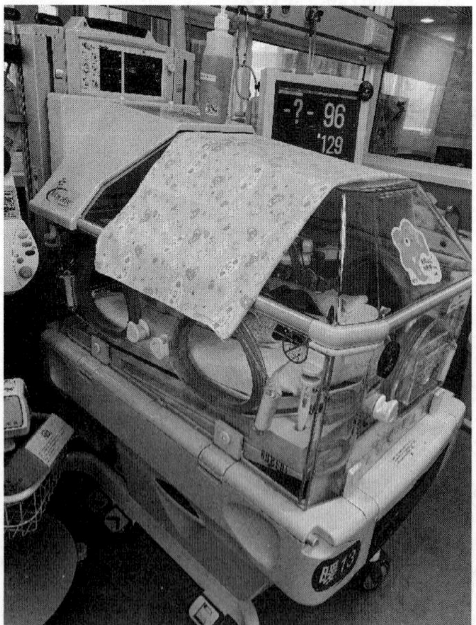

图 17-6　暖箱

6. 出暖箱前核对患儿信息，准备好婴儿床，取下温控探头，检查皮肤，为患儿穿好衣服，将患儿抱出暖箱。

7. 妥善安置患儿，测量体温。

8. 整理并处理用物，对暖箱进行终末消毒。

9. 洗手、记录、签字。

【注意事项】

1. 暖箱（图 17-6）放置在室温 22 ～ 26℃、湿度 55% ～ 65% 的房间内，避开热源及冷空气对流，避免阳光直射。

2. 使用中注意观察暖箱各仪表、报警等，暖箱是否正常运行。

3. 根据体温调节暖箱温度，并记录箱温、体温，注意保持患儿体温在 36.5 ～ 37.5℃，严禁骤然升高暖箱温度。

4. 暖箱水槽内蒸馏水每日更换一次，每周消毒水槽一次，使用过程中，注意观察水位线，不低于下限。

5. 保持暖箱清洁，每日用消毒液擦拭暖箱外侧，清水擦拭暖箱内侧；每周为患儿更换一次暖箱。

6. 暖箱每月进行一次细菌学监测。

7. 出箱条件：①小儿体重达 2000g 以上，室温在 22 ～ 24℃时能维持正常体温；②小儿在温箱内生活达一个月以上，体重虽不足 2000g，但一般情况良好。

第 9 节　光照疗法

【操作目的】　治疗新生儿高胆红素血症，降低血清胆红素浓度（使未结合胆红素转变为水溶性异构体，易于排出体外）。

【操作准备】

1. 患儿准备　评估了解患儿日龄、体重、黄疸的范围和程度、胆红素检查结果、生命体征等情况。

2. 环境准备　保持适宜的环境温度（26 ～ 28℃），保持安静。

3. 物品准备　遮光眼罩、光疗箱或光疗灯、一次性尿布，光疗灯管和反射板应清洁无灰尘，光疗箱需预热至适中温度。

4. 护士准备　着装整洁；洗手、戴口罩、戴墨镜。

【操作步骤】

1. 核对医嘱，解释光照疗法目的。

2. 将患儿全身裸露，佩戴遮光眼罩，避免光线损伤患儿的视网膜；用尿布遮盖会阴部，男婴注意保护阴囊。光疗箱附近如有其他患儿，应遮挡设备，避免对其他患儿造成影响。剪短指甲，防止患儿抓破皮肤（图 17-7）。

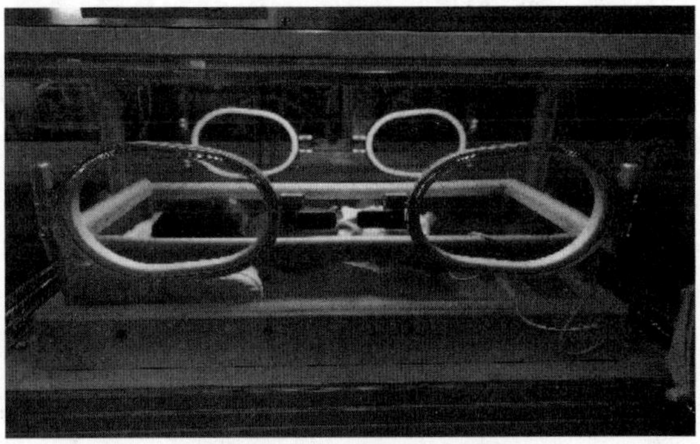

图 17-7　光照疗法

3. 记录开始照射时间。

4. 每 4 小时测体温、脉搏、呼吸一次，每 3 小时喂乳一次，根据患儿体温调节箱温，维持患儿体温稳定。

5. 单面光疗箱每两小时更换体位一次。仰卧、俯卧交替，常巡视，预防窒息。

6. 光疗时观察患儿精神状态、呼吸、脉搏、皮肤颜色和完整性、大小便，四肢张力有无变化及黄疸进展程度并记录。

7. 定时巡回，保持光疗箱的清洁。

8. 光疗结束后测量体温，摘下眼罩，更换尿布，清洁全身皮肤。

9. 患儿出箱后清洁消毒光疗设备，记录出箱时间及灯管使用时间。

【注意事项】

1. 患儿入箱前先进行皮肤清洁，禁忌在皮肤上涂粉剂和油类。

2. 患儿光疗时随时观察患儿眼罩、会阴遮盖物有无脱落，注意皮肤有无破损。

3. 患儿光疗时按医嘱补充水分及营养，记录出入量。

4. 患儿光疗时，体温维持在 36.5 ～ 37.2℃，如肛温高于 37.8℃或者低于 35℃，应暂时停止光疗。

5. 光疗过程中患儿出现烦躁、嗜睡、高热、惊厥、皮疹、呕吐、腹泻、脱水、青铜症等时，及时与医生联系，妥善处理。

6. 光疗箱采用波长 420 ～ 470nm 的蓝光最有效，也可采用绿光、日光灯或太阳光照射。

7. 每日擦拭灯管及反射板，防止灰尘影响光照强度。

8. 灯管与患儿的距离需遵照设备说明调节，使用时间达到设备规定时限后须更换。

第 10 节　口服给药法

【操作目的】　预防、治疗疾病。协助诊断。

【操作准备】

1. 患儿准备　评估患儿年龄、病情、体重、意识状态、吞咽能力、有无口腔和胃肠道疾病、过敏史、不良反应史、合作程度、自理能力等。

2. 护士准备　着装整洁，洗手，戴口罩。

3. 环境准备　安静、清洁。

4. 用物准备　口服药单、发药车、药杯、量杯、药匙、滴管、水壶、小毛巾、手消毒液、研钵、搅拌棒。

【操作步骤】

1. 双人核对医嘱。

2. 取药、摆药。根据不同的药物剂型采取不同方法。

（1）固体类：用药匙取药。必要时用研钵进行研磨。

（2）水剂：将药水摇匀，左手持量杯，拇指置于所需刻度，举量杯使所需刻度和视线平行，右手将药瓶有标签一面置于掌心，避免污染标签，倒药液至所需刻度。倒毕，瓶口用清洁湿毛巾擦净放回原处。更换药液品种时，应洗净量杯。保证药液剂量准确。药液不足 1ml 需用滴管吸取。油剂溶液或按滴计算的药液，可先在杯中加少量温水，以免药液附着杯壁剂量不准确。

3. 摆药过程严格执行查对制度。先摆固体药，口含药单放，然后摆水剂。同时服用几种药液时应分别放置。

4. 全部药物摆放完毕后，须经双人核对。

5. 发药。

（1）备温开水，携带口服药单，推药车到患儿床旁，打开床档。

（2）核对患儿信息。

（3）根据年龄、病情提供合适的给药方法。

1）婴幼儿：将头部抬高，用小毛巾垫于患儿颈部，左手固定患儿前额并轻捏其双颊，右手拿药杯或汤匙将药液从患儿口角处倒入口中并停留片刻，直至其咽下药物。

2）年长儿：倒温水，帮助患儿服药，待患儿服下后再离开。

3）鼻饲患儿：确定胃管位置及通畅性后，将药物研碎溶解后，经胃管注入，再注入少量温水冲管。

6. 给药后再次核对患儿信息。

7. 协助患儿取舒适卧位，整理床单元，关上床档。

8. 清理用物，洗手、记录、签字。

9. 观察用药后反应。

【注意事项】

1. 遵医嘱及药品使用说明书服药。

2. 不宜吞服或不会吞服药物的患儿，要用研钵研碎药物，用温水浸泡使其溶于水中后喂服。确定患儿将药物服下后方可离开。患儿因故不能服药时，应将药物收回，做好交接班。

3. 患儿哭闹时不可给药，以免误吸、呛咳或呕吐。

4. 鼻饲患儿给药前应先确定胃管位置正确及通畅性。

第 11 节　雾化吸入法

【操作目的】　稀释痰液，消炎、镇咳、祛痰。湿化呼吸道，预防、控制呼吸道感染。改善通气功能，解除支气管痉挛。

【操作准备】

1. 患儿准备　评估患儿病情、年龄、意识状态、合作程度、自理能力、心理反应。评估咳痰能力及痰液黏稠度情况。评估呼吸频率、节律、深度。评估患儿面部及口腔黏膜状况。

2. 环境准备　整洁、安静、光线充足。

3. 用物准备　医嘱执行单、治疗车、空气压缩雾化泵、雾化面罩、按医嘱准备药液、治疗巾（或小毛巾）、注射器、手消毒液、治疗盘。

4. 护士准备　着装整洁；洗手、戴口罩。

【操作步骤】

1. 准备用物并核对。

2. 检查并连接压缩泵的电源，初检机器后关上开关。

3. 遵医嘱抽吸药液注入喷雾器的药杯内，将喷雾器与压缩泵相连。

4. 携用物至患儿床旁，核对并解释。

5. 打开床档，协助患儿采取舒适体位，将治疗巾（或小毛巾）垫于患儿颌下。

6. 接通电源，打开压缩泵，嘱患儿将雾化面罩扣住口鼻，指导进行雾化吸入，教会患儿用口深吸气，屏气1～2秒后用鼻呼气。

7. 雾化完毕，取下雾化面罩，关闭电源开关。

8. 雾化后帮助患儿叩背，指导并鼓励患儿咳嗽。

9. 观察雾化吸入的效果。

10. 协助清洁口腔，必要时漱口。协助患儿取舒适体位，整理用物及床单元，将呼叫器放置在患儿伸手可及之处，关上床档。

11. 洗手、记录、签字。

【注意事项】

1. 雾化前半小时尽量不进食，避免雾化吸入过程中气雾刺激气道，引起呕吐误吸。

2. 雾化吸入时应先开起雾化机开关，见雾后扣住雾化面罩。雾化治疗完毕时应先移开雾化面罩，再关闭电源开关。

3. 治疗中密切观察患儿的病情变化，出现不适，可适当休息或平静呼吸；如有痰液嘱患儿咳出。

4. 使用过程中，如患儿出现发憋、发绀等情况，立即停止雾化吸入，通知医生，协助处理。

5. 指导患儿有效呼吸。用口深吸气，屏气1～2秒后用鼻呼出。

6. 激素类药物雾化吸入后及时漱口，擦拭面部。

第12节　头皮静脉输液法

【操作目的】 使药物快速进入体内。补充液体、营养，维持体内电解质平衡。

【操作准备】

1. 患儿准备　评估了解患儿用药情况及头皮静脉情况。

2. 环境准备　保持适宜的环境温度，保持安静。

3. 物品准备　治疗盘、一次性静脉输液器、液体及药物、头皮针、注射器、消毒液、棉签、弯盘、胶布、治疗巾，根据需要备剃刀、肥皂、纱布、固定物。

4. 护士准备　着装整洁；洗手、戴口罩。

【操作步骤】

1. 检查药液、输液器，遵医嘱加入药物，将输液器针头插入输液瓶塞内，关闭调节器。

2. 携用物至床旁，核对患儿，查对药液，将输液瓶挂于输液架上，排尽空气，备好胶布。

3. 将枕头放于床沿，枕上铺治疗巾，患儿横卧于床中央，头枕于枕上，必要时约束患儿；如两人操作，则一人固定患儿头部，另一人立于患儿头端便于操作。

4. 选择静脉，常选用额上静脉、颞浅静脉及耳后静脉等（图17-8）；暴露穿刺部位，根据需要剃去毛发。

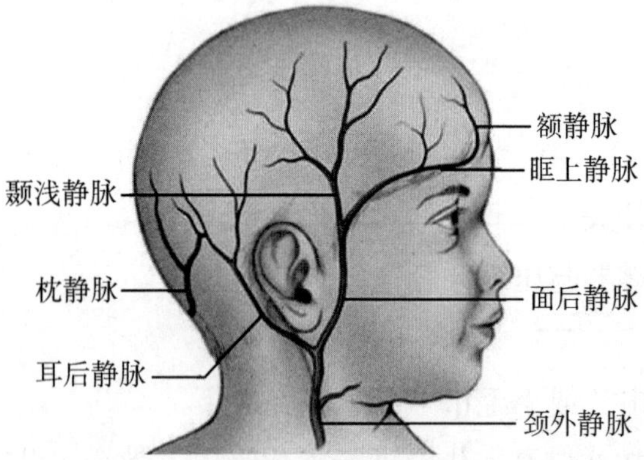

图17-8　小儿头皮静脉分布示意图

5. 常规消毒皮肤，再次核对后。操作者左手拇、示指固定绷紧穿刺点前后皮肤。右手持头皮针于静脉最清晰点后 0.3cm 处，针头与皮肤呈 15° ～20° 角刺入皮肤，沿血管慢慢进针，见到回血后固定针头。推注生理盐水引导液，确定通畅无渗出后取下注射器，接上输液导管，将输液管绕于合适位置，妥善固定。

6. 调节滴速，再次核对，签字并交代患儿家长注意事项。

7. 清理用物，洗手，记录。

【注意事项】

1. 目前临床建议小儿不宜首选头皮静脉输液，上肢静脉为首选。

2. 注意区分头皮动静脉。

3. 密切观察输液是否通畅，局部是否肿胀，针头有无移动和脱出，特别是输注刺激性较强的药物时，应注意观察。

4. 头皮针和输液管的固定应牢固，防止头皮针移动脱落。

第 13 节　外周静脉短导管置入法

【操作目的】　静脉输液、输血或静脉营养治疗。静脉注射药物做诊断性检查，如肝胆管、肾等 X 线造影检查。减轻反复穿刺给患儿带来的痛苦，利于保护血管，便于给药和抢救。

【操作准备】

1. 患儿准备　评估患儿年龄、诊断、病情和配合程度；穿刺部位皮肤、浅表静脉情况，治疗用药情况。

2. 环境准备　治疗室与病室安全、安静、清洁。

3. 用物准备　治疗盘或弯盘，根据患儿年龄、留置目的选择合适型号的静脉留置针（Y 型）、输液接头、无菌透明敷料、皮肤消毒剂、止血带、一次性垫巾、2ml 或 5ml 注射器、10ml 0.9% 氯化钠注射液 1 支、手消毒液、笔、手表。

4. 护士准备　着装整洁，洗手，戴口罩。

【操作步骤】

1. 携用物（推治疗车）进入病室，问候家长，核对患儿信息，协助患儿取舒适体位。

2. 选择血管，铺垫巾，消毒穿刺部位。消毒面积要大于无菌透明敷料面积。

3. 准备无菌透明敷料、输液接头、留置针等。在满足患儿输液治疗的前提下选择最短、最小型号的留置针。

4. 洗手，戴清洁手套，在穿刺点上方 6cm 扎止血带，二次消毒，再次核对。时间不超过 2 分钟。

5. 连接输液器与留置针，去除护针帽，必要时旋转针芯，二次排气。

6. 绷紧皮肤，以 15° ～30° 角行静脉穿刺，进针速度宜慢，见回血后降低角度再沿血管进少许，确保套管尖端进入血管，撤针芯少许（0.2 ～ 0.3cm）。右手持单翼将导管与针芯一同全部送入血管中。松拳，打开输液调节器。撤出针芯（图 17-9）。手不接触针芯放入利器盒中。

7. 无张力粘贴透明敷料，穿刺点对准敷料中间位置（图 17-10）。将延长管 U 型固定（图 17-11），输液接头要高于导管尖端，且与血管平行固定（高举平台法）。标签条上注明穿刺日期和时间，标签条位置正确。撤垫巾。

8. 按医嘱调节滴速。再次核对。

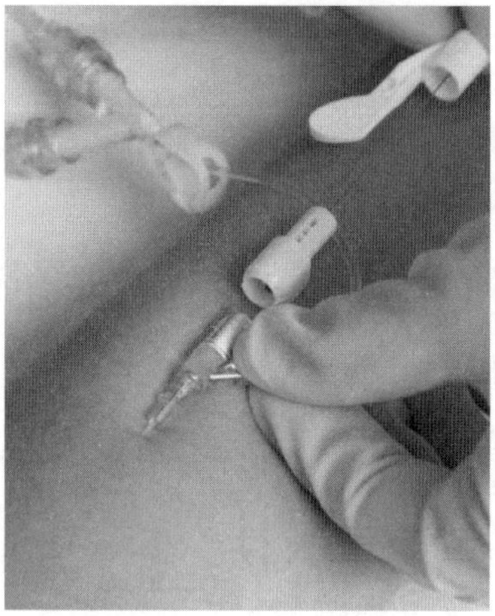

图 17-9 撤出针芯

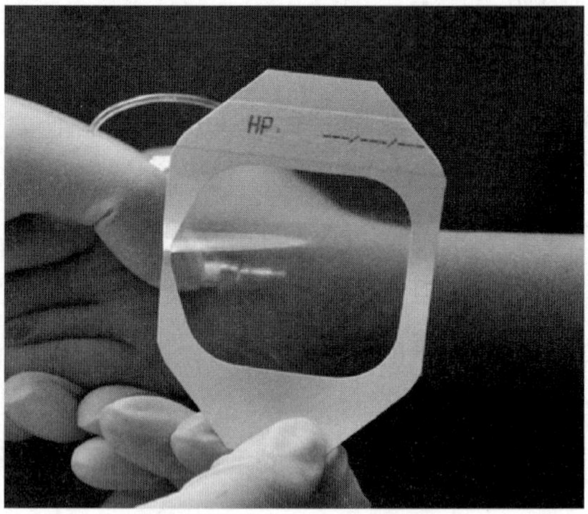

图 17-10 无张力粘贴

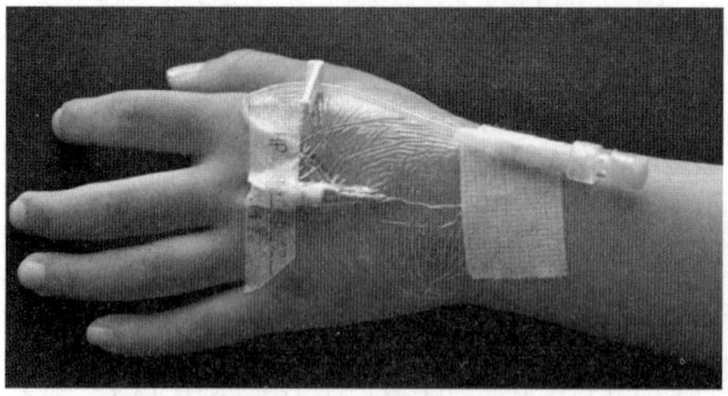

图 17-11 U 型固定法

9. 整理及处理用物。

10. 摘手套，洗手，记录穿刺时间和执行情况。

【注意事项】

1. 了解外周静脉短导管应用的禁忌证，连续输注发疱剂、治疗周期大于 6 天的肠外营养患儿禁用外周静脉短导管输液。

2. 选择粗直、弹性好、易于固定的静脉，避开关节和静脉瓣。

3. 在满足患儿输液治疗的前提下选择最短、最小型号的留置针。

4. 采用无张力法粘贴透明敷料，妥善固定，注意观察，避免患儿抓挠。

5. 输液完成后采用正压封管，根据使用说明更换透明敷料和留置针，如有敷料潮湿、穿刺点渗血应及时更换，发生相关并发症应及时拔管。

第 14 节 双人心肺复苏

【操作目的】 通过实施基础生命支持技术，建立患儿的循环、呼吸功能。保证重要脏器的血液供应，尽快促进循环、呼吸功能的恢复。

【操作准备】

1. 患儿准备 评估患儿病情、意识状态、呼吸、脉搏、有无颈部损伤等情况。

2. 环境准备 患儿床单元周围宽敞，必要时用屏风遮挡。

3. 用物准备　抢救车、复苏板、脚凳、简易呼吸器（选择适合年龄大小）、吸氧装置、手电筒、手表、手消毒液。

4. 护士准备　洗手、戴口罩、着装整洁。

【操作步骤】

1. 角色 A：判断意识状态及呼吸。双手轻拍患儿双肩并在患儿左右耳边大声呼唤。

2. 启动应急反应系统。

角色 A：呼叫他人，记录抢救开始时间。

角色 B：推抢救车至患儿床旁。

3. 角色 A：检查患儿脉搏。

4. 角色 A：摆放复苏体位、去掉床头、去枕，患儿取仰卧位。

角色 B：肩背下齐肩垫复苏板，松解衣领、衣扣、裤带 / 尿裤（三松）。

5. 角色 A：进行胸外心脏按压术。

（1）站立或跪于患儿右侧，将双手放在胸骨的下半部，进行按压。

（2）双手掌根重叠，十指相扣，手指翘起不接触胸壁，掌根紧贴患儿胸部皮肤，肘关节伸直，用身体重力垂直施加压力，按压深度至少为胸部前后径的 1/3，然后迅速放松，使胸廓充分回弹，按压间隙不倚靠患儿胸壁。按压频率 100 ～ 120 次 / 分。

角色 B：清除口鼻腔内分泌物或异物，开放气道，使用简易呼吸器 EC 手法（图 17-12）进行通气。

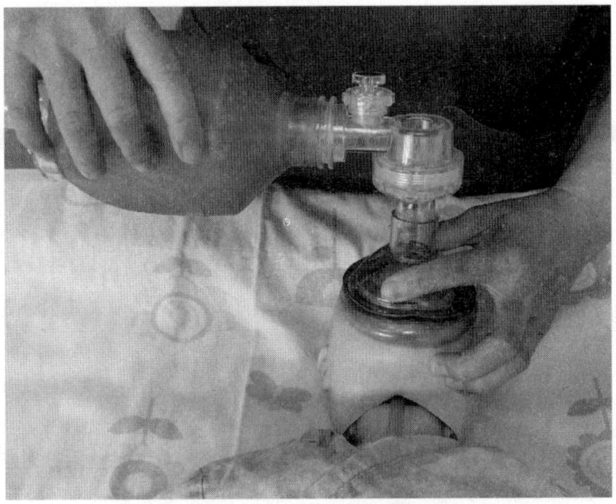

图 17-12　EC 手法固定面罩

（1）仰头抬颏法：抢救者左手小鱼际置于患儿前额，向后压使其头部向后仰约 60°，右手示指、中指置于患儿下颌骨骨性标志下方，将颏部向前上抬起（图 17-13）。

（2）推举下颌法（托颌法）：抢救者双肘置患儿头部两侧，双手示、中、环指放在患儿下颌角后方，向上或向后托举下颌（图 17-14）。

（3）简易呼吸器连接氧源，调节氧流量 8 ～ 10L/min，抢救者站于患儿头颈处，患儿头后仰，托起下颌，使面罩扣紧口鼻部不压迫眼眶，EC 手法固定面罩，待角色 A 按压 15 次后，挤压简易呼吸器，给予人工通气 2 次，观察有无适度胸廓起伏。

6. 双人按压与通气比值为 15 ：2，持续约 2 分钟。

7. 再次进行评估。

角色 A：再次评估患儿脉搏、自主呼吸、四肢末梢循环、瞳孔；口述心肺复苏有效指征；若复苏成功，记录抢救时间。

角色 B：撤复苏板，简易呼吸器按要求处置。

8. 复苏成功，遵医嘱吸氧，给予进一步生命支持。

9. 整理床单元，安抚患儿。

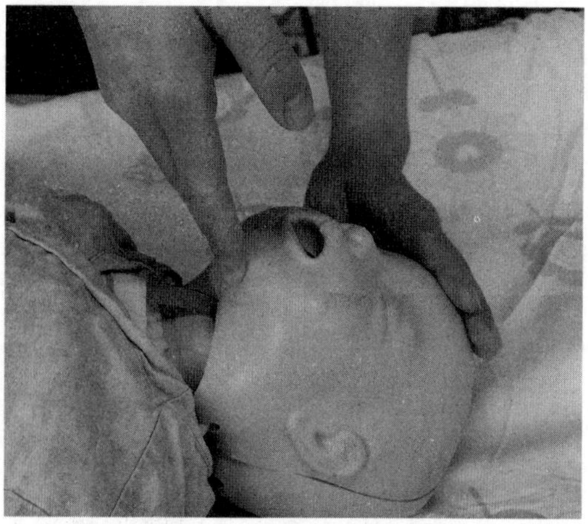

图 17-13 仰头抬颏法

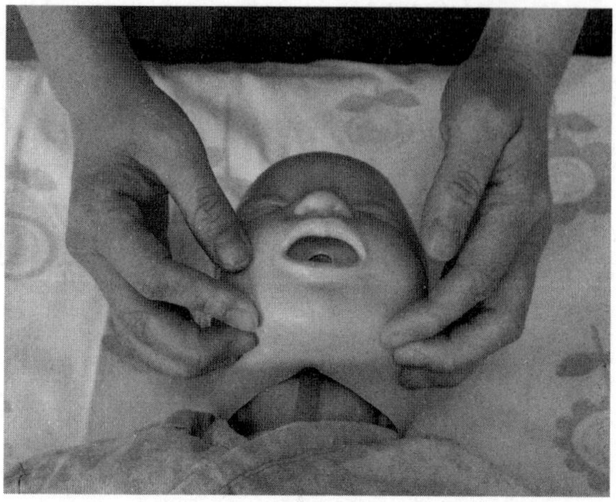

图 17-14 推举下颌法

10. 处理用物。

11. 洗手、记录、签字。

【注意事项】

1. 准确记录时间，启动应急反应系统；双人配合默契有序。

2. 评估时间< 10 秒。

3. 正确选择按压手法。

4. 按压中断时间限制在 10 秒以内。

5. 按压应确保频率、深度、部位正确。

6. 按压时手指翘起不接触胸壁，掌根紧贴患儿皮肤。通气时掌根不离开患儿胸壁。

7. 开放气道角度为 60°，保持气道通畅，EC 手法正确。

8. 双人心肺复苏的按压与通气比值为 15 ∶ 2，简易呼吸器每次通气时间不少于 1 秒，避免过度通气。

9. 注意禁忌证，如严重胸廓畸形、广泛性肋骨骨折、血气胸、心脏压塞、心脏外伤等。

（刘丽丽）

参考文献

北京市医院管理中心 . 2020. 北京市属儿童专科医院护士规范化培训指南（上册）. 北京：人民卫生出版社

北京市医院管理中心 . 2020. 北京市属儿童专科医院护士规范化培训指南（下册）. 北京：人民卫生出版社

崔焱，仰曙芬，2017. 儿科护理学 . 第 6 版 . 北京：人民卫生出版社

段慧琴，田洁，2016. 儿科护理 . 第 2 版 . 北京：科学出版社

洪黛玲，张玉兰，2008. 儿科护理学 . 第 2 版 . 北京：北京大学医学出版社

姜小夏，2019. 2020 全国护士执业资格考试模拟试卷与解析 . 北京：人民卫生出版社

罗先武，王冉，2019. 2020 全国护士执业资格考试轻松过 . 北京：人民卫生出版社

罗先武，王冉，2020. 2021 全国护士执业资格考试轻松过 . 北京：人民卫生出版社

马美丽，高晓燕，工景梅，2014. 专科护理技术操作流程及评分标准 . 北京：军事医学科学出版社

马宁生，2019. 护考单科随堂笔记与习题：儿科护理学 . 北京：中国医药科技出版社

全国护士执业资格考试用书编写专家委员会，2019. 2020 全国护士执业资格考试指导 . 北京：人民卫生出版社

宋志宇，田洁，2018. 儿科护理 . 北京：人民卫生出版社

王卫平，孙锟，常立文，2018. 儿科学 . 第 9 版 . 北京：人民卫生出版社

王秀玲，2019. 2020 全国护士执业资格考试同步习题解析与技巧点拨 . 北京：人民卫生出版社

武君颖，王玉玲，2015. 儿科护理 . 第 3 版 . 北京：科学出版社

张琳琪，王天有，2018. 实用儿科护理学 . 北京：人民卫生出版社

张梅珍，2018. 儿科护理学笔记 . 第 4 版 . 北京：科学出版社

中华护理学会儿科专业委员会 . 2018. 婴幼儿护理操作指南 . 北京：人民卫生出版社

中华医学会儿科学分会儿童保健学组，中华医学会围产医学分会，中国营养学会妇幼营养分会 . 2018. 母乳喂养促进策略指南（2018 版），中华儿科杂志，56（4）：261-266

参考答案

第1章

1. D　2. E　3. C　4. C　5. C　6. B　7. D

第2章

1. C　2. E　3. A　4. E　5. D　6. B　7. A
8. C　9. A　10. C　11. A

第3章

1. D　2. A　3. E　4. B　5. A　6.D　7. B
8. D　9. D　10. B

第4章

1. C　2. C

第5章

1. E

第6章

1. D　2. C　3. B　4. E　5. E　6. C　7. C
8. C　9. B　10. D　11. C　12. C

第7章

1. B　2. D　3. D　4. B　5. B　6. C　7. E
8. E　9. E　10. C　11. A　12. C　13. A　14. E
15. D　16. A　17. E　18. D　19. B　20. B
21. C　22. A　23. C　24. C　25. D　26. C

第8章

1. B　2. C　3. E　4. B　5. C　6. D　7. C
8. B　9. E　10. A　11. D　12. D　13. A

第9章

1. A　2. A　3. A　4. E　5. C　6. A　7. B
8. E　9. A　10. E　11. A

第10章

1. B　2. E　3. A　4. E　5. D　6. D　7. E
8. B　9. D　10. C　11. B　12. D　13. B

第11章

1. B　2. C　3. A　4. B　5. D　6. D　7. B
8. A　9. A　10. A　11. B　12. C　13. A

第12章

1. D　2. E　3. D　4. C　5. E　6. B　7. C
8. E　9. A

第13章

1. B　2. B　3. A　4. A　5. B　6. D　7. C
8. B　9. C　10. B

第14章

1. E　2. B　3. A　4. D　5. A　6. C　7. E
8. E

第15章

1. B　2. A　3. B　4. A　5. C　6. C　7. A
8. C　9. E　10. C

第16章

1. A　2. E　3. C　4. B　5. A　6. D　7. B
8. E　9. C　10. D　11. E　12. D